经方论治心衰拾撷

主编　刘培中　李创鹏

科学技术文献出版社
SCIENTIFIC AND TECHNICAL DOCUMENTATION PRESS
·北京·

图书在版编目（CIP）数据

经方论治心衰拾撷 / 刘培中，李创鹏主编. —北京：科学技术文献出版社，2024.5

ISBN 978-7-5235-0921-0

Ⅰ.①经… Ⅱ.①刘… ②李… Ⅲ.①心力衰竭—经方—汇编 Ⅳ.① R289.51

中国国家版本馆 CIP 数据核字（2023）第 211230 号

经方论治心衰拾撷

策划编辑：薛士兵　　责任编辑：郭　蓉　　责任校对：张吲哚　　责任出版：张志平

出　版　者	科学技术文献出版社
地　　　址	北京市复兴路15号　邮编 100038
编　务　部	（010）58882938，58882087（传真）
发　行　部	（010）58882868，58882870（传真）
邮　购　部	（010）58882873
官 方 网 址	www.stdp.com.cn
发　行　者	科学技术文献出版社发行　全国各地新华书店经销
印　刷　者	北京虎彩文化传播有限公司
版　　　次	2024 年 5 月第 1 版　2024 年 5 月第 1 次印刷
开　　　本	787×1092　1/16
字　　　数	308千
印　　　张	13.5
书　　　号	ISBN 978-7-5235-0921-0
定　　　价	68.00元

编 委 会

自　序

中华文明，上下五千年，源远流长，中医作为其中的重要组成部分，为中华民族繁衍赓续，薪火相传，发挥重要作用。

《汉书·艺文志》记载："经方十一家，二百七十四卷。经方者，本草石之寒温，量疾病之浅深，假药味之滋，因气感之宜，辨五苦六辛，致水火之齐，以通闭解结，反之于平。"概言之，经方是根据草木金石等药物的寒凉温热之性，调节人体阴阳盛衰、经脉瘀阻的治病方法。

《金匮要略心典》徐序说："惟仲景则独祖经方，而集其大成……其方亦不必尽出仲景，乃历圣相传之经方也……因知古圣治病方法，其可考者，惟此两书。真所谓经方之祖。"现在说经方一般是指《金匮要略》及《伤寒论》的方子。

本书应用《金匮要略》及《伤寒论》中方剂，结合临床经验，针对心力衰竭不同类型、阶段，在现代医学治疗基础上，以中医经方为主调治急、慢性心力衰竭，其内容以病案分析的方式展现。

全书分三篇，上篇概述经方治疗心力衰竭渊源及岭南地区心力衰竭特点。中篇对急性心力衰竭、慢性心力衰竭、心力衰竭并发症进行阐述，其中急性心力衰竭部分，以现代医学的暖而干型、暖而湿型、冷而干型、冷而湿型等分门别类，应用经方论治；慢性心力衰竭部分则以方证相应的方式，有是证用是方，并结合临床特点进行加减。下篇介绍心力衰竭预防、护理、经方药物应用及脉象论。凡涉及病案，均以规范中医病历要求，务求详尽，资料齐全，供临床医师参考。

编者长居岭南地区，针对岭南地域气候、饮食、起居等特点，结合三因制宜，汇总数十年临床经验，对心力衰竭的经方论治提出自己的观点，探讨方证应用，不一而足，管中窥豹，具体还应以临床疗效为标准，"三人行，必有我师"，望同行多批评指正。

目　录

上　篇

中　篇

下　篇

上篇

第一章　经方治疗心力衰竭的概况及发展趋势

第一节　心力衰竭的中医历史渊源

心力衰竭是现代医学的病名，是由不同的病因引起的心脏舒缩功能异常，以致在循环血量和血管舒缩功能正常时，心脏泵出的血液达不到组织的需求，或仅能在心室充盈压增高时满足代谢需要，此时神经体液因子被激活参与代偿，形成具有血流动力功能异常和神经体液激活两方面特征的临床综合征。

中医对心力衰竭的最早描述见于《黄帝内经》，如《素问·痹论》："脉痹不已，复感于邪，内舍于心，是为心痹，其状脉不通，烦则心下鼓，暴上气而喘，嗌干善噫，厥气上则恐。"（张琦注："心主脉而贯肺，以行呼吸，心下跳动上气而喘，心乘肺也。"）《素问·五脏生成》："赤，脉之至也，喘而坚，诊曰：有积气在中，时害于食，名曰心痹；得之外疾，思虑而心虚，故邪从之。"（王冰注："喘为心气不足，坚则病气有余。"）《素问·痹论》及《素问·五脏生成》均指出由脉痹发展而成的心痹，常有心烦、心悸、脉涩等症，且可出现"暴上气而喘"，此处的心痹与今天的风湿性心脏病所致心力衰竭的病因及常见症状十分相似。

一、先秦时期对心力衰竭的认识

先秦时期是中医学的奠基时期，殷墟出土的甲骨文有多种疾病的记载，此时也出现了多种医学著作。1973 年从湖南长沙马王堆三号汉墓出土了大批古代帛书，在帛书《足臂十一脉灸经》中有"三阴之病乱，不过十日死。循脉如三人参春，不过三日死"的脉象记载，意思是如果患者的脉搏像三个人手执杵棒联合参加春谷一样（以三联的节律进行），那么此人生命极其危险，不过三日就死亡。这与现代医学称为"三联音律的奔马律"类似，并且，"三联音律的奔马律"总是发生在危重患者心力衰竭时。

《黄帝内经》是中医理论的经典著作，约成书于春秋战国时期，此书系统且全面地反映了春秋战国时期医学理论和丰富经验，标志着从生理解剖、病理、诊断、治则、养生、预防等方面论述及以阴阳五行、整体观念为特点的中医学诞生，是我国现存理论最早、篇幅较完整的医学著作。《黄帝内经》中并无"心力衰竭"这一病名，其内容见于和本病有关的"心痹""心咳""心气虚衰""肾病""肺病"等疾病中。《黄帝内经》对心力衰竭症状表现的主要记载有喘咳、短气、心下鼓、身重、腹大胫肿等。《素问·逆调论》："夫不得卧，卧则喘者，是水气之客也。""水在心，心下坚筑、短气，是以身重少气也。夫水者，循津液而流也。肾者水脏，主津液，主卧而喘也。"记载了水在心的心力衰竭，可见短气、咳喘，

"卧则喘"与左心功能不全所致肺淤血、水肿而产生呼吸困难（仰卧位时加重，坐位时减轻）相似。又云"人有逆气不得卧而息有音者，有不得卧而息无音者，有起居如故而息有音者，有得卧行而喘者，有不得卧不能行而喘者，有不得卧卧而喘者"，十分形象地描述了不同程度的呼吸困难，与现代心力衰竭的分级有相似之妙。《素问·痹论》："是为心痹，其状脉不通，烦则心下鼓，暴上气而喘，嗌干善噫，厥气上则恐。"《素问·气交变大论》："岁水太过，寒气流行，邪害心头……甚则腹大胫肿。"《灵枢·胀论》："心胀者，烦心，短气，卧不安。"此处讲心胀病位在心，主症有烦躁、心下凸起、突然气短、气喘、不能平卧、恐惧不安，与心力衰竭的表现极为相似。

二、汉晋南北朝时期对心力衰竭的认识

秦王朝覆灭，汉代中央集权制进一步巩固，这期间医学取得了重大发展，在秦汉医学的基础上，心力衰竭的脉学理论、方药疗法等有所发展，在此期间创造了不少治疗心力衰竭的方剂。

汉代张仲景对心力衰竭中医病名认识的突破性进展是提出了"心水"的定义。《金匮要略·水气病脉证并治第十四》："心水者，其身重而少气，不得卧，烦而躁，其人阴肿。"水从心生，必然有心病的常见症状，如心悸、胸闷等。"不得卧"当同于《素问·逆调论》"夫不得卧，卧则喘者，是水气之客也"。所以此定义包括了现代医学的充血性心力衰竭常见症状心悸、咳喘、水肿等。《金匮要略·痰饮咳嗽病脉证并治第十二》："水在心，心下坚筑，短气，恶水，不欲饮……夫病人饮水多，必暴喘满，凡食少饮多，水停心下，甚者则悸，微者短气。"在张仲景以后的中医典籍中尚未发现与心力衰竭相关性较强的病名。因此，现代许多医家赞成将"心水"作为中医心力衰竭的病名。

《伤寒杂病论》之少阴是于足少阴肾与手少阴心而言，心肾统属少阴，纵观《伤寒杂病论》论心力衰竭总关乎心肾，即关乎少阴。书中指出少阴病为太阳病误治，如"下之后""发汗过多""若吐若下后"，或为外邪直接侵犯少阴。少阴病是伤寒六经病变发展过程中的后期阶段，机体抗病力衰退，病情相对较为危重，形成正虚邪实的证候。《金匮要略·水气病脉证并治第十四》："血不利则为水。"《金匮要略·痰饮咳嗽病脉证并治第十二》："水在心，心下坚筑，短气，恶水，不欲饮。""膈间支饮，其人喘满，心下痞坚，面色黧黑。"《金匮要略·水气病脉证并治第十四》："心下坚，大如盘，边如旋杯，水饮所作。""心下坚筑"与"心下痞坚"乃阳气虚衰，气血运行迟缓，日久形成癥瘕，"血不利则为水"，即心下痞硬与水饮停留也有关联。

《伤寒杂病论》对于疾病的治疗特色是"观其脉证，知犯何逆，随证治之"。对于心力衰竭的治疗，仲景则有补益心阳、温阳利水、活血利水、强心复脉等治法。心阳不振的心力衰竭即心力衰竭早期（患者以心悸、烦躁、卧起不安为主要症状，甚至可表现出惊狂）多用以下方：桂枝甘草汤、桂枝甘草龙骨牡蛎汤、桂枝加桂汤、桂枝去芍药汤、桂枝去芍药加附子汤、茯苓桂枝甘草大枣汤等。心力衰竭之水肿，多从足始，《金匮要略·水气病脉证并治第十四》："腰以下肿者，当利小便。"因此治心肾阳虚、水饮逆乱的心力衰竭当温阳利水。方用真武汤、木防己汤，或茯苓甘草汤、苓桂术甘汤、五苓散等。若兼见痰浊内阻，咳

喘不得卧，可加葶苈大枣泻肺汤、小青龙汤等。《金匮要略·肺痿肺痈咳嗽上气病脉证并治第七》："葶苈大枣泻肺汤主之。"《金匮要略》提出了"血不利则为水"的病机，但无明确的治法方药，后世医家多有补充，如《血证论》："水与血相为倚伏。""水病而不离乎血。""血病而不离乎水。""治水即以治血，治血即以治水。"《医灯续焰·水病脉证第七十》"宜防己茯苓汤、当归散之类"正是用《金匮要略》之法之方治以血瘀水停为病机的心力衰竭。心脉不振，脉欲危绝，当温阳强心，《伤寒论》："少阴病，脉沉者，急温之，宜四逆汤。""少阴病，饮食入口则吐，心中温温欲吐，复不能吐，始得之，手足寒，脉弦迟者，此胸中实，不可下也，当吐之。若膈上有寒饮，干呕者，不可吐也，当温之，宜四逆汤。"《华氏中藏经》（一名《中藏经》），始见于宋代郑樵《通志·艺文略》，陈振孙《直斋书录解题》著录为一卷，清代孙星衍《平津馆丛书》本作三卷，有人疑为华佗弟子吴普、樊阿等根据华氏遗意辑录，又为后人传抄。《华氏中藏经·论心脏虚实寒热生死逆顺脉证之法第二十四》曰："心胀，则心烦短气，夜卧不宁，心腹痛，懊侬，肿，气来往上下行。"其在心烦、气短、不能平卧的基础上，又有心腹痛、水肿等症状，与今天的重度心力衰竭相似。

《小品方》，又名《经方小品》，全书共十二卷，东晋陈延之撰，撰于公元454—473年。本书早佚，其佚文散见于《外台秘要》《医心方》等书中，1984年在日本前田育德会尊经阁文库发现保存该书第一卷部分内容的古卷子抄本残卷，今有该书辑复本。该书在隋唐时期有很大影响，在唐代被列为医学生的教科书，曾与仲景方齐名，该书亦将水肿分为十种，皆予以十水丸、十水散治疗，对心力衰竭的认识除"心水""赤水"外，又增"清水"，亦为心力衰竭之水肿，《小品方》："先从脚肿，名曰清水，其根在心，葶苈子主之。"《小品方》之"十水丸""十水散"是继《伤寒杂病论》之后提出的针对"心水""赤水"治疗的认识。

三、隋唐时期对心力衰竭的认识

隋、唐和五代十国时期，国家从组织制度、法令上保证了医学和医学教育的发展，医药学术获得了显著的成就。国家颁布的《新修本草》、我国第一部病理学专著《诸病源候论》、孙思邈的《备急千金要方》《千金翼方》、王焘的《外台秘要》等成为这一时期医学发展的集中表现。这一时期对心力衰竭病机的认识较之前有所发展，对于心力衰竭的治疗出现了新的认识。

《备急千金要方·卷十三·心脏方》："心水者，其人体肿而少气不得卧，烦而躁，其阴大肿。"孙思邈在《备急千金要方·卷二十一·水肿第四》治水肿中明令"勿与盐"，以后的《圣济总录》《本草品汇精要》《医宗金鉴》对水肿的治疗皆有禁盐之说，这说明我国医家很早就已认识到治疗心力衰竭必须严格限制盐类的饮食禁忌。

四、宋金元时期对心力衰竭的认识

赵佶《圣济总录》200卷，成书于公元1117年，由宋政和年间政府组织编撰。《圣济总录·卷第九十·虚劳惊悸》："虚劳惊悸者，心气不足，心下有停水也，心藏神，其主脉，若劳伤血脉，致心气不足，因为邪气所乘，则令人精神惊惕悸动不定，若水停心下，水气乘心，亦令悸也。"《世医得效方》由危亦林撰于1337年，危氏将自己一代家传的经验方，按照元代所定的医学科目纂为此书。《世医得效方·卷第八·大方脉杂医科》："参附汤，治真阳不足，上气喘急，自汗，盗汗，气短，头晕，但是阳虚气弱之证，并宜服之。"此书提出参附汤治疗心力衰竭。《丹溪手镜·肿胀》指出"气短不得卧为心水"，认为心力衰竭水肿为"心水"所致。《丹溪心法·卷四·惊悸怔忡六十一》："心虚而停水，则胸中渗漉，虚气流动，水既上乘，心火恶之，心不自安，使人有怏怏之状，是则为悸。……悸者与之逐水消饮之剂。所谓扶虚，不过调养心血，和平心气而已。"朱丹溪提出治以逐水消饮之法，辅以调养心血之法。

五、明代对心力衰竭的认识

《普济方·卷一百九十一·水病门》："心水者，其人身重而少气不得卧，烦而躁，其人阴大肿。……以短气不得卧为心水。"《普济方·卷七十二》："心水者，其人身体肿而少气，不得卧，烦而躁，其阴大肿。心胀者，烦心短气，卧不安。"并针对心咳的治疗总结出六方：桂心汤、细辛附子汤、茯苓汤、人参桔梗散、丹砂半夏丸、人参汤。《证治准绳·杂病·神志门》："若心气不足，肾水凌之，逆上而停心者，必折其逆气，泻其水，补其阳。"张景岳所论水病之喘与心力衰竭的水肿兼喘相似，其病机为"肾邪干肺"，《景岳全书·喘促》："水病为喘者，以肾邪干肺也。然水不能化而子病及母，使非精气之败，何以至此，此其虚者十九，而间乎虚中挟实，则或有之耳。"

六、清代和民国时期对心力衰竭的认识

《血证论》："水与血相为倚伏。""水病则累血，血病则累气。""水病而不离乎血。""血病而不离乎水。""血积既久，亦能化为痰水。""瘀血化水，亦发水肿，是血病而兼水也。""治水即以治血，治血即以治水。""须知痰水之壅，由瘀血使然，但去瘀血则痰水自消。"由上可知心气虚导致血瘀，血瘀又进而引起水停心下，从而引发了心悸、喘咳、水肿、爪甲黑等一系列症状。《血证论》"水病则累血，血病则累气"，水停致血瘀加重，血瘀使心气愈虚，如此形成恶性循环。此外，瘀血水饮均为阴邪，易伤阳气，阳气虚，水饮瘀血更不易化。

张锡纯的《医学衷中参西录·论心病治法》云："心之本体，原长发动以运行血脉……盖人心中之神明原以心中之气血为凭依"，这既包括了西医心脏的泵血功能，又包括了中医的心主血脉、心主神明功能。其根据中医脉象并结合西医术语，将心病分为心肌亢进与心脏麻痹两大类。《医学衷中参西录·论心病治法》云："心者，血脉循环之枢机也。心房一动则周身之脉一动，是以心机亢进，脉象即大而有力，或脉搏更甚数；心脏麻痹，脉象即细而无力，或脉搏更甚迟。是脉不得其平，大抵心机亢进与心脏麻痹而来也。于以知心之病虽多端，实可分心机亢进、心脏麻痹为二大纲。"心脏麻痹当与今天所说的心肌收缩力下降即心肌衰竭相接近，可见，随着历史的推移，两种医学体系对"心力衰竭"的命名渐趋一致。张氏认为，大气下陷之因有用力过度，如力小任重，或饥而作劳，或努力搬运重物，或病后未复，勤于出力；有服破气药及温热药太过，破气药最易耗气，温热药不仅可以劫津，且易

伤气。大气虚陷则肺司呼吸动力不足，故短气不足以息，语颤声低，或努力呼吸有呼喘；心脏跳动原动力不足，气血运行失调，故见脉沉迟微细，关前尤甚，或六脉不全，或参伍不调；呼吸不利则胸满憋闷，心肺气血不能上荣则面白或暗滞，或头晕目眩；心肺气虚则血行不畅，而见面唇青紫，四肢厥冷；大气陷于中焦则脾胃升降失职，清阳不升，浊阴不降，而致脘腹胀满，大便不通或失禁。限于下焦则小腹坠痛，小便闭塞或失控；大气下陷，心无所附则怔忡。大气下陷宜升、宜补，升补兼施，张氏多用升陷汤及升陷汤化裁。

从先秦时期到现代，历经几千多年，历代医家通过长期的临床观察和实践认识，逐渐完善了心力衰竭的发病规律和辨证要点，总结了丰富的临床用药经验，积累了大量的文献资料。这些丰富的理论、经验、学术思想对今人的研究将具有宝贵的借鉴价值和指导意义。

七、心力衰竭中医同类病名探讨

传统中医无心力衰竭的病名，但有许多与之相关的别称，如"心痹""心咳""心水""心胀""心脏衰弱""心衰"等，这些都与心力衰竭息息相关。从这些病名可以发现中医对心力衰竭的探索不仅很早，而且也较为深入；并且，这些病名也有助于更好地从中医的角度来认识心力衰竭。

"心咳"之称始见于《黄帝内经》，《素问·咳论》："心咳之状，咳则心痛，喉中介介如梗状，甚则咽肿喉痹……久咳不已，则三焦受之，三焦咳状，咳而腹满，不欲食饮，此皆聚于胃，关于肺，使人多涕唾而面浮肿气逆也。"《素问经注节解·卷之三·咳论》："按：此总论久咳之为害也，咳久则病不止于一脏一腑而无所不病矣，故久咳不已，则三焦受之。三焦者，复畴上下，囊括一身，以气为用者也。所以咳在三焦，则气壅闭而不行，故令腹满而不思饮食。肺属上焦，胃属中焦，聚者壅也，关者闭也，言气壅闭于肺胃也。然气之所以壅闭于中上二焦者，正以咳久气衰而不能下注于下焦，下不得泄，故壅闭于肺胃，而使涕唾面浮气逆于上，此又岐伯申解腹满之意也。"此处"心咳"晚期可见心痛、腹满、不欲食、水肿诸症状，近于现代肺心病之心力衰竭。后世《诸病源候论》《备急千金要方》《外台秘要》《普济方》皆有相似论述。《备急千金要方》在咳嗽、心痛的基础上又有咳而唾血，与今左心衰竭见咯血相似，如《备急千金要方·卷十八·大肠腑方》："心咳者，其状引心痛，喉中介介如梗，甚者喉痹咽肿。心咳经久不已，传入小肠，其状咳则矢气……问曰：咳病有十，何谓也？师曰：有风咳，有寒咳，有支咳，有肝咳，有心咳，有脾咳，有肺咳，有肾咳，有胆咳，有厥阴咳。问曰：十咳之证以何为异？……咳而唾血引手少阴，谓之心咳。"

东汉张仲景进一步提出与心力衰竭有关的"心水"病概念。《金匮要略·水气病脉证并治第十四》："心水者，其身重而少气，不得卧，烦而躁，其人阴肿。""心水"表现为身重而少气、喘咳不得卧、身重肢肿、水溢肌肤以下身为甚等，与心力衰竭的临床特征相符。《金匮要略玉函辑义·卷三·水气病脉证并治第十四》做了全面的论述，其注曰："身重，《千金》注云一作'身肿'，'阴下'《脉经》有'大'字。""《内经》曰：'心主身之血脉。'《上经》曰：'水在心，心下坚筑，短气，是以身重少气也。'《内经》曰：'诸水病者，不得卧。'夫心属火，水在心，则蒸郁燔烁，是以不得卧而烦躁也。心水不应阴肿，以肾脉出肺络心，主五液而司闭藏，水之不行，皆本之于肾，是以其阴亦肿也。"《小品方》

对"心水"的病位及症状有进一步描述，对其有了明确的定位。《小品方·卷第一·治虚满水肿诸方》："肿从胸中起，名为赤水，其根在心，葶苈主之……先从手足肿，名曰心水，其根在小肠，巴豆主之。"由上可知"心水"从病位、症状及命名来说皆与今之心力衰竭十分接近。所以当代有医家认为"心水"可以作为心力衰竭的中医病名。

"心胀"之说见于《灵枢·胀论》："心胀者，烦心短气，卧不安。"《华佗神方》《备急千金要方》亦有论述，《华佗神方·论心脏虚实寒热生死逆顺脉证之法》："心胀则短气，夜卧不宁，时有懊恼，肿气来往，腹中热，喜水涎出，凡心病必日中慧，夜半甚，平旦静。"《备急千金要方·卷十三·心脏方》："心胀者，烦心短气卧不安。"其中包括了心力衰竭的虚喘不得卧、咳吐涎沫、身肿等。《神仙济世良方》《石室秘录》之"心胀"亦近于产后心力衰竭。如《神仙济世良方·下卷·治产后诸症方》："产妇感水肿，以致面浮、手足浮、心胀者，然此浮非水气也，乃虚气作浮耳。"

中医命名最接近现代心力衰竭的是张锡纯所说的"心脏麻痹"，张氏吸收西学结合中医传统理论，认为心脏麻痹是伤寒温病延治，或心阳薄弱、寒饮凌心，或传染之毒菌充塞所引起的，脉象细而无力，或脉搏更甚迟。

"心脏衰弱"的说法出现甚晚，是在西医学的影响下出现在中医医籍里的词汇。《本草简要方》言人参"强心脏，补脾胃，安神，此药功力无限，不论何病，凡属心脏衰弱，均可服用，惟实邪宜攻者当忌"。《金针秘传》提及为某患者治第四期梅毒入络，因其"心脏衰弱"，该院无法治疗，而求以针之。前者"心脏衰弱"当为中医之"心气虚"总括，后者当为西医的心力衰竭。

至于在字面上接近心力衰竭的"心衰"一词，虽然出现较早，但与现代医学之心力衰竭的因机证候相差甚远。一为心气血不足、气力衰微，如《脉经·脾胃部第三》"心衰则伏，肝微则沉，故令脉伏而沉"，《圣济总录·心脏统论》"心气盛则梦喜笑恐畏，厥气客于心，则梦丘山烟火，心衰则健忘，心热则多汗"，《养生导引秘籍·修龄要指·四时调摄》"冬三月，此谓闭藏。早卧晚起，暖足凉脑。曝背避寒，勿令汗出，目勿近火，足宜常濯。肾旺心衰，减咸增苦"，《医述·五脏外形》"爪甲者，脉之聚也……心主脉，爪甲色不华，则心衰矣"；一为心气衰危，如《形色外诊简摩·闻法》"面起浮光，久哑，无外邪实证者，心衰肺痿，所谓声嘶血败，久病不治也"。仅《临症验舌法》中描述近于现代心力衰竭，《临症验舌法·济生归脾汤去木香加丹皮麦冬方》言济生归脾汤去木香加丹皮麦冬方主治"心衰火盛，不能生土，以致土困金败，外兼咳嗽吐痰，寒热往来，盗汗等症，悉以此方治之。凡见脾胃衰弱，饮食少思，大便泄泻，总属心气不旺所致，此补本法也"。

新中国成立以来，一些中医医家为规范中医心力衰竭病名做了初步的尝试。综观目前的观点，具有代表性的主要有四种：一是采用《黄帝内经》的病名"心痹"，二是采用《金匮要略》的病名"心水"，三是根据心力衰竭的主要症状另立新名"悸—喘—水肿联证"，四是与西医用同一病名"心衰"。

第二节　经方治疗心力衰竭研究现状与发展趋势

一、经方治疗心力衰竭研究现状

"经方"一词首见于《汉书·艺文志》，其与医经、房中、神仙并列《方技传》中。经方有广义和狭义之分。《汉书·艺文志》中载有经方十一家，其经方并不是专指张仲景经方，而是指用药物调节人体水火盛衰、经脉瘀阻的治病方法，即"经方者，本草石之寒温，量疾病之浅深，假药味之滋，因气感之宜，辨五苦六辛，致水火之齐，以通闭解结，反之于平"。这是广义上的"经方"，在这里，"经方"是相对于"医经"来说的，《汉书·艺文志》还说"医经者，原人血脉经落骨髓阴阳表里，以起百病之本，死生之分，而用度箴石汤火所施，调百药齐和之所宜"，两者相比较不难看出，医经是以针灸和医理为主，而经方是以药物和医疗为主。因经方十一家著作只有《伤寒论》和《金匮要略》流传至今，所以张仲景的方剂就成了经方的代名词，这就又形成了狭义的经方。

临床上常用经方治疗心力衰竭，经方具有简、验、灵、便等优点，临床效果十分显著。《伤寒杂病论》中的少阴是于足少阴肾与手少阴心而言，心肾统属少阴，纵观《伤寒杂病论》论心力衰竭总关乎心肾，即关乎少阴，如"下之后""发汗过多""若吐若下后"，或为外邪直接侵犯少阴。《伤寒论》第 21 条："太阳病，下之后，脉促胸满。"《伤寒论》第64 条："发汗过多，其人叉手自冒心，心下悸，欲得按者。"《金匮要略·血痹虚劳病脉证并治第六》："男子面色薄者，主渴及亡血，卒喘悸。"以上与现代的大失血或久病贫血的心力衰竭相似。少阴病是伤寒六经病变发展过程中的后期阶段，机体抗病力衰退，心气血不足，津虚血亡则心悸、短气、胸闷、喘咳，病情相对较为危重，形成正虚邪实的证候。六经辨证虽为仲景之特色，但《金匮要略》中部分经方无法分于六经之中，故应以治法为纲对单个经方治疗心力衰竭做出相关总结，并探讨其发展趋势。

（一）温通阳气为主

中医温阳法治疗心力衰竭历史悠久，早在《黄帝内经》中就有相关论述，如"血气者，喜温而恶寒，寒则泣而不能流，温则消而去之"，提到心力衰竭的病机为心（手少阴）阳气不足，血脉不通，治宜温通。在此思想指导下，后世理论不断完善发展，并出现了以温通心阳之"桂枝甘草汤"为祖方的温阳类方，至今仍在临床应用。2002—2007 年中国期刊全文数据库中有关心力衰竭的中医临床文献发现，除生脉散外，其余大部分均为温阳方。临床用药分析研究也证实了这一点，可见温阳是治疗心力衰竭之关键环节。现代药理研究也表明，以附子、桂枝等温阳药物为主组成的温里方剂，大多具有强心、抗休克、扩张血管、改善微循环、温胃解痉、镇痛、镇静等作用，对心脏血流动力学的变化、心肌重构等有重要影响。

1. 温通心阳

（1）桂枝汤类（桂枝汤、桂枝甘草汤、黄芪桂枝五物汤、桂枝甘草龙骨牡蛎汤）

心肌纤维化会导致心肌细胞组织缺血缺氧坏死，逐渐发展成心力衰竭，桂枝汤可以改善大鼠的心肌纤维化程度，显著降低左室收缩末期内径、左室舒张末期内径水平，其机制可能与调节 TGF-β1/Smads 信号通路有关，且桂芍比例配伍不同疗效不同，其中桂芍 1∶1 组减轻炎症反应，改善心肌纤维化效果最好。炎症导致的局部血液运行不畅同样加重心肌缺血，而营卫的渗灌气血功能降低与之有很大的相关性，桂枝汤则能显著降低白细胞介素 –6、肿瘤坏死因子 –α 含量。而炎症反应受到自主神经尤其是交感神经的控制更明显，桂枝汤能够维持神经生长因子和白血病抑制因子间的动态平衡，进而抑制交感神经向胆碱能神经的转化与分化作用，并改善交感神经解剖结构及功能的去神经化改变。桂枝汤应用于临床上可使患者的左室射血分数明显升高，N 末端 B 型脑钠肽前体、药物停减率、再住院率、病死率均明显降低，可提高心脏功能及心率变异性。

实验研究表明桂枝甘草汤能有效改善心力衰竭大鼠的冠状动脉血流，预防及减轻血流灌注所致的心肌损伤，有效减少心肌梗死面积及抑制胶原纤维异常增生，因此，桂枝甘草汤能够有效保护心力衰竭大鼠心肌功能，其作用机制可能与其抗脂质氧化、清除氧自由基及下调转化生长因子 –β1、细胞间黏附分子 –1 表达有关，且桂枝甘草汤可能是通过调节内皮素 –1 与一氧化氮之间的平衡，改善血管内皮功能。有关桂枝甘草汤抑制二磷酸腺苷诱导的血小板聚集和对抗大鼠血栓形成的作用研究，认为其确有温经通脉之功效。临床上桂枝甘草汤与真武汤合方能改善中医证候积分、降低 N 末端 B 型脑钠肽前体水平、升高左室射血分数，且其左室舒张末期内径和左室收缩末期内径缩小程度均优于对照组，使心力衰竭患者心率、水肿、呼吸、肺部啰音明显好转，治疗慢性心力衰竭有良好效果。

黄芪桂枝五物汤中黄芪所含的黄芪甲苷可以影响肌质网内钙泵调节钙的转运过程，黄芪多糖和皂苷通过清除自由基、降低脂质过氧化物的产生而改善心肌收缩功能和心脏血流动力学，抗心肌缺血再灌注损伤，从而保护心功能。黄芪桂枝五物汤可通过保护血管内皮及防治炎症反应、改善凝血纤溶系统功能、防止微血栓等有效地治疗急性心肌梗死术后出现的再灌注损伤，降低心肌梗死后心力衰竭的发生率。黄芪桂枝五物汤可改善心力衰竭患者的运动耐量及生活质量，改善 N 末端 B 型脑钠肽前体、可溶性生长刺激表达基因 2 蛋白、半乳糖凝集素 3 含量，以及美国纽约心脏病学会心功能分级、中医证候积分和明尼苏达州心功能不全生命质量量表评分。黄芪桂枝五物汤可以明显缓解心力衰竭患者肢体酸痛症状，减少应用洋地黄、利尿剂、血管紧张素转换酶抑制剂、美托洛尔等的不良反应。

动物实验证明，桂枝甘草龙骨牡蛎汤具有温阳作用，能有效改善心肌梗死后心力衰竭心阳虚模型大鼠相关证候指标、心功能和左室重构。桂枝甘草龙骨牡蛎汤加减治疗心力衰竭能起到良好的抗炎效果，可降低 N 末端 B 型脑钠肽前体、肿瘤坏死因子 –α，且改善左室射血分数、每搏输出量、心输出量，说明桂枝甘草龙骨牡蛎汤能够改善心力衰竭患者的症状，提高心功能，增强心肌收缩力。联合西药治疗效果更佳，同时也可治疗心力衰竭后的汗证。

（2）四逆汤类（四逆加人参汤、干姜附子汤、通脉四逆汤、茯苓四逆汤、当归四逆汤、当归四逆加吴茱萸生姜汤）

四逆汤可有效降低心力衰竭模型大鼠心肌组织胶原蛋白含量，抑制心力衰竭大鼠心肌纤维化，改善大鼠血清 N 末端 B 型脑钠肽前体及白细胞介素 –6，且 CaN-NFAT3 信号转导通路的抑制为四逆汤治疗心力衰竭的关键分子机制之一。同时，四逆汤能通过大鼠血清内皮素、降钙素基因相关肽来改善慢性充血性心力衰竭大鼠的神经内分泌功能，拮抗过度激活的神经内分泌系统。不同配伍及不同剂量的四逆汤对于大鼠的作用均不相同，三药合用效果最佳。

茯苓四逆汤在心力衰竭的咳喘改善时间、水肿消退时间、心率减慢时间上均有优势，且可对慢性心力衰竭患者的血清晚期糖基化终产物水平有所影响，同时也可改善心力衰竭患者的中医证候积分、劳动耐力、生存质量、N末端B型脑钠肽前体含量、肿瘤坏死因子-α含量、左室射血分数等。

（3）麻黄附子细辛汤

麻黄附子细辛汤加减方辅治急性失代偿性心力衰竭、难治性心力衰竭，临床上仅有个别病案支持，尚无临床试验研究。

2. 温通脾阳

（1）理中丸：目前尚无研究表明附子理中丸可直接作用于心力衰竭，但有临床研究证明其可治疗高血压、高血脂及心律失常。

（2）小建中汤：临床上，小建中汤常用于治疗心力衰竭合并便秘等肠道功能紊乱患者，其效果均优于对照组。

3. 温通肾阳

肾气丸可有效减缓异丙肾上腺素致大鼠的心室重塑，临床上对于阳虚心力衰竭患者，可改善其症状，降低N末端B型脑钠肽前体含量，提高氧分压。

（二）活血通脉为主

1. 当归芍药散

已知当归芍药散可调节血脂代谢、抗氧化、清除自由基、抗炎症反应、保护心肌细胞、抑制平滑肌细胞增殖、保护内皮细胞、改善血管活性、降低血液黏度。当归芍药散有效成分调节大鼠血脂水平，降低炎症因子，参与信号转导、细胞迁移增殖与重塑、炎症反应、一氧化氮的生物合成等过程，减轻炎症反应，抑制 PI3K/Akt/HIF-1α 信号通路相关基因表达，调节内皮素-1与一氧化氮平衡，改善血管内皮功能障碍，保护内皮细胞。当归芍药散能有效改善心力衰竭大鼠的水液潴留，可能与一氧化氮合酶/一氧化氮/水通道蛋白途径有关。临床上，当归芍药散可降低心力衰竭患者血半胱氨酸蛋白酶抑制剂C和β₂微球蛋白水平，改善其临床症状及心脏收缩、舒张功能，改善N末端B型脑钠肽前体含量、6分钟步行试验结果。

2. 桂枝茯苓丸

桂枝茯苓丸可以通过限制氧化低密度脂蛋白含量，降低血液黏稠度，防治动脉硬化的形成；另外，桂枝茯苓丸还能降低大鼠血管内皮活性，减轻心肌损伤，可降低大鼠炎症反应，在治疗慢性心力衰竭中对水液代谢具有双向调节作用。慢性心力衰竭、急性心力衰竭均可通过辨证论治用桂枝茯苓丸治疗。临床研究则证实加用桂枝茯苓汤治疗心力衰竭患者，其气短、乏力、身寒肢冷、下肢水肿等症状均明显改善，6分钟步行试验结果改善、左室射血分数明显升高，N末端B型脑钠肽前体含量降低。

3. 瓜蒌薤白汤类（瓜蒌薤白白酒汤、瓜蒌薤白桂枝汤、瓜蒌薤白半夏汤）

利用各种化学和色谱手段对瓜蒌薤白白酒汤进行追踪分离，鉴定化学结构。从螺甾烷皂苷类活性成分分离得到 7 个螺甾烷类化合物，且 7 个化合物都有抑制血小板聚集的活性；从活性部位分离到 4 个呋甾皂苷类化合物，4 个化合物均有抑制血小板聚集的活性；从黄酮类活性成分分离到 4 个黄酮类化合物，化合物 1、化合物 2、化合物 3 有抑制血小板聚集的活性；从活性部位分离到 10 个含氮化合物，其中，化合物 2 经鉴定为腺苷，有抑制血小板聚集的活性。瓜蒌薤白汤类可改善心力衰竭大鼠的肌细胞形态结构，减少胶原纤维，使血清 N 末端 B 型脑钠肽前体和半乳糖凝集素 3 的蛋白表达明显降低，从而改善心力衰竭。此外还保护缺血心肌、影响血液流变学、降脂、抵抗纤维化、抑制血小板聚集。临床上，研究对两组充血性心力衰竭患者均给予西医常规治疗，治疗组加瓜蒌薤白半夏汤，结果证实瓜蒌薤白半夏汤治疗慢性心力衰竭有效。

（三）宣肺化痰为主

1. 小青龙汤

回顾性分析显示小青龙汤可治疗心力衰竭，通过调节心脏自主神经失衡和抑制炎症因子来减少心率变异性等，尤其是对顽固性心力衰竭合并肺部感染者有效。

2. 葶苈大枣泻肺汤

现代医家主要针对葶苈子进行较多的实验研究，葶苈子的强心作用研究较早，对沼蛙、豚鼠、猫、家兔、鸽子等的在体实验证明葶苈子具有强心作用，有学者建议应将其归属强心药之范畴。有研究报道葶苈子水提物能增加犬的左室心肌收缩性和泵血功能，并能增加冠状动脉流量，与异丙肾上腺素作用相似，但葶苈子水提物对心率、动静脉氧分压及动静脉氧溶解度无明显影响，说明葶苈子水提物具有明显强心和增加冠状动脉流量作用，且不增加心肌耗氧量。近年来研究发现葶苈子具有改善心室重构作用，表明葶苈子水提物可抑制动物心肌肥大、减小左室心肌细胞横断面面积、减少间质和血管周围胶原沉积、抑制神经内分泌系统的过度激活，并可显著降低心力衰竭大鼠 N 末端 B 型脑钠肽前体、肌钙蛋白 I、血浆血管紧张素 II、醛固酮水平，提高左室射血分数和左室短轴缩短率，且对心肌梗死后心力衰竭大鼠有利尿作用。临床方面，葶苈大枣泻肺汤加减对心力衰竭患者尿液白蛋白/肌酐比值及炎症因子、N 末端 B 型脑钠肽前体等均有影响。

3. 麻杏石甘汤

麻杏石甘汤临床上通常用于治疗心力衰竭合并肺部感染。

（四）泄水利水为主

1. 真武汤

有学者采用高效液相色谱法测定出真武汤中 11 种活性成分的含量，即 5 - 羟甲基糠醛、（＋）- 儿茶素、芍药苷、苯甲酰乌头原碱、苯甲酰次乌头原碱、苯甲酰芍药苷、6 - 姜酚、8 - 姜酚、6 - 姜烯酚、茯苓酸，为完善真武汤的质量标准提供有力参考。也有研究者应用液滴萃取表面分析 - 串联质谱法检测真武汤中的有效组分，观察真武汤对心力衰竭模型大鼠的治疗作用及其有效成分在大鼠体内的分布。研究发现，真武汤可以明显改善心力衰竭大鼠的心功能，真武汤的有效成分中，茯苓酸、次乌头碱和去甲乌药碱分布在心力衰竭大鼠的心脏边缘区、肝脏和肾脏，此结果与附子、茯苓的药物归经理论基本一致，进而提出真武汤有效组分疗效的发挥可能与水液代谢有关。研究提出真武汤治疗慢性心力衰竭的机制可能与抑制肾素－血管紧张素－醛固酮系统及炎症因子级联反应有关。也有学者研究加味真武汤对阿霉素诱导的心力衰竭模型大鼠的保护作用发现，加味真武汤可改善心力衰竭大鼠的心功能，其作用可能与增加尿量有关。还有学者提出真武汤可通过调节 SIRT1 通路，减轻心力衰竭大鼠心肌细胞线粒体损伤及心肌细胞的凋亡。临床方面，真武汤合桂枝茯苓丸治疗慢性心力衰竭有较好的疗效及安全性，可同时降低 C－反应蛋白、肿瘤坏死因子－α、白细胞介素－6 等炎症因子水平，发挥抑制炎症反应、拮抗心脏神经内分泌系统过度激活的作用。许多临床研究人员针对真武汤进行加减，用于心力衰竭阳虚水泛证、心肾阳虚证等，观察临床疗效及其作用机制。研究加味真武汤治疗阳虚水泛型慢性心力衰竭的疗效，发现治疗组的临床症状评分明显改善，N 末端 B 型脑钠肽前体明显下降，左室射血分数提高，认为在西医常规治疗慢性心力衰竭的基础上，加味真武汤疗效明显，优于单纯西医治疗。研究发现加味真武汤对阳虚水泛型冠心病心力衰竭心室重构以及 miRNA-133a 和 miRNA-21 有影响，结果证实加味真武汤能有效提高左室射血分数、降低 N 末端 B 型脑钠肽前体水平，且这两项指标与 miRNA-133a、miRNA-21 表达明显相关。将真武汤用于心肾阳虚型慢性心力衰竭患者，治疗 1 个月后发现，观察组血清中可溶性细胞黏附分子－1、心脏结构参数、心功能参数有所改善，说明真武汤可有效抑制心肾阳虚型慢性心力衰竭患者的黏附分子表达，进而优化心脏结构及心功能。有学者通过检索中外文数据库，评价以真武汤为基本方治疗阳虚水泛型慢性心力衰竭的临床疗效和安全性，共纳入符合标准的 25 篇文献，根据 Cochrane 系统评价，认为以真武汤为基本方合并西医基础方案治疗慢性心力衰竭可以在一定程度上提高治疗有效率，提高患者左室射血分数、6 分钟步行试验距离，以及降低 N 末端 B 型脑钠肽前体水平等，但安全性有待进一步考证。

2. 五苓散

目前已有大量临床研究证实五苓散可治疗心力衰竭，在此不一一陈述。研究五苓散提取液对肾性高血压大鼠的实验治疗效果及其对大鼠尿量和电解质浓度的影响：灌胃给药期间测量大鼠尿量，给药 30 天后测定大鼠尾动脉压并取血测定血清电解质浓度。结果显示五苓散提取液对肾性高血压大鼠具有利尿、降压作用且不造成电解质紊乱。同时推测五苓散的降压作用机制除与利尿和扩血管有关之外尚有其他因素参与，有待进一步深入研究。五苓散对用去氧皮质酮的肾性高血压模型大鼠与用西药呋塞米的进行比较，结果五苓散组未见动物死亡。五苓散预防及治疗给药均能抑制高脂模型大鼠血清总胆固醇、甘油三酯、低密度脂蛋白胆固醇含量的升高。在研究五苓散对动脉粥样硬化大鼠蛋白质组学的影响时发现它能够维持细胞结构的完整性、功能，以及血管内膜光滑完整，通过调控蛋白质的表达而抑制动脉粥样硬化的生成。故五苓散有降压、调节血脂、利水等作用。

3. 木防己汤

木防己汤加减能改善慢性心力衰竭患者超声心动图参数、有效改善心力衰竭患者的中医症状。

4. 己椒苈黄丸

已有临床数据证实己椒苈黄丸治疗慢性心力衰竭急性加重及肺源性心脏病导致的心力衰竭有效果。

5. 其他

十枣汤治疗冠心病心力衰竭，苓桂术甘汤治疗心力衰竭。

（五）复脉调律为主

炙甘草汤应用于心律失常导致的心力衰竭患者在临床治疗中十分常见。心律失常不仅是心力衰竭的重要诱因，也是增加心力衰竭患者死亡风险的因素。临床观察发现扩张型心肌病心力衰竭患者治疗加用炙甘草汤，疗效较单纯用西药更好。实验方面，心室重构作为心力衰竭发展过程中的基本病理机制，与基质金属蛋白酶、组织金属蛋白酶抑制物关系密切，两者处于动态平衡之中，炙甘草汤可以降低基质金属蛋白酶 -9、增加组织金属蛋白酶抑制物 -1，对心率、血压、心输出量等血流动力学指标也有改善作用，提示炙甘草汤在慢性心力衰竭患者的治疗中有积极的一面。炙甘草汤改善心肌纤维化的作用在心房颤动模型新西兰兔中也有体现。

（六）滋阴育阴为主

1. 乌梅丸

临床研究证实在西医常规治疗基础上加用乌梅丸汤剂治疗，效果较常规治疗更好。

2. 猪苓汤

仅有部分临床案例提示猪苓汤可改善心力衰竭水肿。

（七）清热泄浊为主

1. 承气汤类

研究认为慢性心力衰竭患者的胃肠功能减弱，虚证为真，且易出现腹满腑实的实证，大承气汤可使胃肠附近的脏器充血，其攻下实热、荡涤燥结是降低心脏负荷、遏制真虚真实证的关键。承气汤加减灌肠治疗肺源性心脏病急性期心力衰竭患者，其机制主要在于改善肺循环内过高阻力，缓解肺氧气交换及缺氧症状，从而减轻因心脏负担太重导致的心力衰竭。

2. 其他

仅有个别案例讨论小陷胸汤、栀子大黄汤治疗心力衰竭。

（八）和解调平为主

1. 柴胡桂枝干姜汤

柴胡桂枝干姜汤的中西医联合治疗可更明显地改善患者的左室射血分数、每搏输出量、心输出量等心功能指标，同时可更有效地降低 N 末端 B 型脑钠肽前体水平，还可以减轻患者炎症反应，改善其可溶性细胞间黏附分子 -1 水平，疗效显著。

2. 其他

仅有个别案例显示柴胡加龙骨牡蛎汤治疗甲状腺功能亢进并发心力衰竭，也仅有个别案例显示半夏泻心汤治疗心力衰竭。

单中国知网数据库中 1980 年至 2011 年的所有关于经方运用的期刊论文就达到 2000 多篇。随着越来越多经方研究的发表，目前文献数量可观，且具有一定的重复性，但当前治疗病证的方剂多由多个经方合成，其研究的有效性证据仅见于个案报道、经验总结或临床观察。经方研究疗效评价受主观因素影响很多，且缺乏高级别循证医学证据和单经方复方的作用机制研究。经方的科学性、可信性研究仍有很多发展空间，要在注重循证医学证据的形势下，让国际同行认可经方的疗效，需要提供更科学的手段，使经方的疗效评价规范化、定量化。同时也要遵循辨证论治原则，重视治则治法，这样才能使经方的循证医学研究避免类似日本汉方"小柴胡汤事件"的发生。建立包括对疾病、证候及生存质量评价在内的综合疗效评价体系的方法、指标和标准，有助于得到国际医学界的认同和接受，促进中医的国际化发展。

二、浅谈经方临床应用于心力衰竭的未来发展趋势

（一）品牌效应

心力衰竭被称为"心血管疾病的最后战场"。随着我国人口老龄化进程加快，冠心病、高血压、瓣膜性心脏病和糖尿病等高危人群的增加，心力衰竭患病人群日益增多。目前现代医学治疗心力衰竭存在一定局限性，传统医药有着巨大的市场需求，需尽快推进经方治疗的国际化进程，扩大经方在国际社会中的影响力。占领中医药国际化的战略高地迫在眉睫，同时也有利于保障经方在全世界健康有序地发展。

（二）经方研究创新发展

经方医学绵延 2000 余年，具有理论的隐喻性、概念的抽象性、组方的严谨性、诠释的多样性等特征。目前对经方医学源流的研究仍然局限于经方理论体系的时代变迁、各家流派、代表人物、主要学术思想，对于每首经方的具体来源及演变、方证变化规律尚缺乏系统的认识，且经方组方理论的研究仍未能打破古人之藩篱，尚无重大理论突破，经方量效关系研究亦未形成共识。解决这些问题需要新思路、新方法和新手段，而发生学、知识考古学、诠释学等现代文史哲研究方法值得借鉴。

具体来说，一是探寻经方方剂的发生学研究，系统梳理每一首经方的时代背景、理论依据、方证特征、来源与演化过程。以半夏秫米汤为例，秦汉时期以之治疗阳不入阴之不寐，后世《肘后备急方》之半夏茯苓汤，《小品方》之流水汤，《备急千金要方》之泻热半夏千里流水汤、半夏千里流水汤，《圣济总录》之半夏东流水汤、半夏汤、半夏茯苓汤，《三因极一病证方论》之泻胆汤、温胆汤，《温病条辨》之半夏汤、半夏桂枝汤，均由半夏秫米汤演化而来，其所治不寐的病机也从阳不入阴演变为胆腑虚实寒热，或胃不和卧不安，或痰饮阻于中焦，传承及演变脉络非常清晰。发生学关注的是起源和演变，经方方剂的发生学研究

对于还原经方的发展变化历史具有十分重大的意义。

二是应用分子生物学、生物信息学等方法开展经方理论的研究。经方的组方理论诞生于2000多年以前，其理论的原义、深层关系较难理解和把握，需要用现代语言予以阐明，并做出科学的评价。无论是经方配伍的实验研究还是经方临床疗效评价都属于广义的经方组方理论的诠释，借鉴现代分子生物学的研究方法对经方组方理论和思维方法及其作用机制进行研究，能够极大地推动经方理论体系的发展。

三是开展经方量效关系的研究。将考古学方法与纳米中药研究方法相结合。纳米中药是指运用纳米技术制造的粒径小于 100 nm 的中药有效成分、有效部位，而经方剂量在不同的时代有不同的换算方式和演变特征，并且具备一定的偶然性和外在性，可以应用知识考古学方法对其进行话语构成的分析，再通过剂量间的有效成分制取纳米中药，应用于临床。

（三）临床辨证不局限于程序化

著名经方家胡希恕教授强调"方证是六经八纲辨证的继续，亦即辨证的尖端"。中医治病有无疗效，其关键在于方证是否相应，突出了方与证的契合。抓住经方的应用指征，强调方证对应，对经方的应用奠定了基础。科学系统的"病—症—证—治—效"相结合是完整的中医临床诊疗思维，对疾病的鉴别诊断是临床诊疗思维的着眼点，每例患者都具有特异性，辨证是中医临床诊疗思维的特色，"证"是对疾病更深层次的认识，包含了更加全面的信息。宋代陈无择在《三因极一病证方论》一书中首创"内因、外因、不内外因"之"三因学说"，可看出辨证既有其规律性，也有其特殊性，规定程序化的辨证是否能够在繁杂的临床现象中迅速厘清思路、确定治疗的主攻方向，仍无确切的结果。

（四）经方治专病

方证对应经方结构严谨，疗效可靠，有是证即用是方。张仲景先将疾病概括为阴阳两大类，再根据病位、病性、病势的不同将阳病和阴病分别分成三类，即太阳病、少阳病、阳明病以及太阴病、厥阴病、少阴病。根据"阴阳对立"及"阴阳互根"的原则，每一类病都包含着病位在表、病位在里以及病位在半表半里这 3 种不同的疾病定位情况和严重程度，即构成了三阴三阳六病。通过分类阐发，从总体上揭示了六类疾病的病因病机、证候特点、治则方药和预后转归，不仅涵盖了外感热病，还统括了内伤杂病。通过心力衰竭的发病过程和临床表现，其可归属"六病"范围，以证为基础，经方亦可治疗心脏专科疾病。

（五）经方创新需回归临床

经方是理法方药贯串、理论与实践一体的知识体系，卓越的临床疗效是经方传承、演变2000 余年的生命力所在。临床实践是经方理论研究的落脚点和最终归宿，而理论研究需要从实践中来，到实践中去。当前亟须开展以临床实践为指归的经方理论研究，需借鉴循证医学和真实世界研究等临床科研方法，发掘经方治疗心力衰竭的潜力，科学评价经方临床疗效，实现经方理论研究的跨越式发展。

参 考 文 献

1. 刘渡舟，苏宝刚，庞鹤．金匮要略诠解 ［M］．天津：天津科学技术出版社，1984.

2. 张雪，刘红旭．心力衰竭的中医证候特点文献研究 ［J］．世界中西医结合杂志，2008，3（12）：702 － 704.

3. 陈纪烨，周国锋，王永成，等．桂枝汤桂枝 － 白芍不同比例配伍通过调节 TGF-β1/Smads 信号通路及慢性炎症改善盐敏感高血压大鼠心肌纤维化 ［J］．中国实验方剂学杂志，2020，26（1）：50 － 58.

4. 冯博，房玉涛，徐瑞山．桂枝汤的现代临床应用及作用机制研究进展 ［J］．中国中药杂志，2018，43（12）：2442 － 2447.

5. 范晓飞，刘贵京，王颖颖．桂枝汤预处理对急性心肌缺血兔血清 TNF-α，IL-6 含量的影响 ［J］．中西医结合心脑血管病杂志，2016，14（23）：2754 － 2757.

6. 袁晓雯．基于免疫损伤探讨桂枝汤抗动脉粥样硬化的作用研究 ［D］．北京：中国中医科学院，2017.

7. WANG YC，MA D F，JIANG P，et al. Guizhi Decoction（桂枝汤）Inhibits Cholinergic Transdifferentiation by Regulating Imbalance of NGF and LIF in Salt-Sensitive Hypertensive Heart Failure Rats ［J］. Chin J Integr Med，2020，26（3）：188 － 196.

8. 王永成，马度芳，黄谨谅，等．调和营卫法对慢性心力衰竭心脏自主神经功能失衡的临床研究 ［J］．时珍国医国药，2017，28（6）：1380 － 1382.

9. 张现芳，王立波．桂枝汤加味配合西药治疗慢性心力衰竭临床观察 ［J］．中医临床研究，2017，9（25）：6 － 8.

10. 侯宝松，刘霞，田国芳，等．桂枝甘草汤联合真武汤加味对慢性心力衰竭患者血管内皮功能的影响 ［J］．河北中医，2016，38（5）：733 － 736，740.

11. 申冬冬．桂枝甘草汤对心力衰竭大鼠心肌凋亡及心肌细胞 TGF-β1、ICAM-1 表达的影响 ［J］．中华中医药学刊，2018，36（4）：932 － 935.

12. 王秋，王占石．桂枝甘草汤温经通脉的药效学研究 ［J］．中医药研究，2002，18（5）：41 － 42.

13. 刘海明．真武汤合桂枝甘草汤治疗慢性心力衰竭临床研究 ［J］．四川中医，2016，34（12）：62 － 65.

14. 刘裕平．真武汤合桂枝甘草汤治疗慢性心力衰竭疗效观察 ［J］．光明中医，2013，28（6）：1126 － 1127.

15. 张蔷，高文远，满淑丽．黄芪中有效成分药理活性的研究进展 ［J］．中国中药杂志，2012，37（21）：3203 － 3207.

16. 朱巧．黄芪桂枝五物汤加味治疗急性心肌梗死 PCI 术后再灌注损伤的临床疗效 ［D］．济南：山东中医药大学，2012.

17. 沈中琪，黎丽娴，谭景光，等．黄芪桂枝五物汤治疗气虚血瘀型慢性心力衰竭运动耐量的临床观察 ［J］．云南中医中药杂志，2019，40（5）：54 － 56.

18. 孙鹏，苏红，周英莲，等．黄芪桂枝五物合真武汤加减对慢性心力衰竭（阳气亏虚证）疾病进展和预后的影响 ［J］．中国中医基础医学杂志，2019，25（4）：496 － 500.

19. 朱创洲，马媛．黄芪桂枝五物汤加味治疗慢性心力衰竭肢体酸痛 45 例 ［J］．陕西中医，2010，31（12）：1622 － 1623.

20. 樊讯，王阶，蒋跃文，等．基于"方证相关"理论对慢性心力衰竭阳虚证大鼠的初步研究及证型探讨 ［J］．中华中医药杂志，2015，30（12）：4275 － 4279.

21. 李洁．桂枝甘草龙骨牡蛎汤加减对心阳亏虚型慢性心力衰竭 BNP，CRP，TNF-α 水平的影响 ［J］．中国处方药，2018，16（8）：96－97.

22. 周云洁，高原，宋歌. 桂枝甘草汤联合曲美他嗪对慢性心力衰竭患者的临床疗效［J］. 中成药，2020，42（5）：1187－1191.

23. 赵丽娟，陈赞虎. 桂枝甘草汤联用诺欣妥治疗慢性心力衰竭心阳不振证的临床观察［J］. 中医临床研究，2021，13（28）：93－96.

24. 骆新生. 桂枝加龙骨牡蛎汤治疗心衰之汗证52例小结［J］. 甘肃中医，2001，14（6）：21.

25. 党万太，苗维纳，杨晓放，等. 基于钙调磷酸酶－活化T细胞核因子3信号转导通路探究四逆汤治疗心力衰竭的分子机制［J］. 中国实验方剂学杂志，2011，17（22）：201－204.

26. 黄波，朱奔奔，黄惠刚. 四逆汤对慢性充血性心力衰竭模型大鼠BNP、IL-6水平的影响［J］. 贵阳中医学院学报，2006，28（6）：60－62.

27. 韩晴晴，沈晓旭，赵静，等. 四逆汤对心肌梗死后慢性心衰大鼠心功能和氧化应激反应的作用研究［J］. 环球中医药，2019，12（6）：819－824.

28. 黄亮，张雅丽，张晓芬，等. 四逆汤对慢性充血性心力衰竭大鼠模型血清内皮素、降钙素基因相关肽水平的影响［J］. 河北中医，2006，28（1）：65－67.

29. 缪萍，裘福荣，曾金，等. 四逆汤及其不同配伍方对心力衰竭大鼠的保护作用及机制探讨［J］. 中国实验方剂学杂志，2015，21（5）：138－142.

30. 杨辉，吴伟康. 四逆汤全方及拆方对心衰大鼠血液动力学影响的实验研究［J］. 新中医，2001，33（11）：75－77.

31. 王评，夏裕，郑璧伟. 茯苓四逆汤对慢性心衰患者晚期糖基化终产物的影响［J］. 中国中医急症，2014，23（4）：629－631.

32. 姜美玲，王评，夏裕. 茯苓四逆汤对慢性心力衰竭患者肿瘤坏死因子－α的影响［J］. 中国中医药科技，2014，21（3）：249－250，266.

33. 温奕超，陈楠，王朝驹，等. 茯苓四逆汤治疗慢性肺源性心脏病心力衰竭［J］. 中国实验方剂学杂志，2011，17（19）：266－267.

34. 何佩. 麻黄附子细辛汤加减方辅治急性失代偿性心力衰竭临床观察［J］. 实用中医药杂志，2022，38（8）：1325－1327.

35. 马召田. 麻黄细辛附子汤文献及实验研究［D］. 北京：北京中医药大学，2014.

36. 陈江，朱黎明. 麻黄附子细辛汤加减治疗慢性肺源性心脏病并发心力衰竭50例［J］. 中国现代药物应用，2011，5（2）：175－176.

37. 罗陆一. 麻黄附子细辛汤在心血管病中的运用［J］. 安徽中医临床杂志，2002，14（1）：53－54.

38. 吕冬霞. 麻黄附子细辛汤临床新用［J］. 河北中医，2002，24（1）：33－34.

39. 马永泽，冯俊俐，刘小渭. 加味附子理中汤治疗早搏的临床观察［J］. 长春中医药大学学报，2009，25（3）：379－380.

40. 梁嘉朗，石天俊，易玺，等. 附子理中丸辅助治疗老年2型糖尿病高脂血症临床观察［J］. 实用糖尿病杂志，2015，11（2）：45－47.

41. 方良玉. 附子理中丸加减治疗缓慢性心律失常［J］. 内蒙古中医药，2017，36（7）：18.

42. 吴琳. 小建中汤治疗慢性心力衰竭合并便秘临床观察［J］. 中国中医药现代远程教育，2021，19（17）：93－95.

43. 刘伟，刘莹莹，高学清，等. 加味小建中汤对胃肠道功能紊乱患者的临床研究［J］. 世界中医药，2021，16（4）：648－652.

44. 张欢，殷可婧，刘雪丽，等．加味小建中汤对慢性心衰合并便秘患者的临床疗效观察［J］.陕西中医药大学学报，2019，42（6）：117－119.

45. 廖月玲，刘艳，顾燕频，等．金匮肾气丸对异丙肾上腺素致大鼠心室重构不同阶段的影响［J］.中国中医药信息杂志，2012，19（6）：46－48.

46. 张家玮，鲁兆麟，彭建中．金匮肾气丸临床应用研究概况［J］.北京中医，2001，20（3）：56－59.

47. 苏钊．名中医岳良明用温阳利水法治疗慢性充血性心力衰竭的经验［J］.陕西中医，2013，34（11）：1529－1530.

48. 董霞，杨衍涛．当归芍药散及相关成分对心血管系统药理作用的研究进展［J］.陕西中医，2018，39（6）：815－817.

49. 李文瑾．当归芍药散对高脂血症大鼠血管内皮损伤保护作用机制研究［D］.石家庄：河北中医学院，2021.

50. 侯静，项庆镇，王运来，等．当归芍药散对慢性心力衰竭大鼠机体水液代谢障碍的作用及其机制［J］.安徽中医药大学学报，2023，42（2）：46－53.

51. 王可文，余天泰．当归芍药散加味治疗血瘀水停型心力衰竭的临床观察［J］.中国卫生标准管理，2018，9（12）：120－122.

52. 李念，李媛，赵凯杰，等．当归芍药散临床应用研究进展［J］.山东中医杂志，2020，39（7）：758－761.

53. 王文琪，崔磊，张馨方，等．茯苓桂枝药对对慢性心力衰竭模型大鼠心肌组织血管紧张素Ⅱ受体1及血清炎症因子的影响［J］.中医杂志，2020，61（21）：1921－1926.

54. 李白雪，李凯，吴文军，等．温阳消饮法中茯苓－桂枝配伍对慢性心力衰竭大鼠水液代谢双向调节作用的研究［J］.时珍国医国药，2021，32（2）：280－283.

55. 刘晓帅，王果，汪林，等．桂枝茯苓丸抗大鼠慢性心衰的实验研究［J］.西南民族大学学报（自然科学版），2017，43（4）：378－385.

56. 郭建强，张惠生．加味桂枝茯苓丸（汤剂）治疗慢性肺源性心脏病急性期的临床疗效观察［J］.智慧健康，2020，6（21）：169－170.

57. 孙建，唐艳芬，尤菊松．桂枝茯苓汤加味治疗慢性肺心病急性期心衰56例［J］.辽宁中医杂志，2009，36（11）：1912－1913.

58. 何祥久，王乃利，邱峰，等．瓜蒌薤白白酒汤螺甾皂苷类活性成分研究［J］.药学学报，2003，38（6）：433－437.

59. 何祥久，邱峰，姚新生．瓜蒌薤白白酒汤活性成分研究（Ⅱ）：呋甾皂苷类成分［J］.沈阳药科大学学报，2003，20（2）：107－110.

60. 何祥久，王乃利，邱峰，等．瓜蒌薤白白酒汤活性成分研究（Ⅲ）：黄酮类活性成分［J］.中国中药杂志，2003，28（5）：40－43.

61. 何祥久，邱峰，姚新生．瓜蒌薤白白酒汤活性成分研究（Ⅳ）：含氮及其他类化合物［J］.天然产物研究与开发，2003，15（1）：9－12.

62. 孙晓业，吴红华，张鹏．瓜蒌薤白类方的化学成分及药理活性研究进展［J］.中国药房，2013，24（11）：1044－1046.

63. 刘义楠，刘明．瓜蒌薤白汤的药理学研究进展［J］.中医药信息，2017，34（2）：128－131.

64. 孙漫原，成凯，王捷虹．瓜蒌薤白半夏汤配合西药治疗慢性心力衰竭34例［J］.陕西中医，2009，30（10）：1288－1289.

65. 张星. 小青龙汤加味治疗慢性心力衰竭的临床研究 [D].济南：山东中医药大学，2022.

66. 李兆钰，王永成，周国锋，等. 小青龙汤治疗寒痰阻肺型慢性心力衰竭的临床疗效及作用机制 [J].中国实验方剂学杂志，2021，27（1）：17－22.

67. 苏涛. 发汗法（小青龙汤加味）治疗冠心病慢性心力衰竭的临床研究 [D].济南：山东中医药大学，2018.

68. 杨淑慧，丁吉善，郅琳. 基于现代医案探讨小青龙汤的应用规律 [J].北京中医药大学学报，2017，40（1）：83－88.

69. 葛素娟. 小青龙汤治疗慢性心力衰竭30例临床观察 [J].山东中医杂志，2014，33（11）：887－889.

70. 杨昊君. 谈顽固心力衰竭的中医辨证治疗 [J].中国医药指南，2011，9（34）：194－195.

71. 黄臻，颜芳，徐国峰，等. 变通小青龙汤治疗顽固性心力衰竭的临床应用体会 [J].辽宁中医杂志，2011，38（8）：1650－1651.

72. 郭娟，陈长勋，沈云辉. 葶苈子水提液对动物实验性心室重构的影响 [J].中草药，2007，38（10）：1519－1523.

73. 郭娟，陈长勋，顾伟梁，等. 葶苈子水提液对压力负荷大鼠左室心肌及心肌血管周围胶原的影响 [J].中国中药杂志，2008，33（3）：284－287.

74. 张国顺，白义萍，王小兰，等. 葶苈子抗心衰有效组分筛选及其作用机制分析 [J].中国实验方剂学杂志，2017，23（4）：118－125.

75. 郝轩轩，谢世阳，王幼平，等. 葶苈大枣泻肺汤对心梗后心衰大鼠的利尿作用研究 [J].时珍国医国药，2022，33（12）：2882－2885.

76. 李玉明，訾素娜，汪晓艳，等. 加味葶苈大枣泻肺汤对慢性心力衰竭临床疗效的研究 [J].世界科学技术－中医药现代化，2019，21（7）：1542－1547.

77. 曾莉，程玲，居海宁，等. 葶苈大枣泻肺汤治疗慢性心力衰竭的临床观察 [J].上海中医药大学学报，2018，32（6）：11－14.

78. 毛青，毛以林. 加味葶苈大枣泻肺汤治疗痰浊阻肺型肺心病心衰临床观察 [J].中国中医急症，2008，17（1）：15－16.

79. 胡送娇，林可培. 辨治老年心力衰竭伴肺部感染医案1则 [J].新中医，2022，54（6）：231－234.

80. 田丰铭，朴美虹，袁华，等. 王行宽教授辨治慢性心力衰竭继发肺部感染临床经验 [J].湖南中医药大学学报，2020，40（6）：696－700.

81. 李海滨，刘江华. 麻杏石甘汤加味治疗心力衰竭合并肺部感染的临床观察 [J].内蒙古中医药，2015，34（5）：25.

82. 张中林，马国学. 麻杏石甘汤新用 [J].河南中医，2011，31（1）：12－13.

83. 田萍，位恒超，韩德恩，等. 真武汤 HPLC-ELSD 指纹图谱及13种成分含量测定研究 [J].中草药，2020，51（23）：5980－5989.

84. 仇琪，曹景琳，郝晓艳，等. 采用液滴萃取表面分析－串联质谱法检测真武汤中有效成分在心力衰竭模型大鼠体内的分布 [J].中国医药，2020，15（2）：207－211.

85. 洪莉丽，张盛，汪倩，等. 基于肾素血管紧张素醛固酮系统/NF-KB/炎症因子级联反应探究真武汤对慢性心力衰竭大鼠治疗作用 [J].中草药，2020，51（5）：1279－1286.

86. 游广辉. 加味真武汤对阿霉素诱导心衰大鼠模型的保护作用及其机制 [J].中国生化药物杂志，2015，35（11）：33－36.

87. 李峥，李文杰，尚雪莹，等. 真武汤通过 SIRT1 信号通路减轻心力衰竭大鼠心肌细胞线粒体损伤及心

肌细胞凋亡 [J].中华中医药学刊,2018,36(5):1062-1067.

88. 罗恒,刘卢平,穆威,等.加味真武汤治疗阳虚水泛型慢性心力衰竭临床观察 [J].光明中医,2019,34(1):71-73.

89. 何皓颐,方奕芬.加味真武汤对阳虚水泛型冠心病心力衰竭患者心室重构和 miRNA 水平的影响 [J].大医生,2019,4(6):81-82.

90. 耿振平,陈阳春.真武汤加减对心肾阳虚型慢性心力衰竭细胞黏附分子表达及其对心脏结构和功能的影响 [J].世界中医药,2018,13(4):893-896.

91. 温速女,王瑞,吴小环,等.真武汤为基本方治疗阳虚水泛型慢性心衰的 Meta-分析 [J].中医临床研究,2017,9(30):21-26.

92. 韩宇萍,王宁生,宓穗卿,等.五苓散对肾性高血压大鼠降压作用的实验研究 [J].中西医结合学报,2003,1(4):285-288.

93. 贺玉琢.五苓散变方及柴苓汤对 DOCA 诱发大鼠高血压的作用 [J].国外医学(中医中药分册),2004,26(3):171-172.

94. 喻嵘,吴勇军,周衡.茵陈五苓散对高脂蛋白血症及其脂质过氧化影响的实验研究 [J].中医杂志,1997,38(2):104-107.

95. 韩宇萍,王宁生,宓穗卿.五苓散对阿霉素型肾病综合征大鼠治疗作用的实验研究 [J].中药新药与临床药理,2003,14(4):223-227.

96. 王东生,陈方平,袁肇凯,等.茵陈五苓散对动脉粥样硬化大鼠蛋白质组学的影响 [J].浙江中医学院学报,2005,29(1):41-44.

97. 王玉喜.木防己汤加减治疗慢性充血性心力衰竭的临床观察 [D].哈尔滨:黑龙江中医药大学,2010.

98. 梁秋林.己椒苈黄丸新用一得 [J].浙江中医学院学报,2000,24(3):35.

99. 杜武勋.己椒苈黄丸临床应用 [J].吉林中医药,1996(1):29-30.

100. 唐丽.唐祖宣应用己椒苈黄丸经验 [J].湖南中医杂志,2009,25(5):37-38.

101. 陆保磊,闫涛,卫华.充血性心力衰竭——苓桂味甘汤治疗充血性心力衰竭68例 [J].河南中医药学刊,2000(6):5-6.

102. 周琦,刘红旭,张振民,等.十枣汤治疗急性心力衰竭理论探讨 [J].北京中医药,2022,41(6):645-647.

103. 王志萍.炙甘草汤的临床应用举隅 [J].中国民间疗法,2019,27(9):96-98.

104. 杨红亚,杨宽.中西医结合对慢性心力衰竭康复治疗的作用 [J].天津中医药,2011,28(2):115-117.

105. 敖丽丽,李炫谕.炙甘草汤联合地高辛治疗老年慢性心力衰竭60例 [J].陕西中医,2010,31(2):140-142.

106. 张志刚,芮素芳.炙甘草汤与真武汤对老年慢性心衰患者血流动力学、血清 MMP-9、TIMP-1 及心肌酶谱影响的比较 [J].中国生化药物杂志,2015,35(10):61-64.

107. 娜几娜·吾格提,艾力曼·马合木提,王坤,等.炙甘草汤减缓兔右心房颤所致心肌纤维化作用 [J].中国实验诊断学,2014,18(11):1754-1758.

108. 彭学海,邹世昌.乌梅丸合西药治疗充血性心力衰竭43例 [J].浙江中西医结合杂志,2002,12(9):555.

109. 王馨瀚.加味猪苓汤治疗慢性心力衰竭(气阴两虚兼水热互证证)疗效观察 [D].沈阳:辽宁中医药大学,2018.

110. 徐璐薇. 猪苓汤治疗心衰终末期顽固性水肿的临床疗效分析 [J]. 中外医疗, 2018, 37 (21)：155 – 157.

111. 李登岭, 赵红霞, 牛海英. 大承气汤治疗慢性心力衰竭验案 2 则 [J]. 国医论坛, 2012, 27 (5)：8.

112. 布天瑞, 翟玉民. 宣白承气汤加减治疗肺心病患者慢性心力衰竭的疗效及机制分析 [J]. 中国药物滥用防治杂志, 2022, 28 (7)：969 – 973.

113. 吕宜民. 小陷胸汤加味治疗痰热互结型心力衰竭验案 2 例 [J]. 实用中医内科杂志, 1999, 13 (4)：17.

114. 何庆勇. 栀子大黄汤治疗心系重症经验 [J]. 世界中西医结合杂志, 2013, 8 (7)：740 – 741.

115. 衡旭丹. 柴胡桂枝干姜汤治疗慢性心衰的临床疗效分析 [J]. 现代诊断与治疗, 2021, 32 (20)：3221 – 3223.

116. 杨英俏. 柴胡桂枝干姜汤治疗慢性心衰患者的效果观察 [J]. 当代医学, 2021, 27 (3)：116 – 118.

117. 刘瑾, 冯莹. 柴胡桂枝干姜汤对慢性心力衰竭患者心功能、BNP、cTn1 的影响 [J]. 湖北中医杂志, 2019, 41 (7)：15 – 17.

118. 周云霄. 柴胡加龙骨牡蛎汤治疗 8 例甲亢并发心力衰竭 [J]. 新疆中医药, 1988 (2)：64 – 65.

119. 袁安冬. 半夏泻心汤治疗心力衰竭 2 例 [J]. 现代中西医结合杂志, 2007, 16 (29)：4358 – 4359.

120. 陈妙, 李赛美. 近 30 年岭南地区经方运用发展趋势 [J]. 广州中医药大学学报, 2012, 29 (1)：100 – 104.

121. 逢冰, 倪青. 经方应用现状及其科学发展思路 [J]. 北京中医药, 2019, 38 (12)：1176 – 1179.

122. 张琦. 素问释义 [M]. 北京：科学技术文献出版社, 1998.

123. 周一谋. 马王堆医书考注 [M]. 天津：天津科学技术出版社, 1988.

124. 黄帝内经素问 [M]. 北京：人民卫生出版社, 1963.

125. 聂惠民. 伤寒论讲义 [M]. 北京：学苑出版社, 1996.

126. 刘渡舟, 苏宝刚, 庞鹤. 金匮要略诠解 [M]. 天津：天津科学技术出版社, 1984.

127. 唐容川. 血证论 [M]. 上海：上海人民出版社, 1977.

128. 潘楫. 医灯续焰 [M]. 北京：中国中医药出版社, 1997.

129. 张年顺. 中医综合类名著集成 [M]. 北京：华夏出版社, 1997.

130. 陈延之. 小品方 [M]. 北京：中国中医药出版社, 1995.

131. 孙思邈. 备急千金要方 [M]. 沈阳：辽宁科学技术出版社, 1997.

132. 赵佶. 圣济总录 [M]. 北京：人民卫生出版社, 1962.

133. 朱丹溪. 丹溪手镜 [M]. 北京：人民卫生出版社, 1982.

134. 卢祥之. 古今图书集成医书精华 [M]. 太原：山西科学技术出版社, 1993.

135. 朱橚. 普济方 [M]. 北京：人民卫生出版社, 1982.

136. 王肯堂. 证治准绳 [M]. 上海：上海科学技术出版社, 1984.

137. 张介宾. 景岳全书 [M]. 北京：人民卫生出版社, 1991.

138. 张锡纯. 医学衷中参西录 [M]. 石家庄：河北科学技术出版社, 2002.

139. 姚止庵. 素问经注节解 [M]. 北京：人民卫生出版社, 1963.

140. 丹波元简. 金匮玉函要略辑义 [M]. 北京：人民卫生出版社, 1955.

141. 华佗. 华佗神方 [M]. 北京：中医古籍出版社, 1992.

142. 柏鹤亭. 神仙济世良方 [M]. 北京：中医古籍出版社, 1988.

143. 陆拯. 近代中医珍本集 [M]. 杭州：浙江科学技术出版社, 2003.

144. 沈炎南. 脉经语译 [M]. 北京：人民卫生出版社，2013.

145. 陶弘景，施肩吾. 养生导引秘籍 [M]. 北京：中国人民大学出版社，1990.

146. 程杏轩. 医述 [M]. 合肥：安徽科学技术出版社，1983.

147. 周学海. 形色外诊简摩 [M]. 北京：人民卫生出版社，1987.

148. 杨云峰. 临症验舌法 [M]. 北京：人民卫生出版社，1960.

149. 徐润. 实用中医内科急症学 [M]. 北京：北京出版社，1992.

150. 吕光荣. 中医心病证治 [M]. 昆明：云南人民出版社，1978.

151. 任继学. 心衰辨治 [J]. 中医药学报，1985（1）：43－47.

第二章　心力衰竭的发病机制

第一节　心力衰竭发病机制的演进历程

心力衰竭的发生机制十分复杂，其是一个非常复杂的动态过程，到目前仍有许多机制有待研究。从古至今，心力衰竭的发生机制研究不断刷新人们的认知。

一、临床观察

临床观察是人类认识心力衰竭发病机制的第一个阶段。由于受当时科学发展水平和技术条件限制，医学主要研究领域基本局限于临床观察，这样只是对心力衰竭主要临床特征有初步认识。临床观察是古希腊 Hippocrates 时期研究的主要方法和手段，也是心力衰竭研究的"第一种模式"。那时医生未曾做过系统尸检，他们对疾病的理解建立在古希腊神话所产生的哲学思想。正是由于这些原因，那时的人既无解剖学知识和生理学理论基础去理解所观察到的临床征象，也无法明确导致这些症状和体征的原因，只能依靠朴素的哲学思想加以解释和说明，而试图根据临床观察分清某些疾病是不可能的，故对疾病的认识带有一定猜测性。Galen 作为古罗马最有影响的医学家，认为肝脏是生命的源泉，不停制造血液并不断送至身体各部位，血液以单程直线往返运动，犹如潮汐一涨一落，并不是循环运动。此后 2000 多年，尤其在经历中世纪宗教对思想的禁锢后，人类始终未能理解引起心力衰竭症状和体征的原因，医学思想一直被 Galen 学说统治，这阻碍了对心力衰竭发病机制的研究。

二、循环生理学文艺复兴时期

da Vinci 对心脏功能的理解仍沿用古典 Galen 学说。1553 年，西班牙医生 Servetus 因提出"肺循环假说"被指控为异教徒烧死在火刑柱上。1558 年意大利解剖学家 Colombo 出版《解剖学》描述室间隔并没有 Galen 所述通道，对肺循环也有描写。意大利生理学家 Cesalpino 指出循环观念的轮廓，并推翻 Galen 提出的"肝脏是血液循环中心"观点。1551 年意大利生理学家 Canano 发现静脉瓣；1603 年意大利生理学家 Fabrizio 发表《论静脉瓣》，成为世界上第一个描述静脉瓣的人，但误认为静脉血从心脏流出。之后英国生理学家 Harvey 在总结前人经验基础上结合自己的试验研究，于 1628 年出版《心血运动论》，提出血液循环模式，即心力衰竭研究的"第二种模式"，摆脱和摒弃了 Galen 的观点。Harvey 的理论在克服当时的强烈反应后，逐渐为人们所接受，并为心血管研究提供了重要的科学依据。

三、病理解剖学时期

循环生理与尸检的结合使病理解剖在研究心力衰竭的发病机制中成为可能，人们通过尸检发现衰竭心脏大多伴有心腔扩张或心肌肥厚，进而逐渐认识到心脏泵功能损害在引发心力衰竭临床症状中的作用以及发生不同形式心肌肥厚或扩张的临床意义。1696 年 Baglari 记述急性左心心力衰竭的临床表现，并提出反复放血的治疗方法。1745 年意大利医生 Lancisi 发现心力衰竭患者的心脏常常肥大，并推测由于肥大心脏压迫降主动脉以致血液不能射入主动脉而致死。1749 年法国医生 Sénac 讨论心脏大小变化的临床意义、心脏扩张与肥厚的区别以及收缩力减弱的意义。1761 年意大利病理解剖学家 Morgagni 第一次记述过度负荷所致心脏肥大具有代偿意义。1801 年法国医生 Corvisart 提出心脏主动性肥大是心肌的超长改变，还提出心脏扩张与室壁肥厚都是心脏为克服血液排空受阻所致。法国医生 Bertin 则将肥厚分为离心性和向心性，并注意到心脏扩张具有适应不良性（失代偿）。18—19 世纪，人们试图弄清病变心脏形态改变的临床意义，并对心脏肥厚和扩张进行描述和分类。在探讨临床症状和体征与循环异常以及病理解剖之间的联系时，人们开始注意到病变心脏大小和形态的改变，并通过分析临床观察、循环生理和病理解剖之间的关联，发现心脏形态改变决定心力衰竭的预后不同。19 世纪中叶，大部分教科书提到了关于心脏扩大和肥厚的分类。

四、心肾学说

在 20 世纪 40—60 年代，心力衰竭被认为是由于心室不能够射出和接纳适量血液而产生的一种主要症状是水肿的心脏病。当时任何一种有关心力衰竭的学说成功的关键就在于能否解释心力衰竭时水肿发生的原因。心肾学说认为损害心脏的任何一种疾病都能损害心脏射血和接纳外周循环血液的能力。心脏射血功能降低通过损害肾排水排钠的能力而导致血管内容量增多，并发生水肿；心脏接纳外周静脉回流血液能力的降低导致左、右心室充盈压增加，肺循环和体循环静脉压力增高，发生肺和外周组织水肿。心肾学说使得洋地黄和利尿剂在心力衰竭治疗中广泛应用。洋地黄可增加心肌的收缩力从而增强心脏的射血能力，洋地黄也可直接增加肾脏对钠水的排泄，并有效地减轻水肿。尽管没有任何临床对照实验来检验心肾学说的正确与否，但几乎无人怀疑利尿剂能够消除水肿以达到治疗目的，亦无人因洋地黄难以掌握而放弃应用，因为它们的应用确能减轻心力衰竭症状，并且符合心肾学说。然而心肾学说的理论也在相当一段时间内阻碍了心力衰竭治疗的进展。按照心肾学说，心肾的灌注是非常重要的，必须避免应用能够降低收缩压和减少冠状动脉和肾血流的药物。结果，临床上除有严重高血压以外，心力衰竭患者禁忌或慎用扩血管药物，同时也避免使用可以干扰交感神经系统的药物，从而使扩血管药物对一些心力衰竭患者的疗效被忽视了。

五、心脏血流动力学阶段

20 世纪初，当把病理解剖发现的瓣膜异常与心力衰竭的血流动力学异常联系起来时，人们很快将注意力转向血流动力学模式。20 世纪 50 年代，伴随心导管的临床应用，临床治疗策略出现相应改变。心导管术不仅可测量动脉压，而且可监测中心静脉压和肺毛细血管楔压以及左心房压和左心室压。20 世纪 60 年代，血流动力学又为心脏外科奠定重要基础，并为心功能评价和监测提供帮助。依据 20 世纪 60—80 年代大量的实验室和临床观察，心力衰竭被认为是由于心脏和外周循环功能失调而引起的一种病理过程，并不是一种疾病。由此而产生的血流动力学学说的核心是心力衰竭时外周动静脉系统收缩，并严重导致血流动力学和临床表现的异常，以致患者的日常活动受限。基于这种认识，临床医师需要做的并不是单纯减轻患者水肿，同时还必须努力减轻患者的呼吸困难和疲劳。这一新目的需要除利尿剂以外的新的治疗干预，并且也需要一个新的学说来加以解释。血流动力学学说认为，任何一种加重心脏负荷和损害心脏的疾病不仅损害了心脏产生收缩的能力，而且也导致外周动静脉收缩。外周静脉收缩使静脉血回流增多，进一步增加了室壁张力，后者限制了心室的射血能力，使得左心室不能有效地克服外周动脉收缩而增加的左室阻抗。外周动脉收缩直接减少了外周器官的灌注，肾血流减少可引起钠水潴留，骨髓肌血流减少可引起运动耐力下降。心力衰竭的主要异常不是单纯心脏功能的紊乱，而是整个循环系统功能的紊乱，这意味着治疗心力衰竭不能忽视药物对外周循环的影响。20 世纪 70—80 年代，血流动力学学说使扩血管药物在心力衰竭治疗中得到广泛应用，所有的药物均产生了明显的短期血流动力学效应，并且使一些药物的长期应用得到了改善。

六、神经激素学说

心肾学说和血流动力学学说尚存在许多未解之处，因此，在 20 世纪 80—90 年代初，人们依据大量的实验室和临床观察提出了心力衰竭的第三种学说。该学说不仅把心力衰竭看作是血流动力学紊乱，而且也看作是神经激素紊乱，其关键在于观察到心力衰竭患者体内心脏损伤激活内源性神经内分泌紊乱，这些紊乱的神经内分泌激素的活化明显加剧心力衰竭患者血流动力学紊乱和临床症状。即使在减轻心力衰竭的症状后，心力衰竭患者仍持续存在着缩短其寿命的生理异常。这种认识使得临床医生必须努力像减轻心力衰竭患者临床症状一样减少患者的死亡率，因此就需要在应用洋地黄、利尿剂和扩血管药物后应用新的治疗干预，也需要一种新的学说来指导。神经激素学说认为，心力衰竭的病理进展是由于最初的心脏损伤激活了内源性神经内分泌系统，进而对心脏、循环系统产生有害的影响；特别是交感神经和肾素 – 血管紧张素 – 醛固酮系统的激活能够对心力衰竭患者的血流动力学产生不利影响，该系统的长期激活也可直接对心脏产生不利影响，而不必依赖其血流动力学效应。同时，神经内分泌系统的激活不单纯是心脏功能不全的结果，而且也可促使心功能不全的发生。这种观念的转变意味着改善心功能的治疗不能忽视药物对神经内分泌系统的影响。

七、分子生物学初期和生理学阶段

20 世纪前半叶，Frank 和 Starling 提出心肌收缩力和舒张末期容积变化（Frank-Starling 定律）在调节心脏做功方面起重要作用，引发细胞生物化学和生理学在心力衰竭发病机制的应用，更新了肌肉收缩生化改变的理论，尤其是 Ca^{2+} 触发和调节心脏收缩的作用。20 世纪 70 年代伴随超声心动图和放射性核素发展，人们认识到心力衰竭不仅可由心脏收缩异常和射血功能降低引起，还可能由心室充盈受损引起，从而发展了心力衰竭发病机制的认识。

近来研究表明心力衰竭由心肌细胞生化和生理异常进而导致心肌收缩力降低所致，这一认识促使人们着手研究改善心肌收缩力的药物。各种变力性药物先后用于临床以期增加衰竭心脏收缩力，但循证医学表明长期应用并不能改善预后，反而引起未曾意料的不良反应，同样始料未及的是临床应用β受体阻滞剂带来了与直觉相反的结果，提示药物改善心力衰竭细胞生化和生理异常的复杂性。通过以上临床实践，人们逐渐认识到心脏对过度负荷生长反应的本质是心肌肥厚和胶原纤维增生引起的心室重构，这种非适应性改变（失代偿）是导致心力衰竭恶化并最终影响预后的一个主要因素。

八、分子生物学阶段

20世纪90年代，伴随分子生物学的迅猛发展，人们发现基因结构、转录和表达异常在心力衰竭恶化中起重要作用，而心肌细胞基因表达通常发生改变，这促使心力衰竭研究再次进入全新阶段。近来研究表明心力衰竭主要是由于细胞生长紊乱和凋亡，同时伴有交感神经系统和内分泌系统改变，进而引起心室重构、β受体下调和失敏以及胚胎基因再表达，并伴有氧化应激和产生继发性介导物质，包括去甲肾上腺素、血管紧张素Ⅱ、内皮素、醛固酮、炎症细胞因子等。基本机制是心肌重构与心室重塑，最终导致心力衰竭进行性发展和恶化。心肌重构是心室微观变化，包括心肌细胞肥大、凋亡、胚胎基因和蛋白质的再表达、间质质量和组成的变化。宏观上表现为心室重塑，即心肌重量、心室容量的增加和心室形状的改变。尽管目前对心力衰竭分子机制还不完全了解，但一些基因结构表达异常可能是导致心力衰竭发生的根本原因，因而可用基因工程和细胞学方法治疗。目前基因治疗和干细胞移植修复受损心脏的研究，为心力衰竭带来新的曙光。分子生物学是生命科学乃至现代科学革命的重要组成，改变了传统的生物学模式，使人们从基因转录和翻译水平研究细胞、器官的功能和调节，这次模式转变使人们对心力衰竭发病机制的研究深入到疾病本质，也为临床延缓衰竭心脏快速恶化提供新的科学依据和方法。

尽管在过去若干世纪已取得许多重大进步，但目前仍然未能彻底弄清心力衰竭发病机制，因此临床治疗上仍有许多问题难以解决。

第二节　岭南地域的心力衰竭特点及治疗策略

一、岭南损伤阳气的客观因素

（一）气候及地理环境所致阳易亏

《素问·异法方宜论》"黄帝问曰：医之治病也，一病而治各不同，皆愈，何也？岐伯对曰：地势使然也……南方者，天地之所长养，阳之所胜处也，其地下，水土弱，雾露之所聚也，其民嗜酸而食胕，故其民皆致理而赤色，其病挛痹，其治宜微针，故九针者，亦从南方来……"初步描述了南方的气候和地理环境。《岭南卫生方》对南方气候水土论述更详："岭南既号炎方，而又濒海，地卑而土薄。炎方土薄，故阳燠之气常泄；濒海地卑，故阴湿之气常盛。""阳气常泄，故四时放花，冬无霜雪，一岁之间，暑热过半，穷腊久晴，或至摇扇，人居其间，气多上壅，肤多汗出，腠理不密，盖阳不反本而然。"这告诉我们南方虽是阳气旺盛之地，然人们更容易阳气不固，腠疏汗出，一方面损伤气阴，另一方面"阳加于阴谓之汗"，阳气无所伏藏，故下焦阳气易虚；上焦又易呈火热之象，"人居其间，类多中湿，肢体重倦，又多脚气之疾"；中焦易见脾虚夹湿，更有"阴气盛，故晨夕雾昏，春夏雨淫，一岁之间，蒸湿过半，三伏之内，反不甚热，盛夏连雨，即复凄寒，或可重裘……盖阴常偏盛而然。"李璆曰："阴阳之气，既偏而相薄，故一日之内，气候屡变；昼则多燠，夜则多寒，天晴则燠，阴雨则寒。人之一气，与天地通，天地之气既尔，则居其间者，宜其多寒热疾也。又阳燠既泄，则使人本气不坚，阳不下降，常浮而上，故病者多上脘郁闷，胸中虚烦；阴湿既盛，则使人下体多冷，阴不上腾，常沉而下，故病者多腰膝重疼，脚足寒厥……大抵阴阳各不升降，上热下寒者十盖八九。"因此岭南特殊的地理环境、气候特点决定了上热中湿下寒证为其常见病证。

（二）生活方式易致阴损及阳

《素问·生气通天论》云："苍天之气，清净则志意治，顺之则阳气固，虽有贼邪，弗能害也，此因时之序。故圣人抟精神，服天气，而通神明。""阳气者若天与日，失其所则折寿而不彰，故天运当以日光明……阳气者，烦劳则张，精绝……凡阴阳之要，阳密乃固，两者不和，若春无秋，若冬无夏，因而和之，是为圣度。"这里强调了"阳气"和"阳密乃固"的重要性，也强调了人的精神情志和生活工作方式对身心健康的影响。清代尤怡《医学读书记》云："人身非衣寒也，中非有寒气也，寒从中生者何？是人多痹气也。又肾者水也，而生于骨，肾不生则髓不能满，故寒甚至骨也。是故气痹、精少，皆能生寒，不必谓其定责阳虚也。"盖此说极能反映岭南生活方式对疾病发生的影响。岭南为改革开放的前沿阵地，快节奏的生活方式，不断增加的生活压力，空调长时间的大量使用，人们对物欲的无节制追求，尤其是广州、香港、澳门地区夜生活的极端丰富，使这里的人们多处于"烦劳则（阳气弛）张，（阴）精（溃）绝"的境地，而阴精亏损并非完全纯阴，因阳气有精、柔之分，"阳气者，精则养神，柔则养筋"，故精亏可以导致气阴不足，也可导致阳气不固，而且今天这种矛盾表现得比近代更突出（近代这种生活方式已见端倪）。

（三）部分饮食习惯不利于顾护后天之阳

岭南生草药凉茶根据其气味、药性和适应对象主要分为三大类（包括复方或单味）：①苦寒泻火除湿；②甘凉清除郁热；③甘凉清热润燥。常用药有岗梅根、布渣叶、水翁花、金钱草、火炭母、塘葛菜、狗肝菜、金丝草、鸡骨草、木棉花、鸡蛋花、田基黄、土茵陈、崩大碗、三桠苦、地胆头、广东土牛膝、倒扣草、独脚金、白茅根等70多种。其中，有的凉茶已齐名中外，如著名的逾百年历史的王老吉凉茶等，已广泛应用于热性病的预防和辅助性治疗。从某种角度看，岭南生草药凉茶的功效、分类，恰恰针对部分岭南人有伏热、脾胃湿热以及气阴两虚的体质特点，在某一方面起到积极的防病治病的作用。但岭南的一些上火或热性疾病多属"虚火"，与刘河间所论述的"实火"大不相同，清代以后叶天士、吴鞠通之说南移，杏林中人掌握温病家甘寒之法未抵，而滥用寒凉反成一患。

《岭南卫生方》又云："阳燠既泄，则使人本气不坚，阳不下降，常浮而上……阴湿既盛，则使人下体多冷……上热下寒者十盖八九。"虽《岭南卫生方》为治疗瘴疾之专书，可这种"本气不坚"和"上热下寒"的观点很有见地，也很切合临床，诚如刘静娟《岭南不忌辛温》所述，在岭南地区，"甚至发展到盲目迷信'热病误用热药，下咽立毙'的地步……于是乎寒凉药广行滥施，走向另一极端，严重影响国人体质"。上热以虚热者为多，甘淡清凉微透上热之凉茶可以治疗部分标证，但凉茶用之不当，又是损伤肺脾胃之阳的重要诱因。

（四）岭南湿气易损脾胃之阳

岭南环境和在其影响下的人群体质是岭南医学注重的内容，《医学源流论》谓："人禀天地之气以生，故其气体随地不同。西北之人，气深而浓……东南之人，气浮而薄"，指出了不同地方人体质的差异，其体在岭南之地，则有如《岭南卫生方》所谓阳燠之气常泄和阴湿之气常盛，提出了岭南人体质的两方面特点。岭南濒海卑湿，雨雾特重，久居广东、广西两地之人，最易受湿，损伤中焦。叶天士《外感温热篇》曰："湿邪害人最多，如面色白者，须要顾其阳气，湿胜侧阳微也。如法应清凉，然到十分之六七，即不可过凉，盖恐湿热一去，阳亦衰微也"，为提出"湿甚阳微"理论的典型代表。

何梦瑶把岭南湿邪分为内外两种，外湿得之于"冒雨卧湿，岚瘴熏蒸"，并认识到"雨露伤上，止犯皮毛""泥水伤下，侵及骨肉"。但二者皆自外入。其病机为湿邪阻滞气血。轻者为痹为痿，重者"逆入攻心，则昏迷沉重矣"。内湿多为饮食所致，由于饮食生冷、饥饱不匀致脾失健运而生内湿，病自内发。内外湿在病变过程中常相互关联、相互转化。至于湿邪致病的特点，何氏认为：不论内外湿邪，致病皆缓慢，且其致病"上下中外，无处不到"。此外，何氏还指出湿邪致病的季节性，湿邪易与他邪相合为患及湿性重浊等特点。同时指出湿邪致病的临床表现："在上则头重，胸满呕吐；在中则腹胀痞塞；在下则足胫浮肿；在外则身肿重、骨节痛。"对湿证的脏腑归属则认为："湿痰属脾，脉缓面黄，肢体重，倦怠嗜卧，腹胀食不消，泄泻，关节不利，或作肿块，麻木不仁。"论及湿证的脉诊，他说："湿脉必缓，兼浮为在表，兼沉为在里，兼弦为风湿，兼数为热湿，兼迟为寒湿。"其学说颇具概括性。而且湿证容易反复发作，其中关键因素为损伤中焦脾胃之阳，又卫阳根于下焦、滋养于中焦，故卫外功能失固，卫阳开发于上焦功能受损，容易反复发作，缠绵难愈。

二、滥用寒凉是损阳的人为因素

近代，江浙沪杭文化南移，医家崇尚叶薛，治温热病学已蔚然风气，然能得温病学家圆机活法之理者为数不多。

（一）过于注重标病导致滥用寒凉

气阴两虚体质是因为岭南暑热盛、季节长，阳热宣泄于外，故平素腠理常疏，成为潜在倾向。一旦感暑为患，暑热炽盛迫津外泄，汗泄过多则气随汗泄。《黄帝内经》谓："炅则气泄……炅则腠理开，营卫通，汗大泄，故气泄。" 此外，因炎暑酷热，暑热直接伤气，《黄帝内经》谓："壮火食气。" 阴津损伤的体质是温病发生的重要内因和病理特点，故"岭南多火"素为岭南医家所重视。蕴湿体质为岭南人最常见的体质。喻昌在《医门法律·热湿暑三气门》中说："天之热气下，地之湿气上，人在气交之中，受其炎蒸，无隙可避。"薛生白在《湿热病篇》中概括湿热的成因："太阴内伤，湿饮停聚，客邪再至，内外相引，故病湿热。"吴鞠通亦说："热极湿动。"这些论述道出了内外相因内成蕴湿体质的机制。

《岭南卫生方》中指出岭南阴湿之气常盛，岁间"蒸湿过半"，"饮食衣服药物之类，往往生醭，人居其间，类多中湿"。有的岭南医家则认为"脾胃虚的病人，暑必困湿"，暑湿证的形成"大都为先伏湿然后感受暑邪"。但近百余年诸多医家只强调内因脾胃湿困的湿热性质在温病发生中的作用，而忽略了"晨夕雾昏，春夏雨淫"，"三伏之内，反不甚热，盛夏连雨，即复凄寒，或可重裘……盖阴常偏盛而然"，以及多数患者湿气易从寒化伤阳的事实。故注重标火和湿热现象易见易解，阳微则易现虚火，阳微易有湿停难明，在处理标火与阳虚、湿热与阳虚的关系上，过用寒凉大有人在。

（二）虚火、郁火、实火辨识含糊导致过用寒凉

岭南地区温病夹寒型占有一定比例，如阴闭火；阴斑表现是热斑，而实是营卫不行，阳郁发斑，仍需以辛温解表、调和营卫或略加清透凉血之品为法。另有一类因虚产生郁的，当以温补为法，只不过较之其他地区更应注意兼夹症的处理，而实热、实火、实毒者反不常见。岭南一部分医家过于注重火，而火有实火、虚火、郁火等之不同，真正实热阳火者所占比例有限，辨证含糊是一些岭南医家过用寒凉的原因之一。

（三）岭南寒邪直中三阴证最易被忽视

"此证不但中原各省，岭南也有，因粤东天气炎热，阳气周年外泄。外泄则内寒，如天气炎热，井水反寒，天气严寒，井水反暖之理，是以寒症较他省为多"，且因"间有寒热头痛，形如外感热证，难于辨认，最易误人"。盖岭南近代伤寒成功案例，救人最速，多此类病。

三、岭南地区心力衰竭的特点

（一）心为火藏，病损及阳

《素问·六节藏象论》云"心者，生之本……为阳中之太阳"，《素问·生气通天论》云"阳气者若天与日……故天运当以日光明"，指出五脏之心位处人体上焦，是居阳位，阳性主动，故心脏发挥温煦和推动的作用。心为火藏，居于胸中，属阳中之阳，心力衰竭首先损其心气，渐损心阳。在长期的临证中发现心力衰竭早期主要病机为心气不足，表现为气短、乏力。病程日久，进而损及心阳，阳气亏虚，表现为面色苍白、形寒肢冷。阳化气，阴成形，心阳不足，则阴邪凝聚，痰浊、水饮、瘀血之邪从生。痰、水、瘀痹阻心脉，或上犯

于心，则有心悸征忡，或水邪下注，故下肢水肿，反过来又极易损伤心阳，形成恶性循环。

（二）寒湿内盛，损伤阳气

岭南地区心力衰竭患者多伴头晕头痛、口干口苦、面赤易怒等症状，指出岭南地区慢性心力衰竭的急性加重多表现为虚阳外越，虚火上冲之象。"人禀天地之气以生，故其气体随地不同"，岭南地区属亚热带气候，常年多雨多湿，加之沿海而居，其民嗜食生冷，故有《岭南卫生方》所谓"阳燠之气常泄""阴湿之气常盛"的体质特点。而"阳燠既泄……阳不下降，常浮而上"，地理环境及岭南地区人们的生活方式易导致寒湿内盛，损伤人体阳气，阴盛阳衰，虚阳外越。

（三）岭南地区，易虚易滞

岭南地区气候炎热、潮湿，多暑、湿、火（热）三种淫邪之气，暑、湿、热三邪最易相兼，侵犯人体而发病，形成岭南地区心力衰竭脾虚夹湿的特点。《东垣医集》曰"若胃气一虚，脾无所察受，则四脏及经络皆病"，脾胃病变常可累及其他脏腑，影响余脏功能正常运行。岭南地区心力衰竭患者具有易虚易滞，痰湿为患的特点。易虚指的是脾胃易虚，易滞指的是脾虚失运所致水液潴留、气血瘀滞。脾主运化，可将水谷精微转输至全身各个脏腑。痰、湿、瘀是心力衰竭重要的病理产物，也是导致慢性心力衰竭急性加重的重要原因。痰、湿、瘀三邪痹阻心脉，加重心气、心阳亏虚，形成恶性循环，导致病程缠绵。外邪湿热困遏脾胃，或素体脾虚，或劳倦过度、嗜食生冷，久之损伤脾胃，脾气受损，不能运化水饮，则水饮停聚中焦，痰饮水湿内生，病久成瘀，阻塞心脉，则气血瘀滞。水谷精气不能输布以濡养心脉，故心悸；土不制水，上泛为痰饮则咳喘，下溢则为水肿。

（四）肾虚亏损

《素问·阴阳应象大论》"年四十，而阴气自半也，起居衰矣"，《灵枢·终始》从病位出发，曰"病在上者，下取之；病在下者，高取之"，奠定了心衰治肾的宏观治则。

《医贯》曰："五脏之真，惟肾为根。"肾阴肾阳为各脏阴阳之本，即肾为五脏之本。肾阴阳失调，导致他脏阴阳失调，终致疾病发生。肾为先天之本，各脏阴阳之根本，心力衰竭者一般病程较长，病情反复，缠绵难愈，心阳虚损，日久累积于肾，导致肾阴阳亏虚。《景岳全书》云"五脏之伤，穷必及肾"。肾气亏虚，则元气不足，元气不足则亦影响心气，终致瘀血阻滞。正如《医林改错》云："元气既虚，必不能达于血管，血管无气，必停留而瘀。"心阳根于命门之火，心脏阳气盛衰与先天肾气密切相关。若肾阳失温煦，心阳不足，出现心悸气短、汗出肢冷、下肢浮肿等心肾阳虚之证。心属火，肾属水，心火下降于肾，以温煦肾水，肾水上济于心，心肾生理调，"水火既济"。若肾阳失温煦，心阳不足，则出现心悸气短、汗出肢冷、下肢浮肿等心肾阳虚之证。

四、辨治特色

（一）调补心气，温补阳气，寻法经方

心力衰竭以益气温阳法为根本治则，以补心气、温阳气为主。心力衰竭患者多经历心气虚—心阳虚—心肾阳虚 3 个阶段，选方用药应随证治之，或补益心气，或温心阳，或双补心肾。慢性心力衰竭的急性加重可发生在慢性心力衰竭进展的任何时期，故须针对不同时期侧重不同。初期心气虚而心阳虚衰尚轻者，宜用桂枝温阳通脉，或用苓桂术甘汤加减以温阳气、化水饮，取其桂枝温阳化气之效，配伍茯苓健脾渗湿，炙甘草补益心脾，调和诸药。桂枝、炙甘草配伍又能通复心脉。中期以温心阳为主，喜用真武汤加减。但岭南地区心力衰竭患者气虚水停，阳虚阴盛，水液蓄积体内，与外感湿气相合，湿气日久郁而化热，则可见湿热质。故认为用温药宜量小，偏于温内而非温外，常以量附子、干姜入药，以温其心阳。晚期则重用附子、干姜、红参。若患者虚阳外越，出现口舌生疮、眩晕、头痛等症状，应用温潜肝阳，引火归原，可选用怀牛膝助引阳气归肾及命门。而慢性心力衰竭急性加重属于急、危、重症，其多表现为阴阳离绝，以脱为主，急救其阳是治疗疾病之根本。伤寒法救阳是为《伤寒论》的重要特点。根据岭南地区人们的体质特点与病情的需要，对阳虚水泛兼孤阳浮越者常予真武汤加桂枝龙骨牡蛎法治疗。

（二）健脾益气，理气化湿，活用南药

心系疾病虽病位在心，但如《景岳全书》所云"善治脾者，能调五脏"，岭南地区心力衰竭多兼"脾虚"，故治疗上注重顾护脾胃。而脾主运化，脾的运化功能失常会导致生痰，加之岭南地区湿邪为患，故在辨证论治的基础上多兼以补脾、利湿，常用岭南道地药材。临床上尤其喜用五指毛桃健脾益气，取其性平、健脾益气、益气而不作火，切合岭南地区多湿的特点；且合用燥湿化痰等药，临床上常以二陈（陈皮、半夏）入药，治其饮则取陈皮理气行滞，燥湿化痰，另配合半夏化痰和胃。而广东特有的地理环境决定应祛内湿同时祛外湿，岭南地区"湿气重"，湿可从内而生，亦可从外而受。若合并外感湿邪，则加入藿香，以开发中气。如《伤寒兼证析义》所记载岭南地区外感病多见"瘴病"，而其"感之轻者，但食槟榔，祛散滞气，胸膈宽舒即愈。重则必需芳香正气之剂，开发中气为主。若误行表散，则阳气愈泄，表气愈虚，邪弃虚扰，发热愈无抵止矣"。

（三）双心皆及，兼以疏肝，药言并行

治疗心力衰竭强调双心皆及，治疗心系疾病的同时兼以治疗"心病"，即情绪问题。临证中常用少量疏理肝气药，配伍滋阴养血、柔肝、敛肝之品。在温补心阳的基础上合用疏肝温胆汤，疏肝温胆汤由柴胡疏肝散化裁而来，选用柴胡、白芍、陈皮、法半夏、枳实、竹茹、茯苓、丹参、甘草等组成。本方针对加重心力衰竭的诱因，重在疏肝，其中柴胡疏肝理气；芍药、甘草缓急柔肝；配伍枳实破气、散痞、泻痰，使痰随气下；陈皮、法半夏、茯苓以健脾祛湿；竹茹清热化痰，并防化痰药性之燥；丹参祛瘀止痛，活血通经，清心除烦。在此方基础上根据患者具体病情，酌情加减，随证化裁，如水饮甚者，予厚朴、大腹皮行气消胀。除了用药，常常以情志疗法，用心理疏导的方式使患者肝气得疏，正如吴昆《医方考》所言"情志过极，非药可愈，须以情胜"。

参 考 文 献

1. 王灿灿，韩丽华．温阳法治疗心悸之探析［J］．中医临床研究，2018，10（12）：21－23.

2. 谢萍，江波，孙勤国，等．从脾论治慢性心力衰竭的临床疗效观察［J］．中国中医基础医学杂志，2015，21（6）：702－703，706.

3. 朱盛山．岭南医药文化［M］．北京：中国中医药出版社，2012.

4. 孙广仁，郑洪新．中医基础理论［M］．北京：中国中医药出版社，2002.

5. 马笑凡，王守富，崔伟锋，等．从痰湿（瘀）辨治慢性心衰［J］．实用中医内科杂志，2017，31（11）：46－48.

6. 张建伟．从肾论治慢性心衰的体会［J］．世界中西医结合杂志，2007，2（4）：243－244.

7. KATZ A M，KATZ P B. Emergence of scientific explanations of nature in ancient Greece：the only scientific discovery？［J］. Circulation，1995，92（3）：637－645.

8. 卡斯蒂廖尼．医学史［M］.程之范，译．桂林：广西师范大学出版社，2003.

9. KATZ A M. Evolving concepts of heart failure：cooling furnace，malfunctioning pump，enlarging muscle—part Ⅰ［J］. J Card Fail，1997，3（4）：319－334.

10. BRAUNWALD E. The management of heart failure：the Past，the present，and the future［J］. Circ Heart Fail，2008，1（1）：58－62.

中篇

第三章　急性心力衰竭

急性心力衰竭是由多种病因引起的急性临床综合征，往往会发生急性血流动力学异常，导致以急性肺水肿、心源性休克为主要表现，心力衰竭症状和体征迅速发生或急性加重，伴有血浆利钠肽水平升高，常危及生命，需立即进行医疗干预，通常需要紧急入院。临床上其既可以是新发急性起病，也可以表现为慢性心力衰竭急性失代偿。

一、急性心力衰竭的病因和诱因

急性心力衰竭通常由一定诱因引起急性血流动力学变化，常见病因可分为两种。

1. 心源性急性心力衰竭

①急性弥漫性心肌损害：如急性冠脉综合征、急性心肌损害（急性重症心肌炎、产后心肌病、应激性心肌病）。由于急性左心室心肌损害引发泵衰竭，心输出量减少，导致肺静脉压增高和肺淤血，引起急性肺水肿；由于急性心肌梗死的机械并发症，引起急性血流动力学变化，产生急性肺充血；急性大面积右室心肌梗死后出现以低右室心输出量，颈静脉不怒张和低左室灌注压为特征的急性肺充血。②急性心脏后负荷过重：如突然动脉压显著升高或高血压危象、原有瓣膜狭窄（主动脉瓣、二尖瓣）或左室流出道梗阻者突然过度体力活动、急性心律失常并发急性心力衰竭（快速性心房颤动或心房扑动、室性心动过速）。由于后负荷过重引起心室舒张末期压力突然升高，导致肺静脉压显著增高，发生急性肺水肿，迅速降低后负荷可以缓解症状。③急性容量负荷过重：如新发心脏瓣膜反流（急性缺血性乳头肌功能不全、感染性心内膜炎伴发瓣膜腱索损害）、慢性心力衰竭急性失代偿、补液过快。由于前负荷过重引起心室舒张末期容积显著增加，导致肺静脉压显著增高，引起急性肺水肿。④心源性休克：严重的急性心力衰竭。由心力衰竭导致的组织低灌注，通常表现为血压下降（收缩压 < 90 mmHg，或平均动脉压下降 > 30 mmHg）和少尿（尿量 < 17 mL/h）。

2. 非心源性急性心力衰竭

无心脏病患者由于高心排血量状态（甲状腺危象、贫血、感染败血症）、急性肺静脉压显著增高（药物治疗缺乏依从性、容量负荷过重、大手术后、急性肾功能减退、吸毒、酗酒、哮喘、急性肺栓塞），引起急性肺水肿。

对于急性心力衰竭患者，应积极查找病因和诱因，结合众多指南及相关书籍，总结急性心力衰竭常见病因及诱因（表3-1）。

表3-1　急性心力衰竭常见病因及诱因

1	急性冠脉综合征
2	严重心律失常（心动过速如心房颤动、室性心动过速等；心动过缓）

3	高血压急症
4	急性感染（肺炎、尿路感染、病毒性心肌炎、感染性心内膜炎等）或脓毒症
5	钠盐过量摄入，过多或过快输注液体
6	原发性心肌病
7	瓣膜性心脏病（风湿性、退行性等）
8	急性中毒（酒精、一氧化碳、化学毒物、重金属、放射性物品、毒品等）
9	应用药物（如非甾体抗炎药、糖皮质激素、负性肌力药、具有心脏毒性的化疗药等）或治疗依从性差
10	慢性阻塞性肺病急性加重、哮喘发作
11	肺栓塞
12	先天性心脏病
13	妊娠和围生期心肌病
14	交感神经张力增高，应激性心肌病
15	心包压塞
16	代谢/激素水平变化（如淀粉样心肌病、甲状腺功能亢进或减退、糖尿病及酮症酸中毒、肾上腺皮质功能不全等）
17	严重贫血
18	急性肾损伤/慢性肾脏病
19	外科手术或围手术期并发症
20	急性机械性损伤：急性冠脉综合征并发心脏破裂（游离壁破裂、室间隔穿孔、腱索断裂或急性乳头肌功能不全）、胸部外伤、心脏介入、急性原发性或继发于感染性心内膜炎的瓣膜关闭不全、主动脉夹层

二、临床表现

1. 症状

发病急剧，患者突然出现严重呼吸困难（夜间阵发性为主），端坐呼吸，烦躁不安（患者有恐惧和濒死感），大汗，头晕，频繁咳嗽，咳白色泡沫状痰或粉红色泡沫痰（图3-1），发绀；更甚者出现四肢皮肤湿冷、少尿［尿量 <0.5 mL/（kg·h）］、意识模糊。

2. 体征

呼吸频率达 $30\sim40$ 次/分，心源性休克时血压下降（收缩压 <90 mmHg，或平均压下降 >30 mmHg），肺部湿啰音伴或不伴哮鸣音、P2 亢进、S3 和（或）S4 奔马律，颈静脉怒张、肝大、肝－颈静脉回流征。

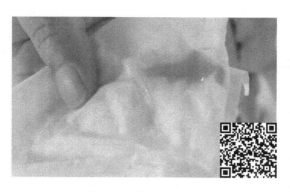

图3-1　粉红色泡沫痰

三、辅助检查

常见心肌肌钙蛋白升高、利钠肽升高。

严重者，血乳酸升高、肝功能异常、血肌酐水平增长≥1倍或肾小球滤过率下降>50%。

血气分析（标准大气压下静息呼吸空气时）提示氧分压<60 mmHg，伴或不伴有二氧化碳分压增高（>50 mmHg）。心电图缺乏特异度，胸部X线典型表现为肺静脉淤血、胸腔积液、间质性或肺泡性肺水肿，心影增大。

目前研究发现急性心力衰竭可使可溶性生长刺激表达基因2蛋白、和肽素、糖类抗原125升高，但需更多证据证明。

四、评估

急性心力衰竭是心血管疾病的急性加重阶段，是致命性的医学问题，需及时评估病情严重程度并进行有针对性的治疗。根据是否存在淤血和低灌注的临床表现，该病分为干暖型、湿暖型、干冷型和湿冷型。此分类与血流动力学分类是相一致的，其突出优势在于简洁，便于快速判断病情以做出正确的处理（表3-2、图3-2）。

表3-2　急性心力衰竭评估

分型	组织低灌注	肺/体循环淤血
暖而干型	-	-
暖而湿型	-	+
冷而干型	+	-
冷而湿型	+	+

五、急性心肌梗死后心力衰竭的预防

（1）尽早实现心肌再灌注：及早开通梗死相关冠状动脉可挽救濒死心肌、缩小梗死心

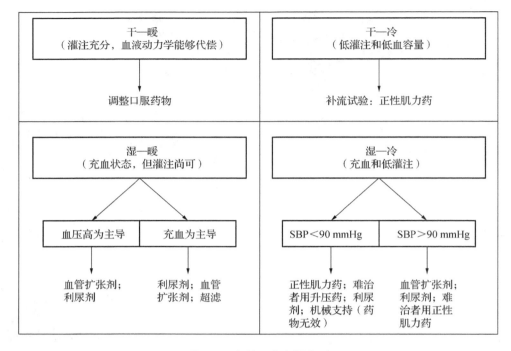

图 3-2 急性心力衰竭分型

肌面积、减少心肌细胞的丢失，对于预防或延缓心力衰竭的发生有重要作用，如进行早期药物治疗或机械性再灌注治疗、球囊扩张治疗、主动脉内球囊反搏等。

（2）预防心脏重构：阻断或延缓心脏重构是预防心肌梗死后心力衰竭的重要环节，所有心肌梗死后患者均应长期服用 β 受体阻滞剂和血管紧张素转换酶抑制剂治疗；对不能耐受血管紧张素转换酶抑制剂的患者，可应用血管紧张素 II 受体拮抗剂、血管紧张素受体脑啡肽酶抑制剂。

（3）心肌梗死后心力衰竭高危因素的防治：积极控制危险因素，如干预生活方式，戒烟，控制高血压、血脂代谢均可延缓心力衰竭发作并延长生存期。

（4）心肌梗死本身的规范化药物治疗：所有心肌梗死患者都应接受抗栓治疗，并根据再灌注策略选择抗血小板聚集治疗方案，心肌梗死后无禁忌证患者应常规使用 β 受体阻滞剂、血管紧张素转换酶抑制剂、血管紧张素 II 受体拮抗剂、血管紧张素受体脑啡肽酶抑制剂、他汀类药物。此外，对于心血管疾病合并糖尿病患者，酰化人胰高血糖素样肽 – 1 受体激动剂、钠 – 葡萄糖协同转运蛋白 2 抑制剂有长期获益。

六、中医治疗

急性心力衰竭作为多种心脏疾病发展到中晚期出现的严重综合症状之一，病势凶险、变化快，中医对于急性心力衰竭早有认识，经方中有大量关于心衰病的记载。《金匮要略》曰："徐徐抱解，不得截绳，上下安被卧之；一人以脚踏其肩，年少挽其发，常弦弦勿纵之；一人以手按据胸上，数动之；一人摩捋臂胫，屈伸之；若已僵，但渐渐强屈之，并按其腹；如此一炊顷，气从口出，呼吸眼开，而犹引按莫置，亦勿苦劳之。"上述内容描述的是自缢的抢救复苏过程，其字里行间呈现了人工呼吸、胸外心脏按压的雏形。这就是迄今世界上最早的关于胸外心脏按压等复苏抢救技术最清晰、准确、详细的记载，早于西方1000多年。《金匮要略·水气病脉证并治第十四》"心水者，其身重而少气，不得卧，烦而躁，其人阴肿"，非常接近今天对急性心力衰竭症状与体征的描述，其心悸气短、纳差乏力、呼吸困难、水肿等表现与《伤寒论》中的部分论述十分接近。例如，《伤寒论》中少阴病、太阳病篇所论述的真武汤、四逆汤以及《金匮要略·水气病脉证并治第十四》的相关方药在临床难治性心力衰竭的治疗中疗效显著。

中医学认为，心为火脏，居于胸中，属阳中之阳，心之阳气充沛，推动有力，才能维持正常的生命运动，血液才能在脉中正常运行、周流全身。心阳亏虚，失于温煦与推动，则血脉凝泣不行，如《素问·调经论》言："寒气积于胸中而不泻，不泻则温气去，寒独留则血凝泣，凝则脉不通。"因此慢性心系疾病损及心阳者多。心力衰竭之突出表现即为心之阳气虚衰，病位在心，与肺、脾、肾三脏密切相关。心肾阳虚不能化气行水，则水湿内停，发为浮肿；水气凌心射肺，则胸闷心悸、怔忡；心阳虚不能化气行血，脾虚气血生化乏源，则气血亏虚、血行瘀滞、神不守舍、聚而生痰。因此，心力衰竭的基本病机特点是阳虚为本，痰瘀水湿为标。

临床实践发现中医经方中的相关记载与指南中"冷暖湿干"的临床分型有一定对应关系，极具启发意义。

第一节　暖而干型

干暖型心力衰竭，心功能受损不严重，既没有淤血的临床表现，也没有灌注不足的临床表现，仅表现为乏力、轻度劳力性气短，常见于较轻的初发性急性心力衰竭患者。

在《金匮要略·胸痹心痛短气病·脉证并治第九》有"平人无寒热，短气不足以息者，实也"。尤怡《金匮要略心典》论述："当是里气暴实，或痰，或食，或饮，碍其升降之气而然。盖短气有从素虚宿疾而来者。有从新邪暴遏而得者。二端并否。其为里实无疑。此审因察病之法也。"

心力衰竭之病因心阳虚衰而起，桂枝类方属经方中应对心阳虚衰基础方，临床治疗中常以此方加减应用。另如奔豚证所用茯苓桂枝甘草大枣汤和桂枝加桂汤，"发汗后，其人脐下悸者，欲作奔豚，茯苓桂枝甘草大枣汤主之"，"气从少腹上冲心者，灸其核上各一壮，与桂枝加桂汤，更加桂二两也"。两方病证皆因心阳虚而起，气上冲心欲作或已作奔豚。或以茯苓桂枝甘草大枣汤温通心阳，化气利水；或以桂枝加桂汤温通心阳，平冲降逆。兼有喘咳者，可予桂枝加厚朴杏子汤，"喘家，作桂枝汤，加厚朴杏子佳"，"太阳病，下之微喘者，表未解故也，桂枝加厚朴杏仁汤主之"，心阳虚衰咳喘者温阳化饮，饮去肿消，咳少，微喘，新感引动宿疾，内外相干，以桂枝加厚朴杏子汤，可解表平喘。或《金匮要略·水气病脉证并治第十四》："气分，心下坚，大如盘，边如旋杯，水饮所作，桂枝去芍药加麻辛附子汤主之。"

相关医案

病案 1

苟某，女，76 岁，因"反复气促水肿 2 年余，再发加重 8 天"于 2022 年 4 月 18 日入院。

1. 现病史

2 年前开始反复出现活动后气促、眼睑及双下肢水肿，无胸闷胸痛，无心悸心慌，无头晕头痛，无黑蒙晕厥等不适，网络查询后自行服用呋塞米片、螺内酯，未行系统治疗，后反复活动后气促。8 天前患者气促水肿较前加重，服药后未见明显改善，遂于门诊就诊，由门诊收入院。

2. 中医四诊

（1）望诊：

望神：神志清楚，精神倦，表情无特殊。

望色：面色如常，有光泽，未见黄染等，无潮红。

望形：发育正常，营养良好，形体中等。

望态：自动体位，查体合作。

望舌：舌暗红，苔薄白。

（2）闻诊：言语流利，呼吸正常，无呃逆、哮鸣、呻吟等；未闻及特殊气味。

（3）问诊：气促乏力，活动后明显，无胸闷胸痛，无心悸心慌，无头晕头痛等不适，眼睑、双下肢轻度浮肿，纳差易腹胀，口干口苦，饮水多，无汗出，无咳嗽咳痰，无发热恶寒，眠可，小便量少，大便调。

（4）切诊：肤温暖，脉沉。

3. 既往史

高血压 6 年余，既往血压最高 150/90 mmHg，无规律服药治疗；糖尿病病史 15 年余，一直规律注射精蛋白重组人胰岛素注射液；自诉既往胃镜检查提示胃溃疡、慢性胃炎（未见具体报告）；否认冠心病、肾病等内科病史，否认肝炎、结核等传染病病史，否认既往行输卵管切除术（具体不详），2021 年 10 月于某院行食管裂孔疝手术，其他手术史、重大外伤史、输血史及预防接种史不详。

4. 过敏史

否认药物、食物、异物接触过敏史。

5. 其他情况（个人史、月经史、婚育史、家族史等）

个人史：出生于原籍，长期在珠海生活工作，生活条件可，否认疫区接触史。否认吸烟史及饮酒史。

婚育史、月经史：适龄婚育，育有 1 儿 2 女，家人均体健。已绝经。

家族史：否认家族性遗传病病史。

6. 体格检查

T：36.3 ℃；P：103 次/分；R：25 次/分；BP：127/77 mmHg。

双眼睑轻度水肿，双侧颈静脉正常，肝－颈静脉回流征阴性，呼吸频率快，双肺呼吸音粗，未闻及明显干湿啰音，心率 103 次/分，心律齐，心音有力，各瓣膜区未闻及病理性杂音，未闻及心包摩擦音，双下肢轻度浮肿。

7. 辅助检查

急诊 B 型脑钠肽前体 2200.9 pg/mL。总胆汁酸 17.3 μmol/L，葡萄糖（空腹）6.65 mmol/L。肌酐 83 μmol/L。总胆固醇 3.74 mmol/L，甘油三酯 1.45 mmol/L，血清高密度脂蛋白胆固醇 0.93 mmol/L，血清低密度脂蛋白胆固醇 2.30 mmol/L。血常规、转氨酶、白蛋白、血清肌钙蛋白、血清肌红蛋白、心肌酶 3 项、胆红素 2 项、电解质 4 项、凝血 4 项、急诊 D－二聚体、纤维蛋白（原）降解产物、大便常规、甲状腺功能 3 项、尿常规、糖化血红蛋白未见明显异常。胸部 CT：①双肺数个微小结节（部分为磨玻璃结节），右肺横裂实性小结节，建议 6 个月复查。②右肺中叶、左肺上叶舌段少许陈旧性病灶。③二尖瓣术后改变，左房稍增大，主动脉及冠状动脉多发硬化。④右侧第 10 肋陈旧性骨折。⑤双肾低密度影，建议超声检查。甲状腺彩超：甲状腺左叶囊性小结节，TI-RADS 2 类。肝、胆、脾彩超：肝、胆、脾未见明显异常。泌尿系彩超：左肾囊肿；右肾、膀胱未见明显异常。双侧颈动脉彩超：双侧颈动脉内中膜欠均匀性增厚，多发斑块形成；右侧颈外动脉起始段狭窄（轻度）。心脏彩超：射血分数 40%，左房稍大；左室舒张末期充盈压增高；三尖瓣反流（轻度）。双下肢静脉彩超：左侧下肢静脉未见明显异常；右侧下肢静脉未见明显异常。心电图：窦性心律不齐。

8. 中医诊断

心水病（水气下蓄）。

9. 西医诊断

①急性心力衰竭；②冠状动脉粥样硬化性心脏病（？）；③2 型糖尿病；④高血压 2 级（很高危）；⑤医疗个人史（食管裂孔疝术后、输卵管切除术、胃溃疡）；⑥慢性胃炎。

10. 主要中西医方案（患者拒绝行冠状动脉造影术及动态心电图、动态血压等检查）

利尿、抗血小板聚集、调脂稳斑、控制血糖、制酸护胃为主。

茯苓 20 g，桂枝 20 g，大枣 10 g，甘草 10 g，桃仁 10 g。

病案 2

刘某，男，84 岁，因"反复胸闷痛 8 年余，气促 5 年，加重 1 周"于 2022 年 1 月 21 日入院。

1. 现病史

患者 8 年余前开始出现胸闷痛，无放射痛，无气喘，无汗出心慌，无咳嗽咳痰，遂至当地医院查冠状动脉造影提示冠心病（未见纸质报告），予冠心病二级预防方案。5 年前逐渐出现气促，活动后明显，无心慌，偶有胸闷胸痛，无恶寒发热，咳嗽咳痰，无潮热盗汗，未予重视，后反复因"肺部感染"于某院诊治，1 周前患者着凉后再次出现咳嗽，咳白痰，可咳出，动则气促，夜间阵发性呼吸困难，腹泻，双下肢凹陷性水肿，遂求诊，拒绝住院治疗。

2. 中医四诊

（1）望诊

望神：神志清楚，精神疲倦。

望色：面色红润，全身皮肤黏膜及巩膜未见黄染，口唇无发绀。

望形：发育正常，营养中等，形体适中。

望态：自动体位，检查合作。

望舌：舌淡红，苔薄白。

（2）闻诊：气促，偶有咳嗽，未闻及异常气味。

（3）问诊：活动后气促，偶有夜间阵发性呼吸困难、不能平卧，无明显胸闷胸痛，偶有心悸，咳嗽咳痰，痰白质稀，恶心欲呕，头晕，无头痛，双下肢轻度凹陷性水肿，无反酸嗳气，纳眠差，小便尚可，腹泻稀烂便。

（4）切诊：肤温暖，脉沉细。

3. 既往史

有高血压病史，血压最高 190/100 mmHg，具体降压药物不详。3 年前因左下肢静脉曲张行手术治疗；30 年前因阑尾炎行手术治疗；否认冠心病、糖尿病、肾功能不全、脑卒中等病史，否认肝炎、肺结核等传染病病史，否认重大外伤史、其他手术史及输血史。

4. 过敏史

否认药物、食物、异物接触过敏史。

5. 其他情况（个人史、婚育史、家族史等）

个人史：出生于原籍，生活居住条件可，否认其他疫区疫水接触史。曾吸烟 40 余年，每日 1 包，已戒烟 10 余年；否认酗酒等不良嗜好。

婚育史：适龄婚育，家人均体健。

家族史：否认家族性遗传病病史。

6. 体格检查

T：36.5 ℃；P：106 次/分；R：27 次/分；BP：135/86 mmHg。

端坐呼吸，急性病容，双眼睑无水肿，咽部充血，双侧颈静脉正常，肝－颈静脉回流征阴性，双肺呼吸音粗，双肺可闻及散在湿啰音，心率 106 次/分，心律齐，心音有力，各瓣膜区未闻及病理性杂音，未闻及心包摩擦音，双下肢轻度水肿。

7. 辅助检查

急诊 B 型脑钠肽前体：2986.0 pg/mL。急诊肌钙蛋白 T 测定 39.86 pg/mL。心脏彩超：射血分数 28%，符合高血压、冠心病心脏超声改变；二尖瓣反流（中度），主动脉瓣反流（轻度），肺动脉高压（轻度）。

8. 中医诊断

心衰病（阳虚气逆）。

9. 西医诊断

①急性心力衰竭；②心功能Ⅲ级；③高血压 3 级（很高危组）；④高血压性心脏病；⑤高尿酸血症；⑥肺部感染；⑦医疗个人史（左下肢静脉曲张手术、阑尾手术）。

10. 主要中西医方案

利尿、血管紧张素受体脑啡肽酶抑制剂控制血压抗心衰、抗血小板聚集、调脂稳斑、制酸护胃为主。

桂枝 10 g，厚朴 15 g，南杏仁 10 g，甘草 10 g，茯苓 15 g，白术 15 g，白芍 10 g，生姜 5 g，桃仁 10 g，五指毛桃 10 g。

11. 复查及复诊

（二诊）神志清楚，精神较前改善，活动后气促减轻，无明显夜间阵发性呼吸困难，无明显胸闷胸痛，偶有心悸，咳嗽咳痰减少，痰白质稀，无头晕头痛，无明显腹泻，双下肢凹陷性水肿减轻，无反酸嗳气，纳眠一般，二便尚可。舌淡红，苔薄白。肤温暖，脉沉。

续用前方。后辨证加减，主方不变。

（三诊）3 个月后复查 B 型脑钠肽前体 540.0 pg/mL。心脏彩超：射血分数 40%，符合高血压、冠心病心脏超声改变；二尖瓣反流（中度），主动脉瓣反流，肺动脉高压（轻—中度）。

按语：病案 1 患者长期气促、双下肢水肿，有高血压、糖尿病等病史，冠心病病史尚不明确，心脏彩超提示心功能较前下降，且患者拒绝部分检查，使西医诊断无法明确病因，故予中医药治疗，且症状有所缓解。病案 2 患者拒绝住院治疗，只能于门诊进行部分检查并用药。

茯苓桂枝甘草大枣汤出自《伤寒论》第 65 条："发汗后，其人脐下悸者，欲作奔豚，茯苓桂枝甘草大枣汤主之。"此条文所述奔豚系误。汗损伤阳气，心阳不足，心阳在上焦的震慑作用下降，阴袭阳位，水邪初动，阳气和水邪相搏而出现脐下悸者，下焦水饮欲乘虚上冲还未上冲，出现欲作奔豚的先兆。本方亦治疗奔豚病已经发作的证候，但需满足发作首见脐下悸动之前兆。方中茯苓味甘、淡，性平，归心、脾、肾经，能利水渗湿，健脾安神，用于水湿证、脾虚证及心悸失眠证。本品药性平和，利水而不伤津，为利水渗湿要药。《本草求真》曰茯苓"最为利水除湿要药，书曰健脾，即水去而脾自健之谓也"。桂枝与甘草相合组成桂枝甘草汤，是《伤寒论》中治疗心阳虚主方之一。桂枝味辛、甘，性温，入心助阳。甘草味甘性温，益气和中，二药相伍，辛甘化阳，为补益心阳之主方。心属火，肾属水，心火必须下肾水，而不致水寒冰伏，肾水必须上济心火，而不致心火亢盛，即所谓"心肾相交""水火既济"。心阳亏虚则不能温煦推动以化气行水，且肾阳不能得心阳之助，火不治水，故寒水外泛。同样，心阳虚易导致脾阳不足，脾之运化功能失职，水不化津留而为饮，饮逆于上发为水逆。桂枝甘草汤通过温心阳而达到温脾阳与温肾阳之目的，为治水之本，茯苓平淡，利水而无伤津之忧，为治水之标。所以，茯苓桂枝甘草类方能够治疗阳虚水饮证。茯苓桂枝甘草大枣汤、茯苓桂枝白术甘草汤和茯苓甘草汤三方组成中，不同的药物分别是大枣、白术和生姜。大枣甘温，归脾胃经，能补中益气，养血安神，缓和药性，用于中气不足证和血虚证，助桂枝、甘草益气温阳，以治水之本，助茯苓培土制水，以治水之标，同时通过养血和营，可以防止利水剂之耗津伤液之弊。白术苦甘温，归脾胃经，能补气健脾，燥湿利水，止汗安胎，用于脾气虚弱证及变生的水饮证和自汗证，助桂枝、甘草温阳利水，以治水之本，助茯苓燥湿利水，以治水之标。生姜辛温，归肺脾胃经，能发汗解表，温中止呕，

— 45 —

温肺止咳，用于外感风寒证、胃寒呕吐证和风寒客肺证。生姜走而不守，助桂枝以温通，助茯苓以利水。三药均归脾胃经，白术以补气健脾为主，兼有燥湿利水，生姜能发汗解表，兼有通阳利水，大枣能补中益气，兼有养血安神。茯苓桂枝甘草类方配白术或生姜或大枣能增强利水作用，同时可以根据有无脾虚或表证或津伤之不同而分别选择应用。

桂枝加厚朴杏仁汤出自《伤寒论》第18条和第43条。第18条曰："喘家，作桂枝汤，加厚朴、杏子佳。"第43条曰："太阳病，下之，微喘者，表未解故也，桂枝加厚朴杏子汤主之。"心力衰竭因久病、大病正虚，常表现为精神疲惫，少气懒言，脾胃功能弱，纳差，食后不易消化，食寒凉之品易腹痛腹泻，口水清稀，肌肉松弛，大便不成形，体倦乏力，多虚汗，易反复着凉感冒，舌质偏淡胖嫩，苔偏薄润，脉偏沉弱无力。虚人感风寒之邪出现风寒表证，用桂枝加厚朴杏子汤主之，是本方治疗之对证。虚人用生姜、大枣调和营卫，风寒之邪用桂枝发汗祛风，咳嗽用生姜、桂枝宣发肺气，杏仁、厚朴肃降肺气，白芍滋阴敛汗，甘草调和诸药。实际上本方是在桂枝汤基础上加厚朴和杏仁，桂枝汤乃仲景"群方之首"，此方既调和营卫，又调补阴阳。《伤寒贯珠集》云："桂枝、甘草，辛甘相合，乃生阳化气之良剂也。"桂枝、生姜味辛，大枣、甘草味甘，四药合用，辛甘化阳，而白芍味酸，大枣、甘草合白芍，酸甘化阴，五药合用，阴阳并补。杏仁、厚朴止咳平喘，厚朴降大肠之气，肺与大肠相表里，故同降肺气，七药合用乃桂枝加厚朴杏子汤。清代叶天士《临证指南医案·卷二·咳嗽》中云："劳伤阳气，形寒咳嗽，桂枝汤加杏仁。"由此可见，桂枝加厚朴杏子汤治疗虚人风寒咳嗽，实属妙哉。

病案1患者虽无明显汗出过多，无原文中发汗后的条件，但其根本为阳虚体质，且胸中欲作奔豚、小便不利，为阳虚水逆、冲气上行。纵观药物组成、制作方法，原书所载治疗量折合成现代常规用量，一剂药用量：茯苓40 g，桂枝20 g，甘草10 g，大枣5枚。用量较大，需辨证使用。本案为暖而干型，不拘泥于茯苓桂枝甘草大枣汤，可根据患者证候予桂枝汤类方加减。有研究表明茯苓桂枝甘草大枣汤的利尿作用可能与组成该方剂的茯苓、桂枝等单味药的利尿作用或者配伍协调作用有关，茯苓桂枝甘草大枣汤之所以有明显的利尿作用，可能与其能抑制肾小管和集合管的重吸收作用有密切关系。

病案3

杨某，男，60岁，因"反复气促胸闷、下肢水肿半个月，加重2天"于2022年9月13日入院。

1. 现病史

患者于半月余前无明显诱因下开始出现活动后气促，爬两楼即出现，平卧困难，偶有胸闷心悸，无胸痛，双下肢轻度水肿，咳嗽无痰，休息可缓解，无头晕头痛，无反酸嗳气，无恶心呕吐，无腹痛腹泻，无黑蒙晕厥，无意识障碍，至私人诊所行中医治疗（具体药物不详），症状无明显好转，近2天症状逐渐加重，难以忍受，遂来急诊就诊，由急诊收入院。

2. 中医四诊

（1）望诊：

望神：神志清楚，精神疲倦。

望色：面色萎黄，全身皮肤黏膜及巩膜黄染，口唇无发绀。

望形：发育正常，营养中等，形体偏瘦。

望态：自动体位，检查合作，双下肢轻度水肿。

望舌：舌淡嫩，苔薄白。

（2）闻诊：气促，咳嗽无痰，未闻及其他异味。

（3）问诊：活动后气促，爬两楼即出现，无夜间阵发性呼吸困难，伴有心悸，剑突下顶闷，咳嗽以干咳为主，畏寒，腰膝酸软，无头晕头痛，无反酸嗳气，无恶心呕吐，无腹痛腹泻，无黑蒙晕厥，无意识障碍，无口干口苦，胃纳可，二便如常。

（4）切诊：肤温暖，脉沉。

3. 既往史

有精神分裂症病史 20 余年，长期在某医院复诊吃药（具体药物不明），病情稳定；2020 年 10 月诊断为"心房颤动（快速型）、肺诊断性影像异常（双肺数个实性/磨玻璃微小结节）"，予"利伐沙班 15 mg qd、琥珀酸美托洛尔片 47.5 mg qd"治疗。2020 年 10 月诊断为高尿酸血症，无相关诊治。否认冠心病、高血压、糖尿病、肾病等重大内科疾病病史，否认肝炎、肺结核等传染病病史，否认手术史、外伤史及输血史，预防接种史不详。

4. 过敏史

否认食物及药物过敏史。

5. 其他情况（个人史、婚育史、家族史等）

个人史：出生并生活于原籍，工作生活条件可，吸烟饮酒 40 余年，现每日约 2 包，否认其他不良嗜好。否认近期疫区疫水接触史。

婚育史：已婚已育，配偶有精神病病史，孩子均体健。

家族史：否认家族性遗传病病史。

6. 体格检查

T：36.5 ℃；P：117 次/分；R：25 次/分；BP：102/82 mmHg。

急性病容，双侧颈静脉正常，肝 - 颈静脉回流征阴性，双肺可闻及散在湿啰音，心率 117 次/分，律不齐，第一心音强弱不等，二尖瓣区收缩期吹风样杂音，其余瓣膜区未闻及病理性杂音，未闻及心包摩擦音，双下肢轻度水肿。

7. 辅助检查

血脂：血清高密度脂蛋白胆固醇 0.53 mmol/L。糖化血红蛋白 6.8%。急诊 B 型脑钠肽前体 7113.0 pg/mL。急诊肌钙蛋白 T 测定 17.60 pg/mL。尿液分析、尿沉渣定量、心肌酶、血常规、急诊降钙素原、急诊血气分析、甲状腺功能 3 项未见明显异常。心电图：心房颤动伴快速心室率，肢体导联低电压。心脏彩超：左室壁运动普遍减弱，左室收缩功能减低（轻—中度）；左房、右房增大，心房颤动心律；左室舒张功能减低；主动脉瓣退行性改变并反流（轻度），二尖瓣反流（重度），三尖瓣反流（轻度）；心包腔积液（少量）。肺部 CT 平扫：①考虑双肺间质性肺水肿，双侧胸腔少量积液，左肺叶间裂少量积液，请结合临床复查；②右中下肺小肺大泡。

8. 中医诊断

心水病（心肾阳虚证）。

9. 西医诊断

①急性心力衰竭；②心房颤动（伴快速心室率）；③肺诊断性影像异常（双肺数个实性/磨玻璃微小结节）；④高尿酸血症；⑤医疗个人史（精神类疾病）。

10. 主要中西医方案

抗凝、洋地黄强心、利尿，止咳、调脂稳斑、利酸护胃为主。

附子15 g^{（先煎）}，大枣10 g，瓜蒌皮10 g，桂枝15 g，麻黄5 g，细辛3 g，生姜5 g，甘草6 g。

11. 复查及复诊

（二诊）神志清楚，精神一般，气促稍减轻，夜间可平卧，无明显心悸，剑突下顶闷稍缓解，仍有咳嗽，以干咳为主，畏寒，腰膝酸软，无头晕头痛，无反酸嗳气，无恶心呕吐，无腹痛腹泻，无黑蒙晕厥，无意识障碍，无口干口苦，双下肢水肿明显减轻，胃纳可，二便如常。舌淡红，苔薄白，肤温暖，脉沉。

附子15 g^{（先煎）}，大枣10 g，瓜蒌皮10 g，桂枝15 g，麻黄5 g，生姜5 g，甘草6 g，杏仁10 g，紫菀10 g。

（三诊）神志清楚，精神可，少许气促，已无剑突下顶闷，咳嗽减少，畏寒好转，无胸闷痛，无头晕头痛，无反酸嗳气，无恶心呕吐，无腹痛腹泻，无黑蒙晕厥，无意识障碍，无口干口苦，无双下肢水肿，胃纳可，二便如常。舌淡红，苔薄白，肤温暖，脉沉。

附子15 g^{（先煎）}，大枣10 g，桂枝15 g，白芍10 g，生姜10 g，甘草6 g。

按语：本案主要考虑长期心房颤动的心律失常性心肌病导致的急性心力衰竭发作，桂枝去芍药加麻辛附子汤出自《金匮要略·水气病脉证并治第十四》："气分，心下坚，大如盘，边如旋杯，水饮所作，桂枝去芍药加麻辛附子汤主之。"该方由麻黄、桂枝、细辛、附片、甘草、生姜、大枣组成。麻黄辛温，解表散寒，宣肺平喘而利水道。桂枝辛甘温，温经通阳而解肌。细辛辛温，味辛窜，无结不开，无滞不散，又能通利肾气，尤适于阴寒凝滞之证，故能温肺化痰，行气止痛。附片辛甘大热，补命门之火而振奋阳气，散水气而行气机。甘草甘平，和中，配桂枝辛甘化阳，能益心气，配大枣甘而微温，能补中气。大枣味甘，利中补脾。生姜辛温，温中散寒，助麻黄宣散水气。方中用桂枝去芍药汤，振奋卫阳；麻黄温散走上，振奋卫阳，宣散太阳寒水之邪；附子、细辛辛热走下，温发里阳而暖少阴肾水之寒；甘草、大枣补中以健气机运转之枢。所以，本方为温阳散寒通利气机之剂，可通表里，使阳气运转，消散阴霾，适用于心肾阳虚，三焦气化失常，阴凝水饮之心力衰竭。

桂枝去芍药加麻辛附子汤，又称运大气方，为仲景《金匮要略·水气病脉证并治第十四》治疗"气分"之专方。《医学纲目》云："气分谓气不通利而胀，血分谓血不通利而胀，非胀病之外，又别有气分、血分之病也。盖气血不通利，则水亦不通利而尿少，尿少则腹中水渐积而为胀。"《医门法律》亦云："胀病与水病非两病也。水气积而不行，必至于极胀。"说明"气分"乃肿胀的一种类型，其发病机制是由于气不化水，水饮内停。因此其治疗措施当以温运大气，宣散水湿，俟"大气一转，其气乃散"。《方函口诀》谓："大气一转，为治万病之精义。"验之临床，确非过言。"心下坚，大如盘，边如旋杯"亦是"本证"的主症。"心下"谓胃脘，"坚"此谓有形，与"痞"相对而言，"旋"有两种意思，一是

"复"；二是"圆"也，引申为光滑平坦。根据"本证"，结合临床应从后者为宜。其原文大意是说：胃脘处可触及有形之块状物，质地光滑，其形状似盘，边界清楚。

本方虽未设一味利水之品，但能获得利水消肿的效果，这是因为水得阴则凝，得阳则行。仲景运用这个原则组方者不止这一处。如桂枝附子汤是治湿病，但方中未投一味去湿药，道理亦是如此。若水气甚可配化气利水的五苓散；若肾阳虚甚将桂枝改为肉桂；气虚甚加入炙黄芪，并且重用；若饮阻中焦，胃气上逆伴有欲吐或呕（应当未用过量的强心剂者）合小半夏汤，或小半夏加茯苓汤。中焦为阳气运转之枢，不论心肾阳虚或脾肾阳虚，阳虚则寒凝，致气机受阻，转枢不利，往往出现心下堵塞之症。本方证和其他温阳之剂相鉴别处，除有舌淡苔润、脉沉、畏寒等阳虚之外，必兼有心下痞塞之中阳不运、阴寒凝结。

第二节　暖而湿型

湿暖型心力衰竭，主要是因容量负荷过重，以循环淤血为主要临床表现，没有灌注不足的情况，在4种临床类型中最为常见。肺循环淤血以端坐呼吸、夜间阵发性呼吸困难等为表现，体循环淤血以颈静脉怒张、肝-颈静脉回流征、腹水等为主要表现。湿暖型心力衰竭的核心在于水钠潴留，《金匮要略·痰饮咳嗽病脉证并治第十二》指出"凡食少饮多，水停心下，甚者则悸，微者短气"。水饮澹荡，轻者妨碍呼吸而为短气，重则水气凌心而为心下悸，此病证阳气并未过度衰弱，水气停滞胸腹或泛滥于四末，可考虑以苓桂术甘汤证为主要方证。

"心下有痰饮，胸胁支满，目眩，苓桂术甘汤主之"。水停中焦则阻碍气机，造成短气胸满，呼吸困难，饮为阴邪又可阻碍阳气，清阳不升，而致目眩。所谓"治痰饮者当以温药和之"，苓桂术甘汤温中去湿，是去除中焦水饮的良剂，茯苓淡渗利水，桂枝辛温通阳，两药相配蠲化饮邪，白术健脾燥湿，甘草益气和中，培土制水。四药合力，小便利，饮邪去。《金匮要略·痰饮咳嗽病脉证并治第十二》有云："夫短气，有微饮，当从小便去之，苓桂术甘汤主之，肾气丸亦主之。"

若因久病气虚，气机运行不畅，水液代谢受阻，日久饮热互结，又复感外邪，则心下痞坚，下肢水肿，头身疼痛，喘满，脉沉紧。"心下痞坚""喘满""下肢水肿"可理解为心力衰竭、肺淤血或水肿引起的呼吸功能下降以及循环淤血，此类型病症不仅可予苓桂术甘汤，也可与《金匮要略》所提风水相论。"寸口脉沉滑者，中有水气……名曰风水。视人之目窠上微拥，如蚕新卧起状，其颈脉动……按其手足上，陷而不起者，风水"。此时仅有"目窠上微拥""其颈脉动"等循环淤血的表现，病机为风水表虚所致水肿，以黄芪桂枝五物汤加减为主，除了用黄芪补气外，需用大量人参提气，以达益气固表、利水祛湿功效。此外，黄芪桂枝五物汤为桂枝汤变方而来，故桂枝汤类方同样适用于暖湿型。

相关医案

病案1

张某，男，59岁，因"发作性胸闷气促1月余，加重1天"于2022年11月1日入院。

1. 现病史

患者 2022 年 9 月 10 日无明显诱因出现持续性胸闷，含服速效救心丸未好转，伴呼吸困难，不可平卧，无压榨性胸骨后疼痛，无撕裂样疼痛，无向后背放射痛，疼痛发作前无剧烈运动，无头晕头痛，急诊心电图提示：窦性心律；左心室肥厚，ST-T 改变。于 2022 年 9 月 10 日行急诊冠状动脉造影：左冠状动脉主干正常，左前降支中段狭窄 50%～60%，远端冠状动脉（TIMI）血流 3 级，左回旋支中段狭窄 60%～70%，远端次全闭塞，TIMI 血流 1～2 级，右冠状动脉中段狭窄 90%，远端狭窄 95%，TIMI 血流 3 级。术中处理左回旋支病变，于左回旋支行血栓抽吸后，送 2.75 mm×35 mm SeQuent Please 药物球囊一枚，复查造影残余狭窄约 20%，TIMI 血流 3 级，出院后出现活动后气促，偶有胸闷不适，今日症状较前加重，遂至门诊，由门诊收入院。

2. 中医四诊

（1）望诊：

望神：神志清楚，精神疲倦，表情无特殊。

望色：面色如常，未见黄染、潮红等，未见特殊面容。

望形：发育正常，营养良好，形体适中。

望态：查体合作，双下肢轻度水肿。

望舌：舌暗红，苔薄白。

（2）闻诊：稍有气促，无咳嗽咳痰，未闻及其他异常气味。

（3）问诊：稍气促，偶有胸闷，多汗，无胸痛心悸，无反酸嗳气，无恶心呕吐，无腹痛腹泻，无头晕头痛，无黑蒙晕厥，无意识障碍，无咳嗽咳痰，无恶寒发热，纳一般，眠差，二便正常。

（4）切诊：体肤温暖，脉弦滑。

3. 既往史

发现血压升高 6 年余，最高血压 195/109 mmHg，曾服用苯磺酸左氨氯地平片降压，近期无服药；30 余年前于某院行阑尾炎手术（具体不详）。否认肾病、肝病、胃炎等内科病史。否认结核、肝炎等传染病病史，否认外伤史、其他手术史、输血史。

4. 过敏史

青霉素过敏，否认其他药物、食物过敏史。

5. 其他情况（个人史、婚育史、家族史等）

个人史：出生于原籍，生活居住条件可。有吸烟史 30 年，已戒烟 7 年，无嗜酒史。

婚育史：适龄婚育，家人均体健。

家族史：否认家族性遗传病病史。

6. 体格检查

T：36.5 ℃；P：102 次/分；R：23 次/分；BP：131/75 mmHg。

急性病容，双侧颈静脉正常，肝－颈静脉回流征阴性，双肺可闻及少许湿啰音，心率 102 次/分，心律齐，心音有力，各瓣膜区未闻及病理性杂音，未闻及心包摩擦音，双下肢轻度水肿。

7. 辅助检查

（既往）心电图提示：窦性心律；左心室肥厚，ST-T 改变。心梗 3 项结果提示：肌钙蛋白 I < 0.1 ng/mL，肌红蛋白 < 25.00 ng/mL，肌酸激酶同工酶 6.97 ng/mL。D - 二聚体 < 200.00 ng/mL。冠状动脉造影示：左冠状动脉主干正常，左前降支中段狭窄 50%~60%，远端 TIMI 血流 3 级，左回旋支中段狭窄 60%~70%，远端次全闭塞，TIMI 血流 1~2 级，右冠状动脉中段狭窄 90%，远端狭窄 95%，TIMI 血流 3 级。

（本次）急诊血常规（五分类）：白细胞计数 10.89×10^9/L，中性粒细胞百分比 82.1%。急诊生化：氯 107.6 mmol/L。低密度脂蛋白胆固醇 1.19 mmol/L，急诊 B 型脑钠肽前体 5390.0 pg/mL。急诊血清肌钙蛋白 + 肌红蛋白：肌红蛋白 < 21.0 ng/mL，肌钙蛋白 T 测定 20.52 pg/mL。急诊凝血、急诊 D - 二聚体、纤维蛋白降解产物、尿液分析、甲状腺功能 3 项、大便常规、肝功能、胆红素、空腹血糖、糖化血红蛋白未见明显异常。心电图：①窦性心律，ST-T 改变；②左室肥厚。动态心电图：①窦性心律，时段性窦性心律不齐；②偶发房性期前收缩，短阵房速；③偶发室性期前收缩；④左心室肥厚；⑤ST-T 改变。心脏彩超：超声改变符合冠心病超声改变，左室舒张功能减低，主动脉、二尖瓣、三尖瓣轻度反流。胸部 CT（对比 2022 年 9 月 14 日的 CT）：①右肺下叶少许感染，双侧胸膜略增厚，同前。②双肺上叶前段微小实性结节，同前，建议年度复查。③心影增大，主动脉及冠状动脉多发硬化，同前。

8. 中医诊断

心水病（气虚血瘀证）。

9. 西医诊断

①急性心力衰竭；②冠状动脉粥样硬化性心脏病（陈旧性心肌梗死、PTCA 术后）；③心功能Ⅲ级；④肺部感染；⑤高血压 3 级（极高危）；⑥高脂血症；⑦医疗个人史（阑尾切除术后）；⑧肺诊断性影像检查的异常所见（双肺上叶小结节）。

10. 主要中西医方案

双联抗血小板、利尿、应用达格列净、调脂稳斑、应用血管紧张素受体脑啡肽酶抑制剂、制酸护胃为主。

瓜蒌皮 15 g，法半夏 15 g，薤白 15 g，白术 30 g，茯神 30 g，陈皮 10 g，桂枝 15 g，五指毛桃 30 g。

11. 复查及复诊

（二诊）口服中药后胸闷未见明显缓解，仍有气促气短，多汗，双下肢浮肿，纳眠较差，发现其身热肢冷，肢端皮肤苍白（图 3-3）。舌暗红，苔白滑，脉弦滑。

黄芪 50 g，桂枝 15 g，白芍 15 g，生姜 5 g，大枣 10 g，桃仁 10 g，丹皮 10 g，茯神 30 g。

（三诊）胸闷气促较前缓解，汗出较前减轻，手足温暖，双下肢浮肿消退，纳一般，舌暗红，苔白滑，脉弦滑。继续使用前方。

按语：本案患者因急性心肌梗死后出现心功能不全，稍加活动便诱发急性心力衰竭，未见明显端坐呼吸，予以规范化的心力衰竭治疗及中医药治疗后，仍有气促不适，且初诊时忽略了肢端冷痹这一症状，改予黄芪桂枝五物汤后症状明显缓解。

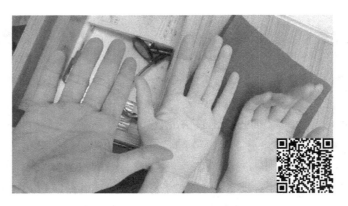

左侧为医师之手，右侧患者肢端皮肤苍白

图3-3 肢端皮肤苍白

黄芪桂枝五物汤出自《金匮要略·血痹虚劳病脉证并治第六》："血痹阴阳俱微，寸口关上微，尺中小紧，外证身体不仁，如风痹状，黄芪桂枝五物汤主之。"后世的《金匮要略论注》解释道："此由全体风湿血相搏，痹其阳气，使之不仁。故以桂枝壮气行阳，芍药和阴，姜、枣以和上焦荣卫，协力驱风，则病原拔，而所入微邪亦为强弩之末矣。此即桂枝汤去草加芪也，立法之意，重在引阳，故嫌甘草之缓小。若黄芪之强有力耳。"黄芪桂枝五物汤乃由桂枝汤去甘草加黄芪倍生姜而成，取甘草之缓，加益气的黄芪，以黄芪冠于桂枝之上而名方者，意在"治血先治气，气行则血行"。倍生姜取其辛温宣散，能增强温煦宣发之力，协助桂枝通阳祛邪；营血痹阻，应加速鼓舞卫气，使气血畅通，故去甘草之缓，加补益元气之黄芪。黄芪甘温补益胃气、宣发表里水饮；倍生姜温中化饮、健胃解表，助桂枝通阳行痹、补中解外；芍药养血和营、除血痹；大枣补益中州、调和营卫。五药相合，共奏补中去饮、和营祛风之效，恰解里虚饮重、津亏血弱、风邪袭表的病机。正如《金匮要略方论本义》云："黄芪桂枝五物汤，在风痹可治，在血痹亦可治也。以黄芪为主固表补中，佐以大枣；以桂枝治卫升阳，佐以生姜；以芍药入营理血，共成厥美，五物而营卫兼理，且表营卫、里胃阳亦兼理矣。推之中风于皮肤肌肉者，亦兼理矣，固不必多求他法也。"本方与《金匮要略·水气病脉证并治第十四》的桂枝加黄芪汤同中有异，前者无甘草，倍用生姜，黄芪三两，意在益气和营，通阳行痹而主治血痹；后者有甘草，不倍生姜，黄芪二两，意在调和营卫，宣阳祛湿而主治黄汗。全方合用旨在治血先治气，气行则血行，临床常用于治疗正气不足、气虚血滞、营卫不和的血痹证。只要谨守方证病机和辨证要点，结合临床实际情况，或用原方，或加减化裁，或合方，就能广泛地应用于血痹、痹病之虚证、中风后遗症、老年性虚弱性肢体麻木证等。

本案患者为急性心肌梗死冠状动脉支架植入术后再灌注损伤患者，主要临床证候为胸闷、自汗、乏力、气短、喘促、不能平卧、水肿、肢体麻木、舌淡暗。其基本病机为"本虚标实"。本虚者，其一急性期病情危重，重病耗气，正气过度耗损，气过耗则伤及阳气，致体内阳气虚损。其二再灌注这一过程太过峻猛，急性心肌缺血坏死及支架植入术会对梗死血管及微血管内皮造成损伤，即心脉脉体及络脉损伤，从而耗伤正气。标实者，其一出院过多活动，本就气虚体质导致气行无力，造成血瘀、痰阻、寒凝阻塞心之脉络。其二支架异物置入对血管损伤引发的系列内皮损伤及微循环病变即心脉脉体损伤会造成血瘀、痰浊及壅闭。急性心肌梗死冠状动脉支架植入手术本身对血管损伤引发的系列内皮损伤、炎症反应及心肌梗死疾病本身引起的梗死血管损伤、坏死及微循环病变，会造成心脉脉体及络脉损伤。络脉及脉体损伤，导致心脉的营卫不和、体虚及正气虚损，故急性心肌梗死冠状动脉支架植入术后再灌注损伤实质上是络脉及脉体损伤导致心脉的营卫不和，瘀毒等邪乘虚入于血分而为痹，与"血痹"病机相通。二诊时，发现患者手足肢冷，实则大病伤气后，表现为气虚、阳气不足，气为血帅，心气虚则无力鼓脉，血行不畅，心脉瘀阻而胸闷；气虚则自汗、乏力、气促。脾为后天之本，气血生化之源，为生痰之源，脾气虚不能运化水湿，湿聚痰生，痰饮内伏，阻滞气机，而喘促、不能平卧、水肿。气滞而血行不畅，痰瘀内结，阻痹心脉。于黄芪桂枝五物汤基础上予活血通络药物，若气虚较重，除了予黄芪补气外，可加用大量人参提气，以达益气固表、利水祛湿功效。

病案 2

赵某，女，75 岁，因"呼吸困难 1 天"于 2022 年 6 月 22 日入院。

1. 现病史

患者 1 天前无明显诱因下出现呼吸困难，呈端坐呼吸，少许胸闷，无明显胸痛心慌，无放射痛，咳嗽，咳黄白色痰，鼻塞流少许鼻涕，无发热寒战，无恶心呕吐，无头晕头痛，无晕厥抽搐，无双下肢水肿。遂至当地医院住院治疗，住院期间完善相关检查，考虑急性心力衰竭、急性非 ST 段抬高型心肌梗死，当地医院无冠状动脉介入设备，遂转至急诊就诊，由急诊收入院。入院后予急诊冠状动脉造影示：右优势型，左冠状动脉开口于右窦高位，左冠状动脉主干远端狭窄 90%，累及左回旋支及左前降支开口，左前降支开口至中段弥漫病变，狭窄 80%～90%，远端 TIMI 血流 2～3 级；左回旋支开口狭窄 90%，中段闭塞，远端可见右冠状动脉逆向显影，OM1 近段狭窄 60%～70%；右冠状动脉中段狭窄 40%～50%，远端狭窄 60%～70%，TIMI 血流 3 级。患者家属考虑手术风险大，未同意行冠状动脉介入手术。

2. 中医四诊

（1）望诊

望神：神志清楚，精神稍倦。

望色：面色偏白，全身皮肤黏膜及巩膜未见黄染，口唇无发绀。

望形：发育正常，营养中等，形体偏瘦。

望态：端坐体位，检查合作，无双下肢水肿。

望舌：舌淡胖，中有裂纹，苔水滑。

（2）闻诊：言语清晰，语言强弱适中，咳嗽，气促，无呃逆、嗳气、哮鸣、呻吟等异常声音。无特殊气味。

（3）问诊：气促汗出，端坐呼吸，咳嗽咳痰，痰黏难咳，稍胸闷，稍恶心欲呕，腰酸腿软，无明显胸痛心慌，无放射痛，无口唇发绀，无喉中痰鸣及哮鸣音，无鼻塞流涕，无咽痛咽痒，无发热寒战，无腹胀腹痛腹泻，无头晕头痛，无晕厥抽搐，无口干口苦，纳眠一般，日间小便量少，夜尿频，大便尚调。

（4）切诊：体肤温暖，汗出黏腻，下肢寒冷，无双下肢浮肿。脉沉弱，尺部尤甚。

3. 既往史

高血压病史 10 余年，最高血压 200/100 mmHg，平素口服降压药不详，未系统监测血压；否认糖尿病、冠心病、慢性肾病、支气管哮喘等慢性内科疾病史。否认结核、肝炎等传染病病史。否认手术史、重大外伤史及输血史。预防接种史不详。

4. 过敏史

否认药物、食物及异物接触性过敏史。

5. 其他情况（个人史、月经史、婚育史、家族史等）

个人史：出生并生长于原籍，平素生活居住条件可，无潮湿之弊，否认疫区疫水接触史。无烟酒等不良嗜好。否认野生动物、禽鸟接触史。

婚育史：已婚已育，子女均体健。

家族史：否认重大家族遗传性及肿瘤性疾病病史。

6. 体格检查

T：36.1 ℃；P：102 次/分；R：29 次/分；BP：139/66 mmHg（多巴胺为持下）。

急性病容，端坐呼吸，双侧颈静脉正常，肝 - 颈静脉回流征阴性，可闻及双下肺湿啰音偏多，心率 102 次/分，心律齐，心音有力，各瓣膜区未闻及病理性杂音，未闻及心包摩擦音，双下肢无明显水肿。

7. 辅助检查

（外院）心电图：①窦性心动过速；②完全性右束支传导阻滞；③ST 段改变。胸部 CT：考虑双肺炎症，请随诊；左心室增大，主动脉、左冠状动脉钙化，双侧胸腔积液。B 型脑钠肽前体：18 535 pg/mL。心肌酶 4 项：肌酸激酶 280.9 U/L，乳酸脱氢酶 454.3 U/L；超敏肌钙蛋白 I 2.43 μg/L；D - 二聚体 1006.95 ng/mL。

（急诊）心电图：窦性心动过速，QRS 肢体导联低电压，完全性右束支传导阻滞。

（住院）血常规：白细胞计数 13.05×10⁹/L，中性粒细胞百分比 83.9%，淋巴细胞百分比 9.0%，嗜酸性粒细胞百分比 0.1%。快速 C - 反应蛋白 56 mg/L。急诊降钙素原检测 <0.10 ng/mL；D 二聚体定量 1.94 mg/L，纤维蛋白（原）降解产物 6.00 μg/mL。急诊凝血：纤维蛋白原 5.46 g/L；急诊肝功能：白蛋白 33.7 g/L。急诊心肌酶 4 项：天冬氨酸氨基转移酶 50 U/L，肌酸激酶 228.1 U/L，乳酸脱氢酶 393 U/L。血氨 33.2 μmol/L。急诊 B 型脑钠肽前体 11 062 pg/mL。急诊肌钙蛋白 T 测定 822.50 pg/mL。尿液分析测定正常。肺部 CT 平扫：①考虑双侧肺水肿并肺部感染，双下肺部分压迫性肺不张；双侧少至中量胸腔积液，建议结合临床复查。②主动脉及冠状动脉粥样硬化；心脏增大，以左心房及左心室为著，建议结合超声检查。双侧下肢静脉彩超未见明显异常，颈动脉彩超示双侧颈动脉内中膜不均匀性增厚，多发斑块形成，双侧椎动脉走行迂曲。泌尿系彩超示双肾未见明显异常。肝、胆、胰、脾彩超未见明显异常。床旁心脏彩超：左室壁节段性运动异常，考虑冠心病超声改变，左心功能正常低值（射血分数 58%），左室舒张功能减退（PW：E/A < 1，TDI：e'/a' < 1），主动脉瓣反流（轻度），二尖瓣反流（轻度），三尖瓣反流（轻度）。胸腔彩超：双侧胸腔积液（少量）（图 3-4）。

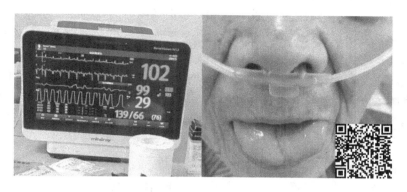

图 3-4　患者生命体征及舌苔

8. 中医诊断

心水病（肾虚证）。

9. 西医诊断

①急性心力衰竭；②急性冠脉综合征；③冠状动脉粥样硬化性心脏病（冠状动脉左主干并三支病变）；④心功能Ⅳ级；⑤肺部感染；⑥高血压 3 级（很高危组）。

10. 主要中西医方案

抗血小板聚集、雾化止咳、抗感染、利尿、止咳、调脂稳斑、制酸护胃、升压等为主。

熟附子 12 g，肉桂 10 g，茯苓 15 g，淮山 10 g，丹皮 10 g，熟地 20 g，山茱萸 20 g，甘松 10 g，川芎 10 g，黄芪 50 g，五味子 10 g。

11. 复查及复诊

（再次复查）血常规：白细胞计数 10.11×10⁹/L，中性粒细胞百分比 76%。快速 C - 反应蛋白 16 mg/L。急诊 B 型脑钠肽前体 9481.0 pg/mL。急诊肌钙蛋白 T 测定 502 pg/mL。

神志清楚，精神较前改善，气促胸闷减轻，汗出减少，仍有咳嗽咳痰，痰黏难咳，腰酸减轻，体肤、下肢较前温暖，无双下肢浮肿，纳眠一般，日间尿多，夜尿次数减少，大便尚调。舌淡胖，中有裂纹，苔薄白，脉沉。前方续用。

（三次复查）血常规：白细胞计数 9.08×10⁹/L，中性粒细胞百分比 76%。快速 C - 反应蛋白 8 mg/L。急诊 B 型脑钠肽前体 5040.0 pg/mL。急诊肌钙蛋白 T 测定 180 pg/mL。

按语：本案患者急性心肌梗死后出现心功能不全，因拒绝冠状动脉支架植入，持续心力衰竭，结合患者年龄、症状，根据辨证，考虑为肾阳虚，予以西医药物及肾气丸加减后，患者症状改善。

肾气丸出自《金匮要略》，《金匮要略·消渴小便不利淋病脉证并治第十三》："男子消渴，小便反多，以饮一斗，小便一斗，肾气丸主之。"《金匮要略·血痹虚劳病脉证并治第六》："虚劳腰痛，少腹拘急，小便不利者，八味肾气丸主之。"《金匮要略·附方》："崔氏八味丸：治脚气上入，少腹不仁。"《金匮要略·痰饮咳嗽病脉证并治第十二》："夫短气有微饮，当从小便去之，苓桂术甘汤主之，肾气丸亦主之。"本方治疗肾阴阳两虚病变。方中熟地黄与山茱萸滋肾精、补肝血；山药培中土以滋精血之源；附子暖肾阳，取阳性动而助滋阴之效；茯苓渗水于下，水归水脏，肾有水精可藏；丹皮舒血，调活络脉之滞，使通则不痛，则各症自愈。本方将桂枝改为肉桂，桂和桂枝虽同属于肉桂树的产物，但其性味功能主治与临床应用不尽相同。桂枝性轻而走上，肉桂性沉而入下，二者均味辛、甘，均能助阳散寒、温经通脉、止痛，均可治脘腹冷痛、风寒湿痹、阳虚水肿以及经寒血滞引起的痛经、经闭、月经不调等证。肉桂辛甘大热，长于温里寒，常用治里寒证；还能补火助阳，引火归原，又可治肾阳不足、命门火衰之畏寒肢冷、腰膝软弱、夜尿频多、阳痿宫寒、滑精早泄，以及虚阳上浮之虚喘、心悸等。相比肉桂，桂枝辛温之性较小，桂枝还入肺经，而开腠发汗，温阳于卫分，使营血畅旺于肌表，故长于散表寒，用于风寒表证和上肢肩臂疼痛证；还有助阳化气、利水退肿之效，可治肾与膀胱阳虚寒凝、气化不行之小便不利、水肿及痰饮证。患者水肿不明显，年过半百，肾阴阳均虚，故予肉桂温煦命门。加用五味子取七味都气丸之用意，改善肾虚不纳气之喘促，加之黄芪补气行气，甘松、川芎行气调气。诸药合用，助阳之弱以化水，滋阴之虚以生气，使肾阳振奋，气化复常，则诸症自除。

临床医家多用肾气丸治疗慢性心力衰竭，本案治疗急性心力衰竭，主要依靠辨证，肾主水液，调节人体的水液平衡，体内水液的潴留分布与排泄主要靠肾的气化作用。肾气丸增强肾的气化功能，调节水液平衡，在急性心力衰竭中，也有利尿、排出过多的体液、减轻心脏前负荷、改善心功能、增加心排出量的治疗效果。

第三节 冷而干型

干冷型心力衰竭以低血容量和低心脏排血量为主要特点，有灌注不足的表现，少见循环淤血的临床表现。此类型在急性心力衰竭中占比较少，临床表现多为四肢干冷、血压低、脉压小、尿少。常见于慢性心力衰竭急性失代偿者、利尿剂使用过度者，或急性初发性心力衰竭各种原因引起的脱水者。

此类病证虽表现为肢冷、血压低、脉压小等类似于阳气不足的表现，但实际上既有阳虚又有津液不足。血压低，脉压小，血液无力鼓动血脉，则可为沉脉、迟脉、弱脉等里虚津液不足之象。如《伤寒论》第50条"脉浮紧者，法当身疼痛，宜以汗解之。假令尺中迟者，不可发汗。何以知然？以荣气不足，血少故也"。当营气不足，血少不充于脉，脉象可有迟象。此类病证无大热无大实，不可以大剂白虎加人参汤或者生脉饮之属以复津液。须得先复胃气，固护胃阳以生津液，可予桂枝人参新加汤，如《伤寒论》第62条所言，"发汗后，身疼痛，脉沉迟者，桂枝加芍药生姜各一两人参三两新加汤主之"。发汗后，脉沉迟，可见津液虚少。以桂枝汤为底方，芍姜加量，另加人参以助胃气恢复，胃气复津液生。若津液虚极，仍应首先固护胃阳，存一分阳气，便有一分生机。《伤寒论》第325条"少阴病，下利，脉微涩，呕而汗出，必数更衣，反少者，当温其上，灸之"。少阴病同时出现下利，呕而汗出，数更衣等多种大量丧失津液之症状，仲景没有直接复其津液，而是以"温其上"的方式固护胃气，以生津液。临床上，可用附子理中丸温阳，医圣张仲景虽命名其为"理中丸"，但理中丸药效不单单走中焦脾胃，也可走上焦心肺，且仲景也用它治疗胸痹等疾病。《金匮要略·胸痹心痛短气病脉证治第九》中言："胸痹，心中痞气，气结在胸，胸满，胁下逆抢心，枳实薤白桂枝汤主之；人参汤亦主之。"人参汤与理中丸用药、剂量、煎服法都相同，只是人参汤中用甘草，理中丸中用炙甘草，且加入附子后温热力度更大，对于冷而干型的心力衰竭不仅温阳，亦可顾护胃气。

相关医案

病案1

唐某，女，68岁，因"发作性胸闷气促4年余，再发加重2天"于2022年4月28日入院。

1. 现病史

患者4年余前开始出现胸闷，伴气促，周身骨节疼痛，常于活动及咳嗽时症状加重，曾至当地医院及三家西医院就诊，2018年9月心脏彩超提示：全心扩大，大部分左室壁运动幅度减低、左室收缩功能减低，射血分数40%，主动脉瓣钙化并少量反流，二尖瓣附着腱索钙化，肺动脉增宽，左室舒张功能减低（限制性充盈障碍），右室舒张功能减退，二尖瓣及三尖瓣重度反流，肺动脉高压（中度），当地医院诊断"扩张型心肌病、心力衰竭"。2022年1月行冠状动脉造影：右优势型，左冠状动脉主干正常，左前降支近段钙化，狭窄40%。左回旋支远段狭窄50%。右冠状动脉近段钙化，狭窄50%，诊断"扩张型心肌病心力衰竭"。2天前患者胸闷气促再次加重，性质基本同前，症状较前明显，伴有恶心、咳嗽，无明显咳痰，遂至急诊就诊，由急诊收入院。

2. 中医四诊

（1）望诊

望神：神志清楚，精神疲倦。

望色：面色红润，全身皮肤黏膜及巩膜未见黄染，口唇无发绀。

望形：发育正常，营养中等，形体偏胖。

望态：自动体位，检查合作。

望舌：舌暗红，苔白腻。

（2）闻诊：可闻及咳嗽，无明显咳痰，未闻及其他异常气味。

（3）问诊：阵发性气促，常于活动及咳嗽时症状加重，停止活动时缓解，恶寒怕冷，自觉体虚，无胸闷痛，无心悸，无汗出，头痛无头晕，无晕厥黑蒙，少许咳嗽，无明显咳痰，无发热恶寒，无腹痛腹泻，口干喜暖饮，胃纳差，眠尚可，小便调，大便稀烂。

（4）切诊：四肢肤温冷，脉弱。

3. 既往史

否认糖尿病、高血压、肾病等内科病史。否认肝炎、肺结核等传染病病史。否认重大外伤史、手术史及输血史，预防接种史不详。

4. 过敏史

否认药物及食物过敏史。

5. 其他情况（个人史、月经史、婚育史、家族史等）

个人史：出生于原籍，现居于珠海，居住条件可，否认接触发热患者、接触疫水疫区及蚊虫叮咬史，无烟酒等其他不良嗜好。

婚育史、月经史：已婚已育，子女体健。已绝经，既往无痛经病史。

家族史：否认家族性遗传病病史。

6. 体格检查

T：36.6 ℃；P：98 次/分；R：24 次/分；BP：109/71 mmHg。

急性病容，双侧颈静脉正常，肝－颈静脉回流征阴性，双肺可闻及散在湿啰音，心率98 次/分，心律齐，心音有力，各瓣膜区未闻及病理性杂音，未闻及心包摩擦音，双下肢无明显水肿。

7. 中医诊断

心衰病（脾肾阳虚）。

8. 西医诊断

①急性心力衰竭；②扩张型心肌病；③心功能Ⅲ级；④冠状动脉粥样硬化性心脏病；⑤心脏瓣膜病［二尖瓣反流（重度），三尖瓣反流（重度），肺动脉高压（重度），非风湿性］。

9. 主要中西医方案

抗血小板聚集、利尿、补钾、调脂稳斑、使用血管紧张素受体脑啡肽酶抑制剂、应用洋地黄强心为主。

淡附子15 g，红参10 g，干姜6 g，炙甘草10 g，大枣10 g，白术30 g，桃仁20 g，肉桂10 g，白芍10 g。

按语：本案患者从脾胃论治心力衰竭，脾胃为后天之本，心气的充沛有赖于脾胃运化的水谷精微的充养。同时，从五行相关学说而言，心属火，脾属土，火为土之母，脾土有赖于心火的温煦方能生生不息，心火得脾土的充养则源源不绝。

附子理中丸由理中丸演变而来，理中丸出自《伤寒论》第386条："霍乱、头痛、发热、身疼痛、热多欲饮水者，五苓散主之，寒多不用水者，理中丸主之。"方中制附子大补阳气，散寒，附子大辛，大热，好的附子片用舌舔一下，舌会有麻的感觉。有的老中医讲，服药后口唇有麻木感，就说明附子的用量已经足了，可以暂停服药了。再服有中毒的可能。党参，在伤寒论中都是用人参，现已改为党参，党参健脾益气，有益于中焦气机的升降。干姜，是生姜干燥所得，因为其色白，又称为白姜，与生姜相比，干姜的温热之性要更厉害，但仍具有降胃气、止呕吐的作用。干姜与附子同用，温阳散寒之力大增，"附子无姜不热"，这就是说，这用附子其温热之药力大减。甘草这里应为炙甘草，具有健脾益气的作用，兼具调和作用。

仲景在《金匮要略》中就有从脾胃论治心力衰竭："心中痞气……枳实薤白桂枝汤主之，人参汤亦主之。"予枳实薤白桂枝汤以通阳宣胸中之痹，以调达气机，温阳化气，心脾同治；而在此基础上加用人参汤更具理中之义，通过补中益气温阳之法，治疗心痞、气结、胸满之证。同时也创立了从中焦出发治疗胸痹的橘枳姜汤和茯苓杏仁甘草汤，兼顾肺脾两脏，以调达气机。仲景借《伤寒论》《金匮要略》最早传达出了其对心力衰竭一类疾病治疗的理、法、方、药，同时其也是现有记载中从脾胃论治心脏类疾病的先河。张景岳最早在《景岳全书》中提出其治则治法："水肿证以精血皆化为水，多属虚败，治宜温脾补肾，此正法也。"指出对于心水支饮的患者脏腑虚衰，当以温补脾肾为法，脾肾阳气得温，方可化气行水。张仲景在《伤寒论》中也指出"心下悸、头眩、身𥆧动"可用真武汤来治疗，此外又提出了以温阳化气为主的苓桂术甘汤，利水化饮泻肺为主的葶苈大枣泻肺汤，以及以淡渗利湿为主的五苓散，以针对不同阶段不同病机的心力衰竭来进行治疗。心力衰竭的基本病机总结为本虚标实，本虚者，责之于心脾肾三脏阳虚，其标实者，责之于水饮内停，痰瘀互结，虚实相兼且相互转化，实病情更为复杂。针对心力衰竭的基本病机，中医临床治疗大多从温心脾肾三脏阳气入手，恢复脏腑的生理功能，通调气机；兼顾"水、痰、瘀"这三个主要的病理因素，以温阳化饮、化痰逐瘀、益气活血等为治法治则。对于老年慢性心力衰竭患者，心脾肾阳虚为本病的主要病因，贯串慢性心力衰竭病程的始终。

　　该类心力衰竭患者多久病脏腑虚衰，应以治本为主，温心脾之阳气，兼顾肾阳。心脾肾阳气充实，气行则血行，血运如常，则瘀血自消；心脾肾阳充实，三焦行通调水道之功，脏腑蒸腾气化功能正常，水液得运，则水饮痰湿自消。故本病应以补虚治本为主。心脾同病，患者心不藏神，忧思过度可能出现神思混乱、注意力不集中、反应迟钝、睡眠质量下降、乏力气短、悲观厌世等症状，心脾密不可分，脾虚贯串着老年心力衰竭患者病情发展过程的始终，温阳健脾对改善其生存质量有着积极的影响。老年心力衰竭患者因年老久病脾阳不足，食饮入于胃，不得游溢精气，无法去粗取精，水液不得运化，水湿泛溢；水谷不得运，精气无法濡养脏腑，火不暖土，心脾两虚，故而病情反复，缠绵不愈。老年慢性心力衰竭患者，其病情处于相对稳定阶段，应以治本为准则，以温补心脾之阳为主。心脾阳气充实，则可推动血液运行，瘀血自消；三焦通调水道之功如常，蒸腾气化功能正常，则水饮痰湿自消。故本病应以补虚治本为主。

第四节　冷而湿型

　　湿冷型心力衰竭为心功能极度受损，既有灌注不足的临床表现，也有循环淤血的临床表现，为四型中最重的一型。灌注不足以四肢湿冷、血压低、尿少为主要表现；淤血以端坐呼吸、喘憋不能平卧、夜间阵发性呼吸困难、两肺啰音为主要临床表现。正如《金匮要略·水气病脉证并治第十四》所言"心水者，其身重而少气，不得卧，烦而燥，其人阴肿"。此证病机既有阳虚极重，出现四肢湿冷、血压低的表现，又有水饮停滞而影响呼吸如端坐呼吸、肺部啰音等。治法当选择温阳利水，非真武汤莫属。《伤寒论》第82条云："太阳病发汗，汗出不解，其人仍发热，心下悸，头眩，身𥆧动，振振欲擗地者，真武汤主之。"第316条云："少阴病……腹痛，小便不利，四肢沉重疼痛，自下利者，此为有水气。其人或咳，或小便利……真武汤主之。"真武汤由附子、白术、茯苓、白芍、生姜组成，附子大热振奋阳气，白术、茯苓、白芍、生姜化水气。湿冷型心力衰竭几个关键特征（四肢湿冷浮肿，尿少，气短）与真武汤所治对应。

　　此阶段虽是湿冷型，即灌注不足与循环障碍同时出现，临床思辨应有主次，急则治标。若患者临床症状以灌注不足为主，气血不得达于四周，无法供给脏腑及四末，此实为危急之秋，须以回阳为要义，可改用四逆汤、通脉四逆汤为底方的破格救心汤回阳救逆。《伤寒论》第 323 条："少阴病，脉沉者，急温之，宜四逆汤。"第 317 条："少阴病，下利清谷，里寒外热，手足厥逆，脉微欲绝，身反不恶寒……或利止脉不出者，通脉四逆汤主之。"肾阳虚衰或阴寒内盛，格阳于外。须附子干姜急驱内寒，破阴回阳，甘草甘温健运中阳之气，助姜附回阳。待病情稳定，再以真武汤巩固治疗。

相关医案

病案 1

陈某，女，86 岁，因"反复气促 20 天，加重伴胸闷 3 天"于 2022 年 9 月 11 日入院。

1. 现病史

患者约 20 天前无明显诱因下出现活动后气促，无心慌，无胸闷痛，无双下肢浮肿，无头晕头痛，无发热恶寒，无咳嗽咳痰，无恶心呕吐等不适，遂至当地私人诊所中医门诊就诊，予中药调理后症状反复（具体不详）。3 天前患者再发活动后气促，伴胸闷痛，无放射痛，伴心慌汗出，双下肢乏力，左侧头痛，无头晕，无发热恶寒，无咳嗽咳痰，无恶心呕吐等不适，遂至急诊就诊，急诊医师诊断考虑为急性心力衰竭，予硝酸甘油注射液、呋塞米针，为求进一步诊治，遂由急诊拟"急性心力衰竭"收入院。

2. 中医四诊

（1）望诊

望神：神志清楚，精神疲倦，表情无特殊。

望色：面色稍白，有光泽，未见黄染、潮红等。

望形：发育正常，营养良好，形体中等。

望态：查体合作，肢体形体正常，无双下肢浮肿。

望舌：舌淡红，舌体微胖，苔薄白微腻（图 3-5）。

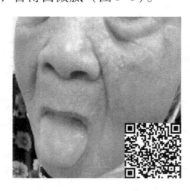

图 3-5 患者舌象

（2）闻诊：呼吸急促，暂未闻及咳嗽等异常声音，未闻及异常气味。

（3）问诊：气促，动则加重，伴胸前区闷痛，无放射痛，心慌汗出，持续无缓解，双下肢乏力，左侧头痛，无头晕，无发热恶寒，无咳嗽咳痰，无恶心呕吐，无腹痛腹泻，无口干口苦，纳眠一般，夜尿频，7~8 次，大便如常。

（4）切诊：四肢冰冷，汗出黏腻，脉沉数。

3. 既往史

高血压病史 30 余年，血压最高 190/100 mmHg，现规律服药"硝苯地平控释片 30 mg qd"，平素血压无自行监测；否认糖尿病、冠心病、肾病等其他重大内科病史。否认肝炎、肺结核等传染病病史。2001 年于某院行双膝关节置换术，术后双膝活动尚可；2005 年于某院行经皮第二腰椎椎骨成形术，术后恢复可；否认其他手术史、外伤史及输血史；既往因左膝关节置换术输血，无不良反应。

4. 过敏史

否认食物及药物过敏史。

5. 其他情况（个人史、月经史、婚育史、家族史等）

个人史：出生原籍，生活居住条件可。无疫区接触史，否认烟酒等不良嗜好。

婚育史、月经史：适龄婚育，家人体健。既往月经正常，已绝经 34 年。

家族史：父母有高血压病史，否认其他家族性遗传病病史。

6. 体格检查

T：36.5 ℃；P：114 次/分；R：25 次/分；BP：105/70 mmHg。

端坐呼吸，急性病容，双侧颈静脉正常，肝 - 颈静脉回流征阴性，呼吸频率快。双肺呼吸音粗，双肺可闻及散在湿啰音，心率 114 次/分，心律齐，心音有力，各瓣膜区未闻及病理性杂音，未闻及心包摩擦音，双下肢未见水肿。

7. 辅助检查

B 型脑钠肽前体 15 994.0 pg/mL。心电图：窦性心律，偶发室性期前收缩，顺钟向转位。心脏彩超：右房、右室稍大；升主动脉硬化；左室壁运动欠协调；左室舒张功能减退（偶发单峰）；主动脉瓣狭窄（极轻度）；肺动脉瓣反流（轻度）；三尖瓣反流（轻度）；肺动脉高压（轻度）；射血分数 63%。

8. 中医诊断

心水病（阳虚水停证）。

9. 西医诊断

①急性心力衰竭；②冠状动脉粥样硬化性心脏病（待排）；③心功能 IV 级；④高血压 3 级（很高危组）；⑤肝功能检查的异常结果；⑥医疗个人史（双膝关节置换术后、第 2 腰椎经皮椎骨成形术后）。

10. 主要中西医方案（签字拒绝行冠状动脉造影、无法配合无创呼吸机）

双联抗血小板聚集、利尿、应用高流量湿化氧疗仪、调脂稳斑、应用血管紧张素受体脑啡肽酶抑制剂为主。

熟附子 15 g^{（先煎）}，白术 30 g，白芍 10 g，生姜 10 g，葶苈子 10 g，大枣 10 g，茯苓 15 g。

按语：本案患者出现"气促加重"，患者症状以灌注不足为主时，气血不得达于四周，须以回阳为要义。虽不知患者是否有心血管方面基础疾病（冠状动脉粥样硬化性心脏病），且其拒绝行冠状动脉造影，在明确湿冷型急性心力衰竭后，予中西医结合治疗症状改善，可见温阳利水法的疗效是效如桴鼓。

真武汤出自《伤寒论》，第 82 条："太阳病发汗，汗出不解，其人仍发热，心下悸，头眩，身瞤动，振振欲擗地者，真武汤主之。"第316条："少阴病，二三日不已，至四五日，腹痛，小便不利，四肢沉重疼痛，自下利者，此为有水气。其人或咳，或小便利，或下利，或呕者，真武汤主之。"临床可能表现出腹痛，咳嗽，小便不利，腹泻，头晕头眩，身体沉重，四肢沉重疼痛等症状。真武汤是治疗肾阳亏虚、气水内乱的名方，在临床上应用颇为广泛，可用于治疗心水病等一系列由于肾阳亏虚而导致的水液代谢失调疾病。真武汤中附子为君药，其性味辛热以温壮肾阳，使肾阳虚衰得复、气化得行，水为阴邪，"阴得阳助则化"，此即"壮元阳以消阴翳"，以散在里之寒水，使水有所主。臣以茯苓、白术，茯苓甘苦而温、利水渗湿定心悸，白术甘淡而平、健脾燥湿。佐以生姜、白芍，生姜温中健脾、燥湿制水，既助附子温阳散寒，又合苓、术宣散水湿，白芍活血脉、利小便以行水气，防止附子燥热伤阴。诸药合用，以达到温脾肾、助阳气、利小便、祛水邪的作用。且佐以辛温之生姜，宣利肺气，令水从表而解，既助附子温阳驱寒，又合术、苓温散水湿，兼能和胃降逆止呕。此方妙用芍药，其意有四，一为复肝疏泄以利小便木生于水长于土，水寒土湿，则木陷不升，疏泄失常，芍药酸寒入肝，助其恢复疏泄功能，促进津液代谢，从而小便利。二为敛阴舒筋以解肉瞤，太阳病过汗伤阳，入少阴之脏，则水寒土湿，木郁风动，肝在体合筋，风动则筋脉振惕，配伍芍药有酸敛肝阴，舒筋解瞤之功。三为柔肝缓急以止疼痛，真武汤证有四肢沉重疼痛、腹痛之证，附子温阳散寒止痛，芍药养血柔肝止痛，故四肢疼痛缓解；白术、茯苓健脾土，芍药疏肝木，脾土不虚，木不来犯，则腹痛自止。四为反佐，制约附子温燥之性，使利水而不伤阴，正如伤寒大家李翰卿所言："芍药护阴以防辛热之劫液，或影响肝脏也。"诸药配伍，达到温热不伤阴、敛阴不助邪之功效，由此可见张仲景制方之严谨，立法之巧妙。辨证当属阳虚水停，治疗当以温阳利水为法，真武汤正具此功，故用之取效甚捷。

二诊时，患者伴有食欲不佳的证候，是因水停蓄心中则为心水动气，停于腹中而为湿，阳虚无以温煦脾阳，水湿不化，脾虚不运，水谷进入无法正常腐熟，故见纳呆，西医则用心力衰竭存在胃肠道淤血来解释，均是由于体内的水钠潴留。故予以消滞开胃药物山楂、鸡内金、莱菔子，且水停多需限盐，淡食无味又难启胃口，调以辛酸之品，一可刺激胃口增加食欲，二是少许辛辣有温阳之功，温脾以达运化。三诊时，患者心力衰竭症状改善，仍自觉气短乏力，从中医角度讲，该病症主要是由于患者病后阴阳俱虚，所以需要益气复脉，养阴生津，扶正固本，增强元气，以此改善心肌功能，促进心肌能量代谢有效运转。在生脉饮基础上加黄芪、桂芍，以益气、生津、助阳、调营卫为治则，方中黄芪补气为君，主恢复随津脱之气，辅以红参加强补气，麦冬、五味子合而生脉饮中流砥柱，补肺益气，养阴生津，加以葶苈子、紫菀、桑白皮泻肺化痰，最后予以桂枝、白芍调和营卫，《灵枢·营卫生会》云："营在脉中，卫在脉外，营周不休，五十度而复大会，阴阳相贯，如环无端。"心主血脉，营行脉中，卫行脉外，昼夜循环无端，循脉而行，营卫调和，气血通畅，心脏才能发挥其正常的泵血功能，改善心力衰竭患者心功能。同时桂芍温阳养阴，阴阳共生，全方益气、生津、助阳，益气生津，补气行血，可有效缩短心力衰竭治疗周期，提升整体治疗效果。

病案2

张某，女，73岁，因"反复胸闷痛气促20余年，加重1个月"于2022年4月12日入院。

1. 现病史

患者于 20 余年前无明显诱因出现胸闷痛，以心前区为主，伴有气促，无头晕头痛，无黑蒙晕厥，遂至当地医院就诊，诊断急性心肌梗死（具体不详），拒绝行冠状动脉造影，出院后予冠心病二级预防方案，患者间断口服呋塞米片、螺内酯片、阿司匹林、氨氯地平片等，间中仍有胸闷痛伴气促不适，未予重视。1 个月前患者无明显诱因再次出现胸闷痛，以心前区为主，可放射至背部，活动后明显，伴有气促，端坐呼吸，严重时不能平卧，伴大汗淋漓，休息后可缓解，无头晕头痛，无黑蒙晕厥，无意识障碍，无咳嗽咳痰，无畏寒发热，症状逐渐加重，难以忍受，遂至门诊就诊，门诊拟"急性心力衰竭"收入院。

2. 中医四诊

（1）望诊

望神：神志清楚，精神疲倦。

望色：面色苍白，全身皮肤黏膜及巩膜未见黄染，口唇无发绀。

望形：发育正常，营养中等，形体适中。

望态：自动体位，检查合作。

望舌：舌淡红，苔白厚。

（2）闻诊：未闻及咳嗽咳痰，未闻及其他异味。

（3）问诊：气促明显，端坐呼吸，严重时不能平卧，大汗淋漓，发作性胸闷痛，以心前区为主，可放射至背部，活动后明显，无头晕头痛，无黑蒙晕厥，无意识障碍，无咳嗽咳痰，无畏寒发热，双下肢浮肿，少许口干口苦，纳差，眠不佳，小便量少，大便硬。

（4）切诊：四肢冰冷，肤温冷，脉微弱。

3. 既往史

有 2 型糖尿病、糖尿病并发症病史多年，现予门冬胰岛素 30 注射液早餐前 26 U，晚餐前 24 U，皮下注射，血糖控制不详。否认高血压、肾病等病史。否认结核、肝炎等传染性疾病病史。否认手术史以及重大外伤史。否认输血史。预防接种史不详。

4. 过敏史

自诉既往有青霉素、链霉素、头孢类药物过敏史，具体不详，否认其他药物过敏。

5. 其他情况（个人史、月经史、婚育史、家族史等）

个人史：出生于原籍，生活居住条件可。否认其他疫区疫水接触史。否认烟酒等不良嗜好。

婚育史、月经史：适龄婚育，家人体健。既往月经正常，已绝经。

家族史：否认家族性遗传病病史。

6. 体格检查

T：36.0 ℃；P：72 次/分；R：20 次/分；BP：90/50 mmHg。

一般情况：发育正常，营养中等，平车入院，端坐呼吸，急性病容，表情自然，言语流利，对答切题，神志清楚，查体合作。

皮肤黏膜：全身皮肤及黏膜正常，无皮疹，未见皮下出血。皮肤状况：正常，弹性正常，无水肿，无肝掌，无蜘蛛痣及其他。

淋巴结：全身浅表淋巴结未触及肿大。

头部及器官：头颅外观正常，毛发分布正常。眼球无凸出及凹陷，双眼睑无水肿，睑结膜未见充血，巩膜无黄染。角膜透明，无溃疡。双侧瞳孔等大形圆，直径 2.5 mm 左右，双侧对光反射灵敏，调节反射正常。眼颤阴性。耳郭未见畸形，乳突无压痛，外耳道通畅，无分泌物。鼻外形正常，各鼻旁窦区无明显压痛，无鼻翼煽动。口唇红润，口腔黏膜光滑，悬雍垂居中，咽部充血，双侧扁桃体无肿大，表面未见脓点。

颈部：颈软，无抵抗感。颈动脉搏动正常，颈静脉怒张，肝 - 颈静脉回流征阴性，气管正中。甲状腺整体正常，质软，无压痛，活动度良好，局部皮肤未见明显红肿，未触及明显震颤，未闻及明显血管杂音。

胸部：胸廓正常，呼吸节律规则，双侧呼吸动度一致，胸壁无结节及肿块，无胸骨叩痛。

肺部：①视诊，呈胸式呼吸，各肋间隙正常，呼吸频率快。②触诊，胸部未触及胸膜摩擦感，未触及皮下捻发感。③叩诊，双肺叩诊呈清音。④听诊，双肺呼吸音粗，双肺可闻及散在湿啰音，未闻及胸膜摩擦音，语音传导未及明显异常。

心脏：①视诊，心前区无隆起，未见异常心尖搏动，心尖搏动位于左锁骨中线与第 5 肋外 1.0 cm。②触诊，各瓣膜区未触及震颤，无心包摩擦感及抬举性心尖搏动。③叩诊，心浊音界未见明显扩大。④听诊，心率 72 次/分，心律齐，心音有力，各瓣膜区未闻及病理性杂音，未闻及心包摩擦音。

腹部：①视诊，腹部平坦，无腹壁静脉曲张，无胃肠型及蠕动波。②触诊，无液波震荡，无震水声。腹部无压痛、反跳痛及肌紧张。肝未触及，墨菲征阴性。脾未触及。肾区无压痛，麦氏点压痛阴性。③叩诊，肝浊音界存在，移动性浊音阴性，无明显肾区叩痛。④听诊：肠鸣音正常，无气过水声。

脊柱四肢：发育正常。四肢活动自如，无畸形。无杵状指、趾。双下肢轻度水肿。

会阴及外生殖器官：未查。

神经系统：腹壁反射存在，双侧膝腱反射正常，双侧肱二头肌腱反射正常。四肢肌力 Ⅴ 级，肌张力正常。病理征未引出。

7. 辅助检查

血常规＋C - 反应蛋白（静脉血）：红细胞计数 3.33×10^{12}/L，血红蛋白量 104 g/L，血细胞比容 29.8%，急诊 B 型脑钠肽前体 31 450.0 pg/mL。急诊肌钙蛋白 T 测定 31.85 pg/mL。D - 二聚体定量 0.60 mg/L。急诊生化检查（急，干化学）：氯 107.9 mmol/L，尿素 8.14 mmol/L，肌酐 140.2 μmol/L。尿液分析＋尿沉渣定量：尿白细胞（WBC 酯酶）（2＋），尿白细胞镜检计数 10.8 个/HP。甘油三酯 1.92 mmol/L。葡萄糖（空腹）7.57 mmol/L。血脂：低密度脂蛋白胆固醇 3.25 mmol/L，总胆固醇 4.79 mmol/L，高密度脂蛋白胆固醇 0.90 mmol/L，糖化血红蛋白 7.0%。C - 反应蛋白、急诊凝血 4 项、肌红蛋白、甲状腺功能 3 项无明显异常。胸部 CT 平扫：①双肺多发实性微小/小结节，建议 3 个月复查。②右肺中叶纤维灶。③右侧叶间裂积液。④主动脉及冠状动脉粥样硬化。⑤甲状腺增大，散在钙化灶，建议超声检查。⑥胆囊多发小结石。⑦心脏增大，建议超声检查。心电图：窦性心律，心室内阻滞，左心房肥大，顺钟向转位，ST-T改变。肝、胆、脾彩超：脂肪肝声像（轻度）、胆囊多发结石、胰脾未见明显异常。泌尿系彩超：双肾体积偏小，请结合临床；右肾囊实混合性病灶，建议进一步检查；左肾囊肿，膀胱未见明显异常。双侧颈动脉彩超：双侧颈动脉内中膜不均匀性增厚，多发斑块形成，双侧颈总动脉中远段、右侧颈内动脉起始段狭窄（约50%，轻—中度）。双侧椎动脉彩超：双侧椎动脉开口部狭窄（右：50%~69%；左：<50%），余双侧椎动脉走行稍迂曲，右侧椎动脉内径较细。心脏彩超：符合冠心病、陈旧性心肌梗死超声改变。左房（44 mm）、左室（舒张末60 mm）增大。左室收缩功能减低（轻—中度，射血分数36%）。左室舒张功能减低、舒张末充盈压增高，主动脉硬化，二尖瓣反流（轻度），三尖瓣反流（轻度）。右侧下肢静脉彩超：右侧下肢静脉未见明显异常。左侧下肢静脉彩超：左侧大隐静脉小腿段曲张，未见明显血栓，余左下肢静脉血流尚通畅。

8. 中医诊断

心水病（阳虚欲脱）。

9. 西医诊断

①急性心力衰竭；②心功能Ⅳ级；③陈旧性心肌梗死；④冠状动脉粥样硬化性心脏病；⑤2型糖尿病伴有并发症。

10. 主要中西医方案

长期医嘱：以抗血小板聚集、利尿、控制血糖、稳斑调脂为主。

临时医嘱：冻干重组人脑利钠肽持续静脉泵入；使用去乙酰毛花苷注射液、呋塞米针；盐酸多巴胺注射液持续泵入。

熟附子30 g$^{(先煎)}$，炙甘草10 g$^{(先煎)}$，干姜20 g，茯神30 g，龙骨20 g，牡蛎20 g，五味子10 g，盐山茱萸20 g，红参15 g，桂枝15 g，桃仁20 g。

11. 复查及复诊

（复查）血常规+C-反应蛋白（静脉血）：红细胞计数3.33×10^{12}/L，血红蛋白量104 g/L，血细胞比容29.8%，急诊B型脑钠肽前体31450 pg/mL。急诊肌钙蛋白T测定31.85 pg/mL。D-二聚体定量0.60 mg/L。急诊生化检查（急，干化学）：氯107.9 mmol/L，尿素8.14 mmol/L，肌酐140.2 μmol/L。

（二诊）神志清楚，精神疲倦，气促稍缓急，汗出，仍有胸闷痛，活动后明显，伴有头晕头痛，无黑蒙晕厥，无意识障碍，无咳嗽咳痰，无畏寒发热，双下肢浮肿，少许口干口苦，纳眠一般，小便较前增多，大便硬。舌淡红，苔白厚。四肢冰冷，肤温冷，脉微弱。

熟附子30 g$^{(先煎)}$，炙甘草10 g$^{(先煎)}$，干姜20 g，茯神30 g，龙骨20 g，牡蛎20 g，五味子10 g，盐山茱萸20 g，红参15 g，桂枝15 g，桃仁20 g。

（三诊）神志清楚，精神好转，少许气促，盗汗，无明显胸闷痛，无头晕头痛，无黑蒙晕厥，无意识障碍，无咳嗽咳痰，无畏寒发热，双下肢浮肿减轻，少许口干口苦，纳眠一般，小便较前增多，大便硬。舌淡红，苔薄白。四肢肤温较前暖，脉沉细。

淡附子10 g，红参10 g，醋五味子10 g，肉桂10 g，茯苓10 g，桃仁10 g，丹皮10 g。

病案 3

那某，女，79 岁，因"气促 1 天"于 2022 年 6 月 6 日入院。

1. 现病史

患者 1 天前开始出现活动后气促，夜间阵发性呼吸困难，伴有胸闷，以心前区为主，偶有心悸，大汗淋漓，怕冷无发热，无腹痛腹泻，无明显咳嗽咳痰，无胸痛及放射痛，无头晕头痛，无反酸嗳气，无恶心呕吐，遂至急诊就诊，考虑急性心力衰竭，由急诊拟收入院。

2. 中医四诊

（1）望诊

望神：神志清楚，精神疲倦，表情无特殊。

望色：面色稍白，有光泽，未见黄染、潮红等。

望形：发育正常，营养良好，形体中等。

望态：查体合作，肢体形体正常，双下肢轻度水肿。

望舌：舌淡红，舌体微胖，苔薄白微腻。

（2）闻诊：呼吸急促，暂未闻及咳嗽等异常声音，未闻及异常气味。

（3）问诊：活动后气促，夜间阵发性呼吸困难，伴有胸闷，以心前区为主，偶有心悸，大汗淋漓，怕冷无发热，无腹痛腹泻，无明显咳嗽咳痰，无胸痛及放射痛，无头晕头痛，无反酸嗳气，无恶心呕吐，无口干口苦，胃纳可，二便如常。

（4）切诊：四肢冰冷，汗出黏腻，脉沉数。

3. 既往史

2019 年 12 月因冠心病行支架植入术，术后长期服用替格瑞洛及阿托伐他汀钙片治疗。发现血压升高 10 余年，收缩压最高 200/100 mmHg，曾口服硝苯地平缓释片、比索洛尔、多沙唑嗪控制血压，目前口服美托洛尔片，血压控制不详。发现血糖升高 1 年余，于某院诊断为"2 型糖尿病"，目前口服二甲双胍片，血糖控制不详。7 年前因胆囊结石行胆囊切除术，术后恢复可。既往住院期间补充诊断为"高脂血症、子宫内膜息肉"。2020 年 12 月 17 日行"子宫病损切除术，经宫腔镜手术（子宫）+扩宫和刮宫术，分段诊断性刮宫（子宫）+宫腔镜检查（子宫）"，曾行输血治疗，现患者恢复良好。否认肺病等其他慢性内科病史，否认肝炎、结核病等传染病病史。否认外伤史及其余手术史，预防接种史不详。

4. 过敏史

对青霉素、链霉素、索米痛片、速效伤风胶囊过敏，否认其余药物及食物过敏史。

5. 其他情况（个人史、月经史、婚育史、家族史等）

个人史：出生于原籍，生活居住条件尚可，无疫区接触史，否认烟酒等不良嗜好。预防接种史不详。

婚育史、月经史：已婚已育，育有 5 个子女，配偶已去世，子女均体健。平素月经规律，50 岁绝经，现阴道无异常分泌物。

家族史：否认家族性遗传病病史。

6. 体格检查

T：36.6 ℃；P：119 次/分；R：20 次/分；BP：151/86 mmHg。

端坐呼吸，急性病容，双侧颈静脉正常，肝－颈静脉回流征阴性，呼吸频率快。双肺可闻及散在湿啰音，心率 119 次/分，心律齐，心音有力，瓣膜区未闻及病理性杂音，未闻及心包摩擦音，双下肢轻度水肿。

7. 辅助检查

急诊血气分析：酸碱度 7.487，二氧化碳分压 29.9 mmHg，血氧分压 73.0 mmHg，血常规＋C－反应蛋白（静脉血）：红细胞计数 3.14×10^{12}/L，血红蛋白量 98 g/L，血细胞比容 30.2%，快速 C－反应蛋白 14 mg/L，急诊生化检查（急，干化学）：钾 3.19 mmol/L，钠 136.6 mmol/L，肌酐 177.8 μmol/L，尿酸 592.6 μmol/L。急诊 B 型脑钠肽前体 >35 000.0 pg/mL。血清肌钙蛋白＋肌红蛋白：肌红蛋白 68.5 ng/mL，肌钙蛋白 T 测定 109.00 pg/mL。心脏彩超：射血分数 41%，考虑冠心病、高血压心脏超声改变。左室收缩功能减低（轻—中度）。左室舒张功能减低。升主动脉硬化。主动脉瓣反流（轻—中度）。二尖瓣、三尖瓣反流（轻度）。肺动脉高压（轻度）。心电图：窦性心律，R 波递增不良，ST-T 改变。胸部 CT 平扫：①双肺数个实性微小/小结节，建议年度复查。②左肺上叶后段钙化灶。纵隔淋巴结钙化。③双肺散在纤维灶及慢性炎症改变。

8. 中医诊断

心衰病（阳虚欲脱）。

9. 西医诊断

①急性心力衰竭；②冠状动脉粥样硬化性心脏病；③心功能Ⅳ级；④冠状动脉支架植入后状态；⑤高血压 3 级（很高危组）；⑥2 型糖尿病；⑦慢性肾脏病 3 期；⑧电解质代谢紊乱（低钾低钠低氯血症）；⑨高脂血症。

10. 主要中西医方案

抗血小板聚集、利尿、控制血糖、调脂稳斑、应用血管紧张素受体脑啡肽酶抑制剂为主。

淡附子 30 g$^{（先煎）}$，肉桂 15 g，醋五味子 10 g，红参 15 g，酒山茱萸 20 g，龙骨 20 g，牡蛎 20 g，桃仁 15 g，炙甘草 15 g，砂仁 20 g，酒肉苁蓉 15 g。

11. 复查及复诊

（住院复查）急诊血气分析：二氧化碳分压 34.0 mmHg，血氧分压 110.0 mmHg，动脉血氧含量 13.4 Vol%，总血红蛋白 97 g/L，肺泡－动脉氧分压差 113.4 mmHg，半饱和氧分压 24.57 mmHg，肺内分流率 8.8%。急诊生化检查（急，干化学）：钠 135.3 mmol/L，尿素 9.49 mmol/L，肌酐 190.8 μmol/L，尿酸 554.1 μmol/L。急诊 B 型脑钠肽前体 20 291.0 pg/mL。

用方同前。

（出院前复查）血常规（五分类）：单核细胞百分比 12.1%，淋巴细胞绝对值 1.03×10^{9}/L，红细胞计数 3.16×10^{12}/L，血红蛋白量 98 g/L，血细胞比容 31.6%，平均红细胞血红蛋白浓度 310 g/L，红细胞体积分布宽度 15.1%，红细胞体积分布宽度标准差 55.8 fL。急诊生化检查（急，干化学）：尿素 9.19 mmol/L，肌酐 147.9 μmol/L，尿酸 441.0 μmol/L。急诊 B 型脑钠肽前体 13 271.0 pg/mL。

按语：两个病案患者都可能为冠状动脉粥样硬化性心脏病导致心力衰竭，大汗淋漓，心功能较差，灌注不足，脉微弱，当需马上回阳救逆。

破格救心汤是李可老中医经验方。以四逆汤为主要底方，方中附子辛甘温阳，归心肾，补火助阳，回阳救逆，温补心、脾、肾，化气行水；干姜温中散寒，温肺利水，回阳通脉，助附子回阳救逆；红参大补元气，复脉固脱，滋阴合阳；山茱萸肉收敛元气，滋阴补肾，取阴中求阳之意；生龙骨、牡蛎固肾摄精，收敛元气；炙甘草调和诸药，减轻附子毒性。诸药合用，共奏回阳救逆、温阳化水之功效。李老认为"人身皮毛肌肉，经脉官窍，五脏六腑但有一处阳气不到，一处便是病"。心力衰竭病以阳气虚衰为主要病机，冠心病的主要表现胸闷、气促、肢肿是阳气虚衰、全身水液运行失常、浊阴上泛的外在表现。用破格救心汤温运阳气，兼固阴潜阳，抓住阳气虚衰这一治疗核心，兼以去除致病诱因，如感寒、伤食、情志等因素，使阳气布散则水液运行复常。运用破格救心汤后，部分患者会出现咳吐稀涎、肠鸣腹痛、腹泻矢气等呼吸道和消化道症状，部分患者服药后出现膝踝或跖趾关节红肿热痛，随着症状的出现，患者自觉轻快，心力衰竭症状好转，精神、睡眠、胃纳改善，舌苔也会由厚转薄。原因可能是阳气运行，与体内阴寒痰凝瘀血相争，从正常排泄途径或循经络而出。破格救心汤的附子用量较大，采取久煎2个小时的煎煮方式，未出现唇周或舌尖发麻、头晕、胸闷、心跳加快、视物模糊等不良反应。

《素问·生气通天论》曰："凡阴阳之要，阳密乃固，两者不和，若春无秋，若冬无夏，因而和之，是谓圣度。故阳强不能密，阴气乃绝；阴平阳秘，精神乃治，阴阳离决，精气乃绝。"当人体处于垂死之境地，五脏、六腑、十二经等，均近乎精气衰竭、阴阳失衡状态。此时，阳回则生，阳去则死。正如《黄帝内经》所言："出入废则神机化灭，升降息则气立孤危。"初诊时，患者冷汗淋漓，四肢厥冷，面色白，喘息抬肩，口开目闭，精神疲倦，气息奄奄，脉象微弱，需急投本方大剂，应用本方，当心存救死扶伤之念，严格遵循六经辨证法则，胆大心细，谨守病机，准确判断病势。

第五节　术后并发心力衰竭

一、介入后心力衰竭

（一）冠脉介入相关

冠状动脉介入手术直接作用于心脏，应用外力对心脏中的瘀血、痰饮等病理产物进行有效清除，暂时通畅心脉，但患者机体仍处于本虚状态，手术会损伤机体元气。心居胸中，为阳中之阳。心阳亏虚，则见气短，喘咳倚息，劳动则甚，重者张口抬肩。而五脏为一个相互关联的整体，在心力衰竭发展的过程中，肺脾肝肾与心相互制约，相互影响。病久及肾，肾阳不能温煦心阳，水气上凌心肺，则发胸闷气喘，水湿内停。因此，心阳亏虚，水饮瘀血停聚为冠心病介入术后心力衰竭的主要病机，治宜"温阳利水，益气活血"。

在实证证素中，血瘀证在术后明显减少，而痰阻证必须经中药治疗方可减少，气滞证、寒凝证与热蕴证术前术后未体现出明显变化；在虚证证素中，气虚证和阴虚证在介入手术后均有明显增加，而阳虚证则无显著性变化。虽临床术后也有阴虚为主的患者，但其根本为阴阳俱虚。

（二）电生理术后

研究表明，射频消融手术前后证型变化，证型为瘀阻心脉的有转变为心气虚弱型的，有转变为心血不足型的；水饮凌心有转变为心阳不足型的，少数转变为心血不足、心气虚弱。射频消融虽为微创手术，但属于手术金刀损伤，扰动心之气血，致气血、津液耗伤，阳气外泄。《灵枢·本神》曰："阴虚则无气。"津能化气、阴阳互根，阴津不足则加重气虚、阳虚，又气为血之母，气虚更加重血虚。故术后患者"本虚"的情况多因术中动心、气血损伤而加重。起搏器术后同样如此。

二、心脏外科术后心力衰竭

心脏手术后，心肺受损，气血大伤，血失则心脉失养，气虚则神不守舍，血失气脱则心悸怔忡。肺主气，主治节，心肺俱损，治节无力则气急胸闷；宗气大伤，卫表不固，营卫失和则低热、自汗；汗为心液，心液外散则亡阴，阳随汗泄则亡阳，心之阴阳俱耗，则心悸加剧。心阳不振，水液代谢功能失调则下肢水肿；术后心肺受损，"外伤血瘀"，气虚不摄，"气虚致瘀"，血失流脱、阴液大伤，"阴虚致瘀"，心脏阴阳气血俱虚，起搏无力，循环不畅，则出现舌唇青紫（缺氧缺血）、脉结代等征象。如《杂病源流犀烛》云："心血消亡，神气失守，则心中空虚，怏怏动摇，不得安宁，无时不作名曰怔忡。"《万病回春·怔忡》云："怔忡者，心无血养，如鱼无水，心中畅畅然而跳动也。"综合分析，心力衰竭，病位在心，正虚为本，虚中挟瘀，心失血气所养，脉道不利。故治以益气养阴，通阳化瘀复脉。

（一）心脏瓣膜病手术相关

研究发现，很多风湿性二尖瓣狭窄患者行二尖瓣置换手术时机已晚，手术后患者仍然存在心力衰竭，而且由于大多数患者存在心房纤颤，左心房扩大不能回缩，造成症状持续存在。临床患者总属于阳虚水泛、心神不宁，病位在心肺肾三脏。心主血脉，心气虚或心阳不足则鼓动无力，心血运行不畅，肺为水之上源，主治节，布散津液，肺虚则水液布散无权，聚而为饮为痰，阻碍气机运行。肾主水，肾虚则水液不能蒸腾气化，水气凌心射肺则心悸喘促发作，水液代谢无力则尿少。

（二）心脏搭桥手术相关

冠状动脉搭桥手术围手术期证候如何演变，前人并无经验，在国际上也未见报道，广东省中医院在开展冠状动脉搭桥手术前后，特请国医大师邓铁涛作教授指导，对患者进行中医辨证，发现术后的证型往往是在术前证型基础上的演变，如气虚患者术后可能虚证更甚，甚至出现阳暴脱证、气衰血脱；肥胖患者术后容易出现脾虚湿困；消渴患者术后容易出现肺胃阴虚；肺胀患者术后容易出现痰浊壅肺、肺阴不足；瘀血证则术后瘀血的表现往往有不同程度的减轻。

三、骨外科术后心力衰竭

中医对于围手术期的辨证规律认识：围手术期患者处于应激状态，手术创伤、情志失调可造成阴阳失衡，影响五脏六腑功能。《素问·调经论》："人之所有者，血与气耳。"术中及术后会出现显性及隐性失血，血为气之母，血能载气，必然导致气的丢失。有部分研究者基于临床提出了骨科围手术期中医辨证规律：外科手术前主要为寒湿阻滞证，术后主要以气滞血瘀证、脾虚气滞证、脾肾亏虚证为主。术前常见气滞血瘀证，术后常见气虚血瘀证。围手术期患者情绪失调，这会影响心主神志功能；手术会造成血管损伤和血液丢失，这会影响心主血脉功能，围手术期心的功能受到影响，加之围手术期患者处于气血亏虚、气滞血瘀的状态，则更加会导致心的功能失调，从而诱发或加重心血管疾病。《素问·灵兰秘典论》："心者，君主之官也。"心脏的功能失调，则会导致其他脏腑功能受到影响，围手术期其他脏腑功能失调也会影响心脏的功能。综上所述，临床中仍要遵循中医辨证的原则，结合围手术期手术对患者产生的影响，四诊合参，合理辨证。

四、相关医案

病案 1

陈某，男，70 岁，因"反复胸闷痛半年，加重 1 周"于 2022 年 3 月 28 日入院。

1. 现病史

患者半年前活动后开始出现胸闷痛不适，无放射痛，无汗出，无恶心呕吐，无嗳气反酸，休息后数分钟可自行缓解，未予重视，此后胸闷痛症状反复，1 周前开始活动后胸闷痛症状较前加重，伴心悸气促，无放射痛，无汗出，无恶心呕吐，无嗳气反酸，休息后 10 余分钟可自行缓解，遂至当地医院住院治疗，行冠状动脉 CTA 提示左冠状动脉主干重度狭窄 79%，左前降支近段狭窄 59%，中段狭窄 90%，远段狭窄 79%，左回旋支近段狭窄 40%，中远段狭窄 35%，右冠状动脉近中段狭窄 36%，远段狭窄 40%，诊断"不稳定型心绞痛"，当地无法行冠状动脉介入治疗，为求进一步，遂收入院。

2. 中医四诊

（1）望诊

望神：神志清楚，精神疲倦，表情无特殊。

望色：面色灰暗，未见黄染、潮红等。

望形：发育正常，营养一般，形体肥胖。

望态：查体配合。

望舌：舌暗红，有瘀斑，苔白腻。

（2）闻诊：气促咳嗽，无咳痰，未闻及其他异常气味。

（3）问诊：活动后胸闷痛，伴心悸气促，无放射痛，时有汗出，无恶心呕吐，无嗳气反酸，偶有咳嗽，无明显咳痰，无发热恶寒，纳眠一般，大小便调。

（4）切诊：脉滑。

3. 既往史

发现高血压 7 余年，血压可高达 180/100 mmHg，现服用"奥美沙坦酯片、硝苯地平缓释片"控制血压，自诉血压控制可。2019 年曾因腰椎病变于广东省中医院珠海医院行手术治疗。否认糖尿病、肾脏病等其他内科病史。否认肝炎、肺结核等传染病病史。否认外伤史及其他手术史，预防接种史不详。

4. 过敏史

否认药物及食物过敏史。

5. 其他情况（个人史、婚育史、家族史等）

个人史：出生生长于原籍，来珠海多年，生活居住环境可，无疫区居住史。否认烟酒等不良嗜好。否认前 14 天内有野生动物、禽鸟的接触史。

婚育史：已婚，育有子女，子女体健。

家族史：否认家族性遗传病病史。

6. 辅助检查

于左前降支近中段狭窄处植入支架一枚，于左冠状动脉主干－左前降支狭窄处植入支架一枚。术中患者开通血管后突发喘促，大汗淋漓，复查造影未见明显异常，考虑急性心力衰竭发作，予去乙酰毛花苷注射液缓慢静脉推注，予主动脉球囊反搏置入术（图 3-6）。

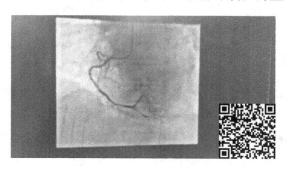

图 3-6　介入术中影像

7. 中医诊断

心水病（痰瘀阻络证）。

8. 西医诊断

①急性心力衰竭；②不稳定型心绞痛；③冠状动脉粥样硬化性心脏病；④高血压 3 级（很高危组）。

9. 主要中西医方案

替格瑞洛片 90 mg po bid；奥美拉唑肠溶胶囊 20 mg po qd；阿司匹林肠溶片 100 mg po qd；阿托伐他汀钙片 20 mg po qn；哌拉西林钠他唑巴坦钠 4.5 g po bid；奥美沙坦酯片 20 mg po qd；呋塞米 20 mg po qd；螺内酯 20 mg po qd；硝苯地平控释片 30 mg po qd；孟鲁司特钠片 10 mg po qn。

瓜蒌皮 15 g，大枣 10 g，桂枝 15 g，苦杏仁 15 g，姜厚朴 10 g，细辛 3 g，胆南星 10 g，

五指毛桃 30 g，法半夏 10 g，桃仁 10 g，桑白皮 15 g，薤白 10 g。

按语：中医有"通则不痛"的说法，为何本案患者在血管开通后突发心力衰竭？这是由于冠状动脉粥样硬化性心脏病导致的心肌缺血造成心肌细胞坏死或暂时功能受损，而介入容易导致缺血再灌注损伤，其原因是血液中的氧与受损心肌细胞或坏死心肌细胞的溶解物质反应形成的氧自由基对部分心肌有损伤作用。中医方面，"气行则血行"，患者冠心病后本为气虚之人，机械性开通血管，血亦无气来推行，看似通脉，实则血行不畅。本例患者形体肥胖、肢体沉重、痰瘀内生、阻滞心脉、胸阳失展、气机不畅，故胸闷刺痛如窒。又察其面色灰暗，舌歪色暗红有瘀斑，苔白腻，脉滑，辨为心脾气虚，痰瘀内阻之证。四诊合参，本证属《金匮要略》之瓜蒌薤白半夏汤证，《金匮要略·胸痹心痛短气脉证治第九》："胸痹不得卧，心痛彻背者，栝楼薤白半夏汤主之。"此患者术后胸痛彻背，气促难平，方用瓜蒌薤白半夏汤以豁痰通阳。瓜蒌性润，用以涤垢腻之痰；薤白用以通秽浊之气；半夏辛温，用以燥脾生之湿。

同时，用药时注重健脾益气、理气宽中、行气化痰。选用桂枝加厚朴杏子汤加减，术后心脾气虚血运不畅，导致心气喘逆，基于阳气虚衰的根本，用桂枝有助阳化气、利水退肿之效，厚朴、杏仁则降气平喘和化痰止咳，大枣调和诸药，细辛少许助桂枝之阳气，两者搭配达到化饮目的。胆南星化痰，桃仁活血通脐，桑白皮清泄虚热，五指毛桃补气之中无升提之虞，体现攻补兼施。经过治疗后，患者症状及心功能得到改善。

病案 2

董某，女，80 岁，因"反复气促 1 个月，加重 1 周"于 2022 年 11 月 22 日入院。

1. 现病史

患者近半年反复无明显诱因出现气促，双下肢水肿，间中胸闷不适，夜间可平卧，无剧烈胸痛，无黑蒙晕厥，无心慌心悸，无头晕头痛，2022 年 10 月 27 日出现阵发性胸闷，伴头晕，晕厥，约 5 秒苏醒，家属诉无肢体抽搐等，曾于我科住院治疗，考虑心房颤动伴长 RR 间期，于 2022 年 11 月 2 日行"Micro 单腔起搏器"置入术，术后恢复良好，症状好转后出院，术后坚持服用"雷贝拉唑钠肠溶胶囊 10 mg qd、硫酸氢氯吡格雷片 75 mg qd、替米沙坦 40 mg qd"等药物。6 天前，患者再次出现气促、双下肢水肿，症状同前，且呈进行性加重，伴胸闷，曾于社区医院诊治（具体不详），加用呋塞米、螺内酯口服治疗，症状未见明显缓解，为进一步治疗来门诊，门诊拟"急性心力衰竭"收入院。

2. 中医四诊

（1）望诊

望神：神志清楚，精神疲倦，表情无特殊。

望色：面色灰暗，未见黄染、潮红等。

望形：发育正常，营养一般，形体中等。

望态：查体配合，自动体位。

望舌：舌质暗红，苔白腻。

（2）闻诊：气促咳嗽，无咳痰，未闻及其他异常气味。

（3）问诊：活动后胸闷痛，伴心悸气促，无放射痛，时有汗出，无恶心呕吐，无嗳气反酸，偶有咳嗽，无明显咳痰，无发热恶寒，纳一般，眠差，大小便调。

（4）切诊：脉涩。

3. 既往史

高血压病史 30 余年，血压最低 160/95 mmHg，平素规律服用替米沙坦 40 mg qd，未规律监测血压，控制情况不详。2004 年于某院行左眼白内障手术，现左眼失明，右眼青光眼。2022 年 11 月来行冠状动脉造影未见明显异常。否认糖尿病病史，否认肝炎、结核等传染病病史，否认外伤史、其他手术史、输血史。

4. 过敏史

磺胺类药物过敏，具体过敏反应不详。无其他药物、食物过敏史。

5. 其他情况（个人史、月经史、婚育史、家族史等）

个人史：生长于原籍，长期珠海工作、生活，生活条件可，否认烟酒等不良嗜好。无疫区接触史，无吸烟饮酒史。

婚育史、月经史：适龄婚育，家人体健。既往月经正常，已经绝经。

家族史：否认家族性遗传病病史。

6. 体格检查

T：36.2 ℃；P：119 次/分；R：22 次/分；BP：136/75 mmHg。

端坐呼吸，急性病容，双侧颈静脉正常，肝－颈静脉回流征阴性，呼吸频率快，双肺可闻及散在湿啰音，心率 150 次/分，房颤律，心音有力，各瓣膜区未闻及病理性杂音，未闻及心包摩擦音，双下肢无水肿。

7. 中医诊断

心水病（阳虚水泛证）。

8. 西医诊断

①急性心力衰竭；②心功能Ⅲ级；③心房颤动；④具有心脏起搏器；⑤高血压性心脏病；⑥高血压 2 级（极高危组）。

9. 主要中西医方案

长期医嘱：硫酸氢氯吡格雷片 75 mg po qd；利伐沙班片 15 mg po qd；氯沙坦钾片 100 mg po qd；瑞舒伐他汀钙片 10 mg po qd；呋塞米片 20 mg po qd；螺内酯片 20 mg po qd；达格列净 10 mg po qd；氨溴索颗粒 30 mg po tid。

临时医嘱：硝酸甘油注射液持续泵入；去乙酰毛花苷注射液 0.2 mg iv 2 次（缓慢推注）。

桂枝 20 g，茯苓 15 g，燀桃仁 20 g，白芍 15 g，丹皮 10 g。

按语：本案患者为植入起搏器后出现心力衰竭，可能是因为单腔 VVI 起搏后房室非同步收缩，使心房扩张，压力上升，继而发生反射性周围血管阻力下降，导致低血压状态；或由于房室非同步收缩引起血液回流，心室得不到较好充盈，心输出量下降；此外心室激动过程的异常也使得心肌收缩无力。对起搏器综合征中的心力衰竭的发生，在置入起搏器前是难以预料的，如果术前能够行电生理及血流动力学检查，将能预防这种情况发生（图 3-7～图 3-9）。对于已经发生了起搏器术后心力衰竭的患者，可以降低起搏频率以尽可能恢复自主心律，无效者可以考虑将心室按需起搏改为心房起搏或双腔起搏，以便保持房室正常顺序及心房排血作用。中医方面，由于心脏收缩/舒张功能下降，相当于中医学理论的心气/阳不足，血脉推动乏力，久致瘀血内阻，所以心气不足、心阳瘀阻型占较大比例。

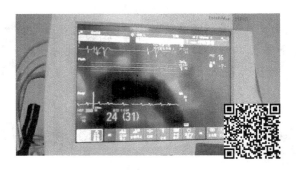

图 3-7　术前急诊抢救生命体征

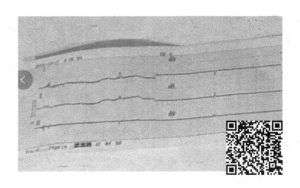

图 3-8　急诊植入起搏器前心电图

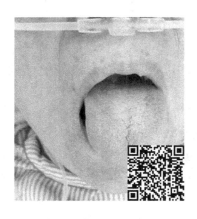

图 3-9　起搏器术后心力衰竭患者舌象

心脏节律性搏动发挥循环血液的动力作用，而其动力的重要环节便是心气的推动，起搏器术后搏动不规则，则出现心气虚，心搏无力不足以推血，且气能行津，若气虚，推动和调控作用减弱，引起津液输布失司、排泄功能障碍，津液与血液的相互转化障碍使得血液不能输布全身脉络而形成痰、饮、水、湿等病理产物进而形成水肿。《医学真传》谓"血非气不运",仲景有"血不利则为水"之说。心主血脉,即心气推动血液运行脉中,流注全身,发挥营养和濡润作用,该功能的正常发挥取决于心气充沛、心血充盈和脉道通利。该患者起搏器术后气血亏虚,脉道受损,血行不畅,心脉痹阻,则见心胸憋闷疼痛,痛引肩臂,面色紫暗,舌质瘀斑或青紫,脉细涩或结代等。针对心脉瘀阻,方用桂枝茯苓丸。该方在《金匮要略》中原本主治妇科癥瘕之症,方中以桂枝温经通脉、行血散瘀为君,丹皮、桃仁活血祛瘀,芍药养血和营为臣,茯苓健脾宁心、渗湿利水为佐使,共奏化瘀利水、缓消癥结之功,如《素问·五藏生成》言:"诸血者,皆属于心。"

病案3

孙某,男,92岁,因"跌倒致右髋疼痛、活动受限约5小时"于2022年9月20日入院。

1. 现病史

患者约5小时前(2022年9月20日约10:50)在家厕所不慎跌倒致右髋疼痛,活动受限,当时不能站立及行走,无下肢麻痹等,当时无昏迷,无恶心呕吐等,遂呼叫"120"送至急诊科就诊,完善骨盆DR示:右股骨粗隆间骨折。急诊医师详细询问病史、症状并结合查体及影像学资料,拟以"右股骨粗隆间骨折"收入骨科。入院后于2022年9月22日送手术插管于全身麻醉下行右人工股骨头置换+右大转子骨折切开复位内固定术。术中血压下降,予多巴胺升压,术后转心血管科诊治。

2. 中医四诊

(1)望诊

望神:神志清楚,精神正常,表情无特殊。

望色:面色苍白,未见黄染、潮红等。

望形:发育正常,营养一般,形体适中。

望态:被动体位,查体配合,未见明显异常。

望舌:舌暗红,苔薄白(图3-10)。

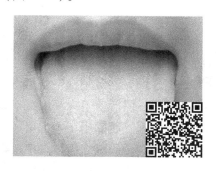

图3-10　转入后舌象

(2)闻诊:

声音:气促、咳嗽咳痰,言语流利,未闻及呃逆、哮喘、呻吟等。

气味:未闻及特殊气味。

（3）问诊：精神疲倦，气短乏力，无放射痛，汗出恶风，无恶心呕吐，无嗳气反酸，偶有咳嗽，无明显咳痰，无发热，右髋部疼痛、活动受限，纳一般，眠差，大小便调。

（4）切诊：脉沉。

3. 既往史

家属诉患者既往有冠心病病史，曾行冠状动脉支架植入术，术后恢复良好，坚持服药。患者既往有高血压病史，平素坚持服药，血压控制情况良好。否认糖尿病等慢性病史；否认肝炎、肺结核等传染病病史；否认其他外伤史及手术史，否认输血史，接种疫苗情况不详。

4. 过敏史

否认其他药物及食物过敏史。

5. 其他情况（个人史、婚育史、家族史等）

个人史：出生于原籍，目前在珠海生活，生活环境可，否认有疫区旅居史或疫区人员接触史。

婚育史：已婚已育，家人均体健。

家族史：否认家族性遗传病病史。

6. 中医诊断

①心水病（气虚血瘀证）；②骨折病（气虚血瘀证）。

7. 西医诊断

①心力衰竭；②肺部感染；③冠状动脉粥样硬化性心脏病；④冠状动脉支架植入后状态；⑤高血压3级（很高危组）；⑥心包积液（少量）；⑦股骨粗隆间骨折（右侧）。

8. 主要中医方案

桂枝15 g，白芍15 g，生姜10 g，炙甘草10 g，大枣10 g。

9. 复查及复诊

（二诊）精神较前好转，气短减轻，少许乏力，无放射痛，汗出减少，无恶心呕吐，无嗳气反酸，偶有咳嗽，无明显咳痰，无发热，右髋部疼痛、活动受限，纳眠一般，大小便调。舌暗红，苔薄白，脉沉细。

桂枝15 g，白芍15 g，生姜10 g，炙甘草10 g，大枣10 g。

按语：《难经》云："血为荣，气为卫。"营卫为功能，气血为物质，营卫与气血异名而同类。营卫不和是营和卫的动态平衡失调，其基础是气血运行失常，具体分为营卫不通和营卫不足两个方面。风、湿、燥、热等邪气阻滞营卫，使血凝不流，瘀毒损伤脉络，是为营卫不通。脏腑元气虚损，卫气不能约束营气行于脉中，则血络内伤而便血，是为营卫不足。该患者为高龄老人，患基础疾病，其基础本为阳虚之体，术中出血后，脏腑气虚不摄，血不循经，发为心病。叶天士云："初为气结在经，久则血伤入络"，概括了疾病由气入血，营卫失和，脉络受损的全过程。由此可见，术后营卫不调和、气结血伤是该患者的病理基础。营卫本于脾胃，以经脉为通道，流行周身，营养脏腑肢节。朱丹溪强调其皆因脏腑本虚，兼风湿热毒等外邪阻滞气血运行而成。由此可见，"营卫不和"高度概括了术后出血、心水发作的病机，具体包括了营卫不通、瘀毒灼络，以及营卫不足、气不摄血两方面的内容。

历代医家鲜有对术后心力衰竭的探索。《难经》云："损其心者，调其荣卫。"营卫二者以气血之体，作流通之用，以维持血管的内环境稳定，对血脉的通利有直接作用。明代医家缪希雍云"宜行血，不宜止血"，其意为通过活血使血运通畅，行于脉中，则不止血而血自止。故方用"营卫第一方"桂枝汤，方中桂枝通达营郁，调动阳气，芍药养血敛阴，散恶血，治血痹。生姜、大枣升脾胃之气而和营卫，炙甘草调和诸药，顾护胃气。通过桂枝汤调和营卫，使气血宣通，脉络和畅，血循于经而不妄行。

参 考 文 献

1. 黎裕朝. 自拟温阳利水活血方治疗冠心病 PCI 术后心衰病的临床观察 [J]. 中西医结合心血管病电子杂志，2017，5（16）：168 – 169.

2. 孙晴. 冠心病介入术后患者不良事件与中医证候要素变化的研究 [D]. 北京：北京中医药大学，2011.

3. 尹克春，刘淑娟，陈力，等. 阵发性室上性心动过速射频消融围手术期中医证型分布 [J]. 广东医学，2010，31（5）：651 – 653.

4. 林冬群，曾敏然，林宇，等. 冠心病患者冠状动脉搭桥手术围手术期中医证候分布和演变规律初探 [J]. 广州中医药大学学报，2009，26（2）：188 – 190.

5. 刘振峰，邓迎杰，孟庆才，等. 膝骨性关节炎患者围手术期中医证候变化特点分析 [J]. 中华中医药学刊，2018，36（1）：225 – 228.

6. 罗嘉旋，蔡海荣，尹志豪，等. 膝骨性关节炎全膝关节置换术前后患者中医证型变化的研究 [J]. 山东中医杂志，2017，36（6）：481 – 484.

7. 王楠，温鑫柱，邬梦云. 脊髓型颈椎病围手术期血瘀证证候变化的临床观察 [J]. 中国中医基础医学杂志，2015，21（11）：1425 – 1427.

8. PARSONNET V，MYERS M，PERRY G Y. Paradoxical paroxysmal nocturnal congestive heart failure as a severe manifestation of the pacemaker syndrome [J]. American Journal of Cardiology，1990，65（9）：683 – 685.

9. 朱中林. 起搏综合征——发生机理，临床表现，诊断和处理原则 [J]. 起搏与心脏，1990（2）：93 – 96.

10. 中国心胸血管麻醉学会急救与复苏分会，中国医师协会急诊医师分会. 中国急性心力衰竭急诊临床实践指南（2017）[J]. 中华急诊医学杂志，2017，26（12）：1347 – 1357.

11. 张人之，陈民. 加味四逆汤治疗心肾阳虚型慢性充血性心力衰竭临床疗效 [J]. 辽宁中医杂志，2015，42（5）：989 – 991.

12. 洪利生，孙丽岩，王京，等. 苓桂术甘汤合真武汤对慢性心功能不全（心肾阳虚证）患者心功能及血浆脑钠肽的影响 [J]. 中国中医急症，2015，24（2）：365 – 366.

13. 侯新蕊，陈典璇. 真武汤加减治疗冠心病慢性心力衰竭临床研究 [J]. 中国中医急症，2014，23（4）：579 – 581.

14. 段敏. 真武汤治疗充血性心力衰竭临床经验 [J]. 中国中医急症，2013，22（9）：1628 – 1629.

15. 曲凡. 充血性心力衰竭的中医治疗研究概况 [J]. 中国中医急症，2007，16（1）：87 – 88.

16. 李小球，耿小茵，王沙燕，等. 苓桂术甘汤治疗充血性心力衰竭的临床研究 [J]. 中华中医药杂志，2005，20（4）：220 – 222.

17. 周鸿飞，吕桂敏. 金匮要略方论、金匮要略心典 [M]. 郑州：河南科学技术出版社，2017.

18. 孙维敏，王孝先，胡邦仁，等. 茯苓桂枝甘草大枣汤利尿作用实验观察 [J]. 新疆中医药，2003，21（1）：8 – 9.

19. 胡希恕. 胡希恕伤寒论讲座 [M]. 北京：学苑出版社，2008.

第四章　慢性心力衰竭

一、定义

慢性心力衰竭，是不同病因引起的器质性心血管病临床综合征，是临床常见的危重症，是各种心脏结构或功能损伤导致心室充盈和（或）射血功能障碍的结果，也是心脏疾病的终末阶段。慢性心力衰竭包括心脏重构、无症状的心功能不全和有症状的心力衰竭3个层面。

二、病因病机

（一）心肌病变

原发性心肌损害：冠状动脉疾病导致缺血性心肌损害如心肌梗死、慢性心肌缺血，炎症和免疫性心肌损害如心肌炎、扩张型心肌病，遗传性心肌病如家族性扩张型心肌病、肥厚型心肌病、右室心肌病、心室肌致密化不全、线粒体心肌病。

继发性心肌损害：代谢内分泌性疾病（如糖尿病、甲状腺疾病）、结缔组织病、心脏毒性药物和系统性浸润性疾病（如心肌淀粉样变性）等并发的心肌损害，酒精性心肌病和围产期心肌病也是常见病因。

心脏舒张受限：常见于心室舒张期顺应性减低（如冠心病心肌缺血、高血压心肌肥厚、肥厚型心肌病）、限制型心肌病和缩窄性心包炎。二尖瓣狭窄和三尖瓣狭窄限制心室充盈，导致心房衰竭。

（二）心脏负荷过度

压力负荷过度：又称后负荷过度，是心脏收缩时承受的阻力负荷增加。左心室压力负荷过度见于高血压、主动脉流出道受阻（主动脉瓣狭窄、主动脉缩窄）；右心室压力负荷过度见于肺动脉高压、肺动脉瓣狭窄、阻塞性肺疾病和肺栓塞等。

容量负荷过度：又称前负荷过度，是心脏舒张时承受的容量负荷过重。左心室容量负荷过度见于主动脉瓣、二尖瓣关闭不全，先天性心脏病右向左或左向右分流；右心室容量负荷过度见于房间隔缺损、肺动脉瓣或三尖瓣关闭不全等；双心室容量负荷过度见于严重贫血、甲状腺功能亢进、脚气性心脏病、动静脉瘘等。

三、临床表现

（一）呼吸困难

（1）劳力性呼吸困难：呼吸困难发生在重体力活动时，休息后可自行缓解。不同程度运动量引发的呼吸困难，预示心力衰竭的程度不同。

（2）夜间阵发性呼吸困难：阵发性呼吸困难发生在夜间，患者突然憋醒，感到窒息和恐怖，并迅速坐起，需要30分钟或更长时间方能缓解。其发生机制与平卧睡眠后回心血量增加、迷走神经张力增高使小支气管痉挛、膈肌抬高、肺活量减少等因素有关。

（3）端坐呼吸：平卧几分钟后出现呼吸困难，需要坐位，仍然气喘。其发生机制是左心室舒张末期压力增高，使肺静脉和肺毛细血管压进一步增高，引起间质性肺水肿，增加气道阻力，降低肺顺应性，加重呼吸困难。

（4）急性肺水肿：气喘伴哮鸣，是呼吸困难最严重状态，是急性心力衰竭的表现。

（二）咳嗽、咳痰、咯血

咳嗽是较早发生的症状，是肺淤血时气道受刺激的反应，常发生在夜间，坐位或立位时咳嗽缓解。痰通常为白色泡沫样、带血丝，或为粉红色泡沫样。左心心力衰竭者肺毛细血管压很高时肺泡出现浆液性分泌物，痰带血丝提示肺微血管破损，血浆渗入肺泡时则出现粉红色泡沫样痰。

（三）运动耐量降低

左心室排血量降低不能满足外周组织器官灌注，引起乏力，运动耐量降低表现为劳力时或日常活动时气促、乏力、疲倦、头晕、心慌、活动受限。疲乏或无力的患者常伴有肢体的沉重感。采集病史时应记录运动受限的程度，如爬楼梯、走平路、日常家务活动或生活自理的能力等。老年人还可出现意识模糊、记忆力减退、焦虑、失眠等精神症状。

（四）泌尿系统症状

尿量减少、少尿或血肌酐升高，见于严重心力衰竭时心排血量下降，肾血流量减少，甚至发生肾前性肾功能不全，可出现少量蛋白尿、透明或颗粒管型、红细胞、血尿素氮升高。

（五）消化系统症状

食欲缺乏、腹胀、恶心、呕吐、便秘、上腹痛等症状由长期胃肠道淤血引起。右上腹饱胀、肝区疼痛由肝淤血肿大，肝包膜被牵拉所致。长期肝淤血可导致心源性肝硬化。

四、一般检查与特殊检查

（一）常规化验检查

常规化验检查有助于对心力衰竭的诱因判断、诊断与鉴别诊断提供依据。

（1）血常规：血红蛋白降低，贫血为心力衰竭加重因素。白细胞增加、中性粒细胞增多提示感染诱因。

（2）尿常规和肾功能检查：少量蛋白尿、透明或颗粒管型、红细胞，血尿素氮和肌酐升高，有助于与肾脏疾病和肾病性水肿鉴别。心力衰竭合并肾功能不全时要注意洋地黄的合理使用。

（3）电解质和酸碱平衡检查：低钾、低钠血症和代谢性酸中毒是难治性心力衰竭的诱因，电解质要根据检查结果补充。

（4）肝功能检查：谷丙转氨酶、谷氨酰胺转肽酶和总胆红素轻度升高，有助于与非心源性水肿相鉴别，低蛋白血症也见于右心衰竭晚期。

（5）内分泌功能：心力衰竭晚期可见甲状腺功能减退，皮质醇减低，是心力衰竭诱发、加重和难治的原因。

（二）心力衰竭的特殊检查

心力衰竭的特殊检查用于需要进一步明确病因和病情评估的患者。

（1）心脏磁共振：是测量左右心室容量、质量和射血分数的金标准，当超声心动图未能做出诊断时，心脏磁共振是最好的替代影像检查。心脏磁共振也是复杂性先天性心脏病的首选检查方法。对于扩张型心肌病患者，在临床和其他影像学检查不能明确诊断的情况下，应考虑采用延迟钆增强，以鉴别缺血性与非缺血性心肌损害。对于疑似心肌炎、淀粉样变、结节病、Chagas病、Fabry病、致密化不全心肌病和血色病的患者，推荐采用心脏磁共振来显示心肌组织的特征。

（2）冠状动脉造影：适用于经药物治疗后仍有心绞痛的患者，合并有症状的室性心律失常或有心脏停搏史患者，有冠心病危险因素、无创检查提示存在心肌缺血的心力衰竭患者。

（3）心脏CT：对低中度可疑的冠心病或负荷试验未能明确诊断心肌缺血的心力衰竭患者，可考虑行心脏CT以排除冠状动脉狭窄。

（4）负荷超声心动图：运动或药物负荷超声心动图可用于心肌缺血和（或）存活心肌、部分瓣膜性心脏病患者的评估。对存在劳力性呼吸困难，左心室射血分数正常但静息舒张功能参数未能做出诊断的患者，负荷超声心动图有一定辅助作用。

（5）核素心室造影及核素心肌灌注和（或）代谢显像：当超声心动图未能做出诊断时，可使用核素心室造影评估左心室容量和左心室射血分数。核素心肌灌注显像包括单光子发射计算机断层成像和正电子发射计算机断层成像，可用于诊断心肌缺血。代谢显像可判断心肌存活情况。

（6）心肺运动试验：心肺运动试验能量化运动能力，可用于心脏移植和（或）机械循环支持的临床评估，指导运动处方的优化，原因不明呼吸困难的鉴别诊断。心肺运动试验适用于临床症状稳定2周以上的慢性心力衰竭患者。

（7）6分钟步行试验：用于评估患者的运动耐力。6分钟步行距离＜150 m为重度心力衰竭，150～450 m为中度心力衰竭，＞450 m为轻度心力衰竭。

（8）有创血流动力学检查：在慢性心力衰竭患者中右心导管和肺动脉导管检查适用于以下几种情况。①考虑心脏移植或机械循环支持的重症心力衰竭患者的术前评估；②超声心动图提示肺动脉高压的患者，在瓣膜性或结构性心脏病干预治疗前评估肺动脉高压及其可逆性；③对经规范治疗后仍存在严重症状或血流动力学状态不清楚的患者，为调整治疗方案可考虑行此检查。急性心力衰竭患者有创血流动力学监测见急性心力衰竭部分。

（9）心肌活检：仅推荐用于经规范治疗病情仍快速进展，临床怀疑心力衰竭是由可治疗的特殊病因所致且只能通过心肌活检明确诊断的患者。

（10）基因检测：对肥厚型心肌病、特发性扩张型心肌病、致心律失常型右室心肌病患者，推荐基因检测和遗传咨询。限制型心肌病和孤立的致密化不全心肌病亦可能具有遗传起源，也可考虑基因检测。

（11）生活质量评估：生活质量评估运用心理学量表，对心理健康、躯体健康和社会功能等进行多维度量化评估。

检查流程见图4-1。

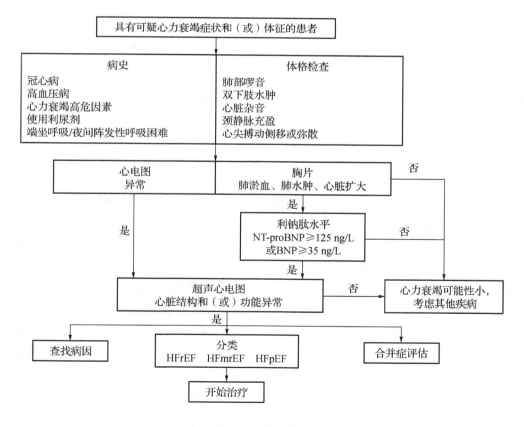

图4-1　检查流程

五、慢性心力衰竭评估流程

（一）治疗慢性心力衰竭药物

利尿剂、血管紧张素转换酶抑制剂、血管紧张素 Ⅱ 受体拮抗剂、血管紧张素受体脑啡肽酶抑制剂、β 受体阻滞剂、醛固酮受体拮抗剂、If 通道阻滞剂、钠－葡萄糖协同转运蛋白 2 抑制剂和洋地黄类药物。

（二）关于心力衰竭的分类分型及相关中医证型

根据目前各国最新心力衰竭指南，目前心力衰竭的分类由传统的左右心力衰竭或收缩/舒张性心力衰竭转变成以射血分数为主要依据而分类。根据左心室射血分数，分为射血分数下降的心力衰竭（左室射血分数 ≤40%），射血分数中间值的心力衰竭（左室射血分数为 41%~49%），射血分数保留的心力衰竭（左室射血分数 ≥50%），射血分数改善的心力衰竭（基线左室射血分数 ≤40%，第二次测量时 LVEF 比基线增加 ≥10%，且 >40%）。目前倾向用射血分数保留的心力衰竭来代替原来的舒张性心力衰竭。

中医辨证方面，阳气盛衰是慢性心力衰竭发展、预后的关键，而《黄帝内经》又根据阳气多少划分三阴三阳，故从阴阳角度观察，六经辨证适合于慢性心力衰竭的临床诊治。慢性心力衰竭患者主要出现心悸、气喘、咳嗽、水肿、失眠、少尿等症状，与张仲景《伤寒论》六经病描述的"悸""短气""咳嗽""蓄水证""不得卧""小便不利"等描述一一对应，故六经证候群涵盖了慢性心力衰竭的主要症状，因此可以采用六经辨证治疗慢性心力衰竭。

太阳主一身之卫表，阳气分布一身之肌表，抵抗外来之邪，太阳病证则为邪气侵袭机体，正气初起抵抗阶段形成的一类病证，故张仲景论述太阳病为"太阳之为病，脉浮，头项强痛而恶寒"。肺主皮毛，太阳病证与肺密切相关，肺与心同处上焦，肺朝百脉，助心行血，若邪犯太阳，肺气壅塞，可影响心的行血功能，但由于太阳病证机体阳气充足，心气损耗较少，故心力衰竭的临床表现或较轻微，如"伤寒心下有水气，咳而微喘，发热不渴；服汤已，渴者，此寒去欲解也，小青龙汤主之"中的"微喘"，或表现为实证，如"短气，躁烦，心中懊侬，阳气内陷，心下因硬，则为结胸，大陷胸汤主之"，或心阳初见损耗，膀胱气化功能初见不利，如"其人叉手自冒心，心下悸，欲得按者，桂枝甘草汤主之""小便不利，微热，消渴者，五苓散主之"。这些证候临床常见于前心力衰竭阶段或临床心力衰竭初期，实证可用小青龙汤、大陷胸汤、五苓散等祛邪，虚证则用桂枝甘草汤一类较平和的补益类方即可。由此可见，心力衰竭的太阳病证阶段，因机体阳气消耗较少，故应及时治疗，祛邪扶正，可延缓甚至截断病势。

阳明病证与慢性心力衰竭。"阳明之为病，胃家实是也"，阳明病"胃家实"三字，既反映了阳明病的证候特点，又揭示了阳明病的病机特点。阳明经为机体多气多血之经，本气多燥，而阳明腑证多以燥屎结于肠中、大便困难为主症，其邪热与糟粕结于肠中，腑气不通，上扰于心，长期发展为慢性心力衰竭，并伴有"喘""潮热""小便不利""不能卧"

"谵语"等证候。《伤寒论》描述为"脉迟……其身必重，短气，腹满而喘，有潮热者……手足然汗出者，此大便已硬也""伤寒四五日，脉沉而喘满……久则谵语""病人小便不利，大便乍难乍易，时有微热，喘冒不能卧者，有燥屎也，宜大承气汤"等，故慢性心力衰竭的阳明病证实证宜以通下法治疗。慢性心力衰竭合并黄疸多为阳明燥热夹湿，熏蒸心胸，且心力衰竭患者小便不利，湿热不得下行，熏蒸皮肤而发黄，《伤寒论》阐述此机制为"阳明病，无汗，小便不利，心中懊恼者，身必发黄""阳明病……色黄者，小便不利也"，此证应清热利湿。《伤寒论》曰："伤寒七八日，身黄如橘子色，小便不利，腹微满者，茵陈蒿汤主之。"故临床心力衰竭合并黄疸多用茵陈蒿汤，但茵陈蒿汤药物较苦寒，易伤阳气，应中病即止，并可在处方中加入白术类药物，即能利水，又能健脾益气，防其阳气耗伤。

慢性心力衰竭由于瘀血、痰浊等病理产物堆积及机体阳气推动力不足等原因，导致机体气机失调。少阳为气机调节之枢纽，《素问·阴阳离合论》指出"少阳主枢"，足见少阳在气机调节中的重要性，故而有"少阳之为病，口苦、咽干、目眩也"的描述，气机壅塞少阳同样影响心功能，伤寒论将这一机制描述为"伤寒，脉弦细……发汗则谵语，此属胃，胃和则愈；胃不和，则烦而躁""伤寒五六日……心烦喜呕，或胸中烦而不呕……或肋下痞硬，或心下悸，小便不利"，故而从少阳调节气机，加速患者病理产物的清除，对慢性心力衰竭的治疗有益处。临床部分慢性心力衰竭患者缠绵难愈，耗伤气血，气滞血瘀，胸胁苦满，抑郁焦虑，食欲不振，均表现为少阳病证，临床常用柴胡类方进行调治，效果甚佳。

太阴病证与慢性心力衰竭。《伤寒论》对太阴病证提纲的描述为"太阴之为病，腹满而吐，食不下，自利益甚，时腹自痛。若下之，必胸下结硬"，此条反映太阴病脾阳不足，寒湿内盛的基本病机。脾阳虚则水谷精微失于运化，气血生化不足，心失所养，且脾阳虚不能运化水湿，水湿内停，上泛至心，影响心功能，发为心力衰竭。临床患者多有畏寒怕冷、食少腹胀、肢体浮肿、小便短少等证候，此证当以温脾散寒、运化水湿为要，《伤寒论》曰："自利不渴者，属太阴，以其脏有寒故也，当温之，宜服四逆辈"，即在慢性心力衰竭的太阴病证阶段，宜服用四逆汤类及理中汤类方。若患者太阴病证较轻，可用理中汤类方，以温脾散寒，若患者病情较重，已有涉及心肾趋势，则使用四逆汤类方较妥当。慢性心力衰竭在太阴病阶段可并发黄疸，《伤寒论》记载："伤寒，脉浮而缓，手足自温者，系在太阴，太阴当发身黄；若小便自利者，不能发黄"，提示心力衰竭并发黄疸的机制为太阴寒湿，小便不利，郁而发黄，临床当用茵陈术附汤治之。太阴病证出现标志着机体阳气衰退，但其只是三阴病的开始，相对而言较好治疗，故慢性心力衰竭在太阴病阶段需合理治疗，避免传入少阴，转化成心肾阳虚证。

少阴病是六经病中危险证候最多的一类，其提纲描述为"少阴之为病，脉微细，但欲寐"，提示机体阳气衰微的病理状态，且张仲景《伤寒论》中有"少阴病，六七日，息高者，死""少阴病，脉微细沉，但欲卧……不得卧寐者，死"等死证描述，这些均是心肾阳衰的缘故，心阳不足导致心不能行血，心功能下降，元阳不足同样影响心阳，且导致膀胱气化不足，水饮上泛或泛溢，出现全身水肿、尿少、咳喘等心力衰竭证候，且心肾阳虚、阳虚水泛证型是慢性心力衰竭终末心肾综合征的主要证型，故而少阴病证多见于慢性心力衰竭的难治性终末阶段，此阶段患者心功能衰竭情况较严重，中医药应以改善生活质量为主，《伤寒论》曰："少阴病……小便不利，四肢沉重疼痛，自下利者，此为有水气，其人或咳，或小便利，或下利，或呕者，真武汤主之"，故临床多用真武汤以温阳利水，太少两感者，可用麻黄附子细辛汤合真武汤治疗，而少阴热化证在慢性心力衰竭患者中所见极少，故在此不做讨论。

厥阴病证与慢性心力衰竭。厥阴病证是六经中较特殊的一类病证，张仲景论述为"厥阴之为病，消渴，气上撞心，心中疼热，饥而不欲食，食则吐蛔，下之利不止"。《伤寒指掌》指出"此皆厥阴自病之热证，并非伤寒传经之热邪。盖厥阴内藏相火，其消渴，火盛水亏也；气上撞心，心中疼热，肝火乘心也"，故而可知厥阴有阴尽阳生、极而复返的特性，厥阴病证阴阳各趋其极，如《诸病源候论》记载"阳并于上则上热，阴并于下则下冷"，从而形成寒热错杂的病证，治宜清上温下。临床部分心力衰竭患者由于阳气亏虚而发为心力衰竭，又合并肺部感染，出现痰黄、口苦等热象，此时应寒热并用，《伤寒论·辨厥阴病脉证并治》记载了乌梅丸，乌梅丸不仅是治疗蛔厥证的主方，也适用于其他寒热错杂之病证，慢性心力衰竭患者见到寒热错杂之厥阴证，可使用乌梅丸治疗。

但根据现有的研究，并无明确证据能表明射血分数相关的证型分类与中医证型、六经辨证相关对应，六经辨证对于临床上的复杂病情难以完全解释。因此不同于急性心力衰竭辨证思路，本病通过"方证相关"来辨证。"方证相关"是中医辨证论治原理的核心，即方剂的药物及配伍关系与其所主治的方证病机之间存在高度的关联或对应性。方剂所治疗病证的病机应与方剂所针对的病机吻合，方能取得疗效，治疗的成效取决于方剂与证之间的相关程度。"证—法—方—药"是有机的统一体，证候是处方的依据，反过来方剂又是检验诊断是否正确的手段。因此，慢性心力衰竭可运用"方证相关"辨证。以下为临床常用经方治疗慢性心力衰竭。

第一节　桂枝汤证

一、桂枝汤

（一）组成

桂枝三两（去皮），芍药三两，甘草二两（炙），生姜三两（切），大枣十二枚（擘）。

上五味，㕮咀三味，以水七升，微火煮取三升，去滓，适寒温，服一升。服已须臾，啜热稀粥一升余，以助药力，温服令一时许，遍身漐漐微似有汗者益佳，不可令如水流离，病必不除。若一服汗出病差，停后服，不必尽剂。若不汗，更服依前法。又不汗，后服小促其间，半日许令三服尽。若病重者，一日一夜服，周时观之。服一剂尽，病证犹在者，更作服。若汗不出，乃服至二三剂。禁生冷、黏滑、肉面、五辛、酒酪、臭恶等物。

（二）出处

桂枝汤出自汉代张仲景《伤寒杂病论》，被称为开宗明义第一方，被誉为"群方之冠"

"和方之祖"，《伤寒论》共有 26 首桂枝汤化裁的系列方剂，《金匮要略》共有 29 首桂枝汤化裁的方剂。仲景设桂枝汤原为治疗太阳中风表虚之证有脉浮缓、恶风、自汗、发热、头痛、鼻鸣、干呕等征象者，后世以营卫不和、阴阳失调为准则，广泛应用于内外妇儿科等各种疾病。

（三）功效

调和营卫，温通心阳。

（四）方义分析

方中桂枝辛温，温通卫阳而解肌祛风；芍药苦酸微寒，益阴和营。桂枝、芍药等量配伍，具有调和营卫之功。生姜辛温，佐桂枝辛甘化阳，且能降逆止呕。因脾胃为营卫生化之本，故用大枣味甘，益脾和胃，助芍药益阴以和营。炙甘草味甘性温，补益中气，调和诸药，伍桂、姜可化阳；配芍、枣能化阴。诸药配伍，共成解肌祛风、调和营卫之剂，主治太阳中风证。桂枝汤为辛温解表轻剂，以调和营卫为主，此外还有调和气血、调和脾胃、调和阴阳的功效，凡营卫不和之病证皆可选用，决非局限于太阳中风证。

（五）用方要点

桂枝汤所治疾病多有营卫不和之证：外邪引发，或素体内虚，本有内伤，而致营卫不和。营卫之于人体为正，营卫和则正气定，正所谓"正气存内，邪不可干"。桂枝汤之调和营卫，既有调和又有扶正之意，有人认为桂枝汤可鼓舞脾胃之气，临床上可用于各种营卫失调、正气不复之证。《金匮要略·胸痹心痛短气病脉证并治第九》："夫脉当取太过不及，阳微阴弦，既胸痹而痛，所以然者，责其极虚也。"心为阳中之太阳，以阳气为用。心的阳气能推动血液循环，维持人的生命活动，使之生机不息。《难经》就有"损其心者，调其营卫"的原则，心阳不足，温煦推动功能失调，可生痰致瘀，发为心水。心力衰竭常见阳浮（热自发）而阴弱（汗自出）、恶寒、恶风、其气上冲；或营弱卫强（发热汗出）又或营卫不和（常自汗出）；或无他脏病而时发热汗出（卫气不和）；或外证未解，脉浮弱者，或外证未罢，须先解外（不可下）等情况都宜选用桂枝汤。且有用桂枝汤加厚朴杏子汤以解肌发汗、宣肺降逆定喘，治喘家或下之微喘者；桂枝加附子汤治发汗不止、恶风、小便难、四肢微急者；桂枝人参汤温中和表治疗下利不止、心下痞鞭者；桂枝去芍药汤治疗脉促胸满者；若更有微寒则用桂枝去芍加附子汤治之；仍头项强痛、翕翕发热、无汗、心下满微痛、小便不利者，桂枝去桂加茯苓白术汤治疗（图 4-2）。

二、黄芪桂枝五物汤

（一）组成

黄芪三两，芍药三两，桂枝三两，生姜六两，大枣十二枚。
上五味，以水六升，煮取二升，温服七合，日三服。

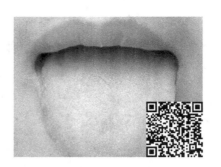

图 4-2　桂枝汤证舌象

（二）出处

《金匮要略·血痹虚劳病脉证并治第六》："血痹阴阳俱微，寸口关上微，尺中小紧，外证身体不仁，如风痹状，黄芪桂枝五物汤主之。"

（三）功效

补益气血，温通卫阳。

（四）方义分析

黄芪桂枝五物汤，即桂枝汤去甘草，倍生姜，加黄芪组成。本方以黄芪为君，补益在表之卫气，充肌肤，温分肉；桂枝解肌祛风，通阳；芪桂同用固表而不留邪，补中有通，鼓舞正气祛邪气；佐以芍药敛阴和营兼除血痹，使营阴充足，血脉通行，是治风先治血之意；生姜、大枣调和营卫，其重用生姜者，以生姜能辛温散寒，能助芪桂振奋卫阳，辛散表邪，故全方有补益气血、温通卫阳之功。

（五）用方要点

《金匮要略论注》："此由全体风湿血相搏，痹其阳气，使之不仁。故以桂枝壮气行阳，芍药和阴，姜、枣以和上焦荣卫，协力驱风，则病原拔，而所入微邪亦为强弩之末矣。此即桂枝汤去草加芪也，立法之意，重在引阳，故嫌甘草之缓小。若黄芪之强有力耳。"黄芪桂枝五物汤原本治疗血痹阴阳俱微，有益气温经、和血通痹的功效，与心力衰竭气虚微寒的临床特点相吻合。心力衰竭之人虽气血营卫俱虚，但治疗并未气血并补，因阴柔滋腻及补益之品，一则碍其邪；二则滞其气，若用之，反而影响血脉通畅及邪气的祛除；也未直接用活血化瘀法，因活血化瘀药可破气耗阴，若用之，不能行其瘀，反而损其阴血，使血脉更加涩滞不利。本证以阳气损伤为主，而致血行涩滞，故以黄芪桂枝五物汤补气通阳为主，佐以养血活血之法。临床应用中，若气虚甚，重用黄芪，加人参；若阳虚甚，重用桂枝，加附子；若血虚甚，可重用白芍，加当归；若瘀血甚，可重用赤芍，加红花、丹参、鸡血藤。

（六）相关医案

病案 1

林某，男，91 岁，因"活动后胸闷气促 4 月余，再发 1 周"于 2022 年 1 月 18 日入院。

1. 现病史

患者于 4 月余前因无明显诱因开始出现全身疲倦乏力，活动后胸闷胸痛伴气促，下肢轻度水肿，就诊于某医院，医师建议患者住院诊治，患者及其家属拒绝住院治疗，于 2021 年 8 月 28 日至广东省中医院珠海医院住院治疗，诊断①心力衰竭；②心脏瓣膜病（主动脉瓣轻—中度反流，二尖瓣、三尖瓣重度反流）；③心房颤动，经治疗后症状好转出院。1 周前患者无明显诱因再次出现活动后胸闷气促，伴双下肢浮肿，自觉肢体乏力，伴有咳嗽，咳稀白痰，无明显胸痛，无头晕头痛，无黑蒙晕厥，无意识障碍，无畏寒发热，遂至广东省中医院珠海医院门诊就诊，为求进一步治疗，门诊拟"慢性心力衰竭急性加重"收住入院。

2. 中医四诊

（1）望诊

望神：神志清楚，精神疲倦，表情无特殊。

望色：贫血貌，口唇及睑结膜苍白，未见黄染等，无潮红，未见特殊病容。

望形：发育正常，营养中等，形体中等。

望态：自动体位，查体合作。

望舌：舌暗淡，舌体胖大，苔腻。

（2）闻诊：少许气促，咳嗽，咳稀白痰，未闻及其他异味。

（3）问诊：活动后胸闷气促，伴双下肢浮肿，尚可平卧，自觉肢体乏力，伴有咳嗽，咳稀白痰，长期汗出恶风，无明显胸痛，无心悸，无夜间阵发性呼吸困难，无粉红色泡沫样痰，无头晕头痛，无腹痛腹胀，无呕血黑便，无发热，无恶心呕吐，无肢体偏瘫，无口角歪斜，无口干口苦，纳眠一般，小便量少，大便稀薄。

（4）切诊：脉微紧。

3. 既往史

有糖尿病病史 10 余年，近期服用达格列净治疗，血糖控制不详。有心房颤动 10 年，现服用利伐沙班片抗凝治疗、琥珀酸美托洛尔控制心率。否认冠心病、脑卒中及高血压等内科疾病，否认肝炎、结核等传染病病史，有输血史，具体不详。否认重大外伤史、手术史，预防接种史不详。

4. 过敏史

否认药物及食物过敏史。

5. 其他情况（个人史、婚育史、家族史等）

个人史：出生于原籍，生活居住条件可，否认疫区疫水接触史。否认烟酒等不良嗜好。

婚育史：适龄婚育，家人体健。

家族史：否认家族性遗传病病史。

6. 中医诊断

心水病（心脾两虚）。

7. 西医诊断

①慢性心力衰竭（急性加重）；②心功能Ⅳ级；③心脏瓣膜病（主动脉瓣轻—中度反流，二尖瓣、三尖瓣重度反流）；④心房颤动。

8. 主要中西医方案

利伐沙班 15 mg po qd；氨溴索颗粒 30 mg po tid；螺内酯片 20 mg po qd；呋塞米片 20 mg po qd；达格列净 10 mg po qd；孟鲁司特钠片 10 mg po qn；阿托伐他汀钙片 20 mg po qn；奥美拉唑肠溶胶囊 20 mg po qd。

黄芪 50 g，肉桂 10 g，红参 10 g，茯苓 10 g，白术 10 g，炙甘草 10 g，当归 10 g，熟地 10 g，川芎 10 g，白芍 10 g。

按语：《金匮要略》云"血痹阴阳俱微，寸口关上微，尺中小紧，外证身体不仁，如风痹状，黄芪桂枝五物汤主之。"张仲景认为血痹是因营卫失调、阴血不足、阳气亏虚，又感风寒所致。阴血不足、脉道无血可行则脉道干涩，阳气亏虚则寒，寒则凝滞，最终导致阴血凝滞、血脉痹阻不通。阳气不足，故寸关脉微，外感风寒，故尺中脉小紧。

本案应用黄芪桂枝五物汤加味合苓桂术甘汤治疗心力衰竭。黄芪桂枝五物汤益气温通，调节营卫气血。苓桂术甘汤温阳化饮，健脾利湿。又加入人参养荣汤个别药物，川芎、当归活血化瘀，红参大补元气，且有熟地滋阴补血。诸药合用，共奏温阳调和、活血通络之功。

病案 2

余某，男，73 岁，因"反复胸闷 3 年余，再发伴气促头晕 20 余天"于 2022 年 6 月 27 日入院。

1. 现病史

患者于 3 年前无明显诱因下开始出现胸闷，无胸痛气促，无心悸咳嗽，无头晕头痛，无反酸嗳气，无恶心呕吐，无腹痛腹泻，无黑蒙晕厥，无意识障碍，患者未予重视；2021 年 8 月患者因胸闷伴头晕至当地三甲西医院住院治疗，完善冠状动脉造影，提示冠状动脉分布呈右优势型，左主干未见明显狭窄，左前降支中段管壁不整，狭窄 30%，TIMI 血流 3 级；回旋支、右冠状动脉支未见明显异常，TIMI 血流 3 级。诊断为"慢性心力衰竭、冠状动脉粥样硬化性心脏病"，具体诊疗不详。出院后患者仍偶有胸闷、头晕，2022 年 6 月 3 日再次出现胸闷、气促、头晕，伴有双下肢轻度浮肿，遂至门诊就诊，门诊医师建议住院治疗，现为求进一步系统诊疗，门诊拟"慢性心力衰竭（急性加重）"收入院。

2. 中医四诊

（1）望诊

望神：神志清楚，精神疲倦。

望色：面色红润，全身皮肤黏膜及巩膜未见黄染，口唇无发绀。

望形：发育正常，营养中等，形体适中。

望态：自动体位，检查合作。

望舌：舌暗红，苔薄白。

（2）闻诊：无咳嗽咳痰，未闻及其他异味。

（3）问诊：气促，偶有胸闷，头晕，长期汗出恶风，无胸痛，无天旋地转感，无头痛，无反酸嗳气，无恶心呕吐，无腹痛腹泻，无黑蒙晕厥，无意识障碍，双下肢轻度浮肿，口干口苦，胃纳可，眠差，小便可，大便秘结。

（4）切诊：脉细滑。

3. 既往史

高血压 10 年余，最高 170/110 mmHg，平时服用沙库巴曲缬沙坦 50 mg bid 降压，平时血压控制不佳；2022 年 6 月 2 日住院诊断为高同型半胱氨酸血症、肺大泡、双侧颈动脉硬化；否认糖尿病病史。否认结核、肝炎等传染病病史；否认手术史以及重大外伤史；否认输血史；预防接种史不详。

4. 过敏史

否认食物及药物过敏史。

5. 其他情况（个人史、婚育史、家族史等）

个人史：生长于原籍，生活条件可，吸卷烟 10 年余，戒烟 30 余年，30 年前偶有饮酒。

婚育史：适龄婚育，家人体健。

家族史：否认家族性遗传病病史。

6. 中医诊断

心水病（营卫不和）。

7. 西医诊断

①慢性心力衰竭（急性加重）；②心脏瓣膜病（二尖瓣中量反流、主动脉瓣大量反流、三尖瓣中量反流）；③颈动脉硬化（伴斑块形成）；④高血压 3 级（很高危组）；⑤高同型半胱氨酸血症。

8. 主要中西医方案

沙库巴曲缬沙坦 50 mg po bid；地高辛片 0.125 mg po qd；螺内酯片 20 mg po qd；呋塞米片 20 mg po qd；阿托伐他汀钙片 20 mg po qn；阿司匹林 100 mg po qd。

熟附子 20 g$^{（先煎）}$，白术 30 g，茯苓 15 g，生姜 10 g，白芍 10 g，大枣 10 g，葶苈子 10 g。

9. 复查及复诊

（二诊）患者神志清楚，精神稍倦，仍有气促，偶有胸闷、头晕，仍恶风，无胸痛，无天旋地转感，无头痛，无反酸嗳气，无恶心呕吐，无腹痛腹泻，无黑蒙晕厥，无意识障碍，双下肢浮肿减轻，口干口苦，胃纳可，眠差，小便可，仍有大便秘结。舌暗红，苔微白腻（图 4-3），脉沉无力。

黄芪 30 g，桂枝 15 g，白芍 10 g，大枣 10 g，生姜 10 g。

（三诊）患者神志清楚，精神一般，气促改善，恶风改善，无明显头晕，无胸闷胸痛，无天旋地转感，无头痛，无反酸嗳气，无恶心呕吐，无腹痛腹泻，无黑蒙晕厥，无意识障碍，双下肢浮肿改善，纳眠可，二便可。舌暗红，苔微白腻，脉沉无力。

（再次复查）急诊血常规（五分类）：血红蛋白量 126 g/L，血细胞比容 38.6%。急诊生

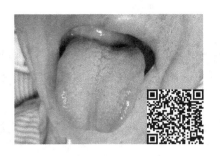

图4-3 患者舌象

化检查（急，干化学）：钾 3.81 mmol/L，钙 2.04 mmol/L，尿素 8.33 mmol/L，肌酐 118.3 μmol/L。急诊 B 型脑钠肽前体 2860.0 pg/mL。D－二聚体定量 1.33 mg/L，纤维蛋白（原）降解产物 4.10 μg/mL。凝血 4 项正常。

按语：该患者营卫不和。初诊时误判患者水饮过多，予真武汤后无明显改善，非所有心力衰竭均以真武利水有功，往后予黄芪桂枝五物汤加减后症状明显改善。

正如仲景所云："病常自汗出者，此为荣气和，荣气和者外不谐，以卫气不共荣气谐和故尔。"心力衰竭本就卫气不足，卫外失固，最易受风邪侵袭，被外邪所乘，易受风则得病。再者，《灵枢·悬解》言："营卫者，经络之气血，气行脉外曰卫，血行脉中曰营。"营行脉中，卫行脉外，皮肤之中，分肉之间，营卫各从其道。营卫二者以气血之体，作流通之用，维持着人体阴阳的动态平衡。而《濒湖脉学·四言举要》云："脉乃血派，气血之先，血之隧道，气息应焉。"这种论述与《灵枢·悬解》中的论述相互抵牾，认为经脉是气血的通路。"荣气虚则不仁，卫气虚则不用，荣卫俱虚则不仁且不用"，可见，营卫气血不足，不能荣养肌肤，外有风寒侵袭，气血运行不畅，故气喘汗出。

第二节　乌梅丸证

一、组成

乌梅三百枚，细辛六两，干姜十两，黄连十六两，当归四两，附子六两（炮，去皮），蜀椒四两（出汗），桂枝六两（去皮），人参六两，黄柏六两。

上十味，异捣筛，合治之，以苦酒渍乌梅一宿，去核，蒸之五斗米下，饭熟捣成泥，和药令相得，内臼中，与蜜杵二千下，丸如梧桐子大。先食饮服十丸，日三服，稍加至二十丸。禁生冷、滑物、臭食等。

二、出处

《伤寒论》第338条："伤寒，脉微而厥，至七八日，肤冷，其人躁，无暂安时者，此为脏厥，非蛔厥也。蛔厥者，其人当吐蛔。今病者静，而复时烦者，此为脏寒。蛔上入其膈，故烦，须臾复止；得食而呕，又烦者，蛔闻食臭出，其人常自吐蛔。蛔厥者，乌梅丸主之。又主久利。"

《金匮要略·趺蹶手指臂肿转筋阴狐疝蛔虫病脉证并治第十九》："蛔厥者，当吐蛔，今病者静而复时烦，此为脏寒，蛔上入其膈，故烦，须臾复止，得食而呕，又烦者，蛔闻食复出，其人常自吐蛔。蛔厥者，乌梅丸主之。"

三、功效

缓厥调中，清上温下。

四、方义分析

本方以乌梅为君，重用乌梅、苦酒之酸，敛肝阴而制木火之横逆上亢；伍人参可培土以御木侮；伍细辛、蜀椒疏肝用而不使过亢；伍黄连、黄柏，酸苦涌泄以泄肝火；伍当归可养肝血而滋肝体，以固厥阴之本。从清上温下的功用看，黄连、黄柏苦寒，清泄上攻之木火；附子、干姜、细辛、蜀椒辛开厥阴气机，疏通阳气而温下寒。两队药寒温并行，清上温下，辛开苦降，相反相成。

五、用方要点

厥阴病证是六经中较特殊的一类病证，张仲景论述为"厥阴之为病，消渴，气上撞心，心中疼热，饥而不欲食，食则吐蛔，下之利不止"。《伤寒指掌》指出"此皆厥阴自病之热证，并非伤寒传经之热邪。盖厥阴内藏相火，其消渴，火盛水亏也；气上撞心，心中疼热，肝火乘心也"，故而可知厥阴有阴尽阳生、极而复返的特性，厥阴病证阴阳各趋其极，如《诸病源候论》记载"阳并于上则上热，阴并于下则下冷"，从而形成寒热错杂的病证，治宜清上温下。乌梅丸核心症状中的腹泻、畏寒肢冷、烦躁、食欲不振、呕吐，均可隶属于仲景所论之乌梅丸证主症的范畴。怠倦乏力一症，仲景在乌梅丸证原文中虽未明示，但从"消渴""饥而不欲食""久利"来看，也提示了怠倦乏力症状的存在。同时厥阴病脾虚肠中寒也支持怠倦乏力作为厥阴病寒热错杂证之主症。腹痛一症，是下利的患者常见伴随症状，而且脾虚肠中寒的患者也会有腹痛表现。因此可以认为腹泻、畏寒肢冷、腹痛、食欲不振、神疲乏力、烦躁、呕吐七个核心症状与乌梅丸原文所载症状基本相符。此外，仲景乌梅丸证中尚有"消渴""心中疼热""气上撞心""吐蛔"的症状表现。舌象（舌质红，苔薄白腻）可大致反映乌梅丸寒热错杂的病性特点；仲景原文脉象为"微"，本研究脉象为细弦。微脉为阳衰少气、阴阳气血诸虚的表现。临床部分心力衰竭患者由于阳气亏虚而发为心力衰竭，又合并肺部感染，出现痰黄、口苦、畏寒肢冷、烦躁、食欲不振等，此时应寒热并用，《伤寒论·辨厥阴病》记载乌梅丸，乌梅丸不仅是治疗蛔厥证的主方，也适用于其他寒热错杂之病症，慢性心力衰竭患者见到寒热错杂之厥阴证，使用乌梅丸治疗，并根据文献报道，乌梅丸尤其适用于充血性和隐性心力衰竭。

六、相关医案

杨某，男，58 岁，因"反复胸闷 4 年余，再发伴气促 1 月余"于 2022 年 6 月 27 日入院。

1. 现病史

患者于 2018 年始无明显诱因出现胸闷痛，部位以心前区为主，持续数分钟后可缓解，伴恶心欲呕，无放射痛，无全身汗出，无心慌气促，无头晕头痛等其他不适，未予重视，2020 年 5 月 26 日某院冠状动脉造影：左优势型，前降支近段狭窄 80%，中段狭窄 70%。右冠状动脉中段狭窄 50%。未同意植入支架治疗，予抗血小板聚集、稳定斑块、扩张冠状动脉药物后症状好转出院。出院后患者偶有胸闷，2021 年 5 月 28 日送介入室于局部麻醉下行经皮冠状动脉药物球囊扩张成形术 + 经皮冠状动脉腔内血管成形术，术中所见：右优势型，左冠状动脉主干未见狭窄，左前降支近段局限性狭窄约 78%，中段狭窄约 70%，远端 TIMI 血流 3 级。左回旋支未见明显狭窄，远端 TIMI 血流 3 级。右冠状动脉中段狭窄约 40%，远段 TIMI 血流 3 级。于左前降支近中段狭窄处使用药物球囊扩张，复查造影残余狭窄约 30%，TIMI 血流 3 级。术后予阿司匹林肠溶片、硫酸氢氯吡格雷片抗血小板聚集，阿托伐他汀钙片调脂稳斑，单硝酸异山梨酯缓释片扩张冠状动脉，琥珀酸美托洛尔缓释片稳定心率，雷贝拉唑钠肠溶胶囊抑酸护胃等治疗，患者症状缓解后出院。出院后患者按时服药，未见明显胸闷胸痛。近 1 个月来，患者偶有胸闷，每次持续时间约数分钟，伴气促，双下肢浮肿，无明显胸痛，无放射痛，无心慌，时有汗出，遂来门诊就诊，现为求系统诊疗，门诊拟"慢性心力衰竭"收入院。

2. 中医四诊

（1）望诊

望神：神志清楚，精神稍倦。

望色：面色无华，全身皮肤黏膜及巩膜未见黄染，口唇无发绀。

望形：发育正常，营养中等，形体消瘦。

望态：自动体位，检查合作。

望舌：舌质红，苔薄白（图 4-4）。

（2）闻诊：未闻及咳嗽咳痰，未闻及其他异味。

（3）问诊：发作性胸闷，以心前区为主，程度较轻，心烦不安，嗳气口干，畏寒肢冷，腰膝酸软，无胸痛及肩背放射痛，休息后可自行缓解，无恶心呕吐，无全身汗出，无夜间阵发性呼吸困难，无心悸，无头晕头痛，无腹痛腹泻，无口干口苦，纳可，眠差，小便黄赤，大便里急后重。

（4）切诊：脉弦细。

3. 既往史

患者 2018 年发现 2 型糖尿病，曾服用二甲双胍治疗，近期无服药，自诉餐后血糖偏高。有乙肝小三阳病史，规律于某院复诊，2020 年 12 月于某院体检查肝功能、乙肝病毒定量未见明显异常，未曾服用抗病毒药物。2021 年 8 月 30 日患者因"胆囊结石"行腹腔镜下胆囊

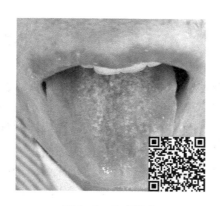

图 4-4 患者舌象

切除术。否认高血压、肾病等重大内科疾病。否认结核等传染病病史。否认重大外伤史、手术史及输血史。

4. 过敏史

自诉破伤风针过敏，否认其他药物、食物及接触过敏史。

5. 其他情况（个人史、婚育史、家族史等）

个人史：出生生长并长期居住于原籍，居住环境尚可，既往饮酒，已戒酒 3 年，否认吸烟等其他不良嗜好。

婚育史：已婚已育，家人均体健。

家族史：父亲脑梗死病史，母亲鼻咽癌病史，否认家族性遗传病及肿瘤病史。

6. 辅助检查

电解质 4 项：钙 2.10 mmol/L。肝功能检查：总蛋白 62.3 g/L，白蛋白 38.7 g/L。血脂：低密度脂蛋白胆固醇 2.15 mmol/L，高密度脂蛋白胆固醇 1.30 mmol/L，总胆固醇 3.57 mmol/L，甘油三酯 0.75 mmol/L。糖化血红蛋白 6.2%。急诊 B 型脑钠肽前体 7015.0 pg/mL。急诊血清肌钙蛋白 + 肌红蛋白：肌红蛋白 30.7 ng/mL，肌钙蛋白 T 测定 41.30 pg/mL。三大常规、心肌酶 3 项、空腹血糖、肾功能 3 项、甲状腺功能 3 项、凝血 4 项、D - 二聚体未见异常。心电图：窦性心律，正常心电图。胸片：心肺膈未见明显异常。冠状动脉 CTA：①右冠优势型，钙化积分 50 分。②CAD-RADS 2 类（左前降支近中段轻度狭窄，回旋支近段轻微狭窄，右冠状动脉近段轻度狭窄）。③主动脉瓣钙化。双侧颈椎动脉彩超：双侧颈动脉未见明显异常。双侧椎动脉未见明显异常。心脏彩超：射血分数 53%。左室舒张功能减退。二尖瓣、三尖瓣少量反流。

7. 中医诊断

心水病（寒热错杂）。

8. 西医诊断

①慢性心力衰竭；②冠状动脉粥样硬化性心脏病；③心功能 Ⅱ 级；④2 型糖尿病；⑤医疗个人史（腹腔镜下胆囊切除术、乙肝小三阳）。

9. 主要中医方案

熟附子 30 g^(先煎)，炙甘草 10 g，桂枝 15 g，党参 20 g，乌梅 20 g，当归 10 g，黄连 3 g，干姜 10 g，细辛 3 g，桃仁 20 g，黄柏 10 g。

按语：该患者的症状表象上看为肝肾阴虚、气血不足证，肾阴为一身阴液之本，肾主骨生髓，肾阴不足，骨失所养，则腰膝酸软无力。但实则阴损及阳，出现上热下寒之四肢厥冷、身重燥热之象，且心水病无论是痰浊、寒凝，均与心脾肝肾有关，肝肾失调，精血不能互滋；水不涵木，病则木气不疏，郁勃冲击，故气上冲心，心中烦躁发为胸闷。所以用乌梅丸寒热同调，消补兼施。其重用酸敛之乌梅，并用醋浸制，同味相求，增强其酸性，酸入肝，生津液，益肝阴，止烦渴；细辛味辛而麻辣，通阳疏肝，散寒破阴；附子、桂枝、干姜温阳、温通、温化以制寒；黄连、黄柏苦寒以泄肝胃之郁热；党参补气以健脾，培土以制肝；当归补血养肝，且与乌梅相配，养肝阴补肝体；参、归同用，气血双补。原方基础上加以桃仁活血通腑。诸药寒温并用，清上温下，调补气血阴阳，同时又具有辛开苦降之意，故用治上热下寒、寒热错杂之证。

第三节　真武汤证

一、组成

茯苓、芍药、生姜（切）各三两，白术二两，附子（炮，去皮，破八片）一枚。

上五味，以水八升，煮取三升，去滓。温服七合，日三服。

二、出处

《伤寒论》第 82 条："太阳病发汗，汗出不解，其人仍发热，心下悸，头眩，身𬕂动，振振欲擗地者，真武汤主之。"

《伤寒论》第 316 条："少阴病，二三日不已，至四五日，腹痛，小便不利，四肢沉重疼痛，自下利者，此为有水气。其人或咳，或小便利，或下利，或呕者，真武汤主之。"

三、功效

温阳利水。

四、方义分析

真武汤为治疗脾肾阳虚，水湿泛溢的基础方。盖水之制在脾，水之主在肾，脾阳虚则湿难运化，肾阳虚则水不化气而致水湿内停。肾中阳气虚衰，寒水内停，则小便不利；水湿泛溢于四肢，则沉重疼痛，或肢体浮肿；水湿流于肠间，则腹痛下利；上逆肺胃，则或咳或呕；水气凌心，则心悸；水湿中阻，清阳不升，则头眩。若由太阳病发汗太过，耗阴伤阳，阳失温煦，加之水渍筋肉，则身体筋肉𬕂动、站立不稳。其证因于阳虚水泛，故治疗当以温阳利水为基本治法。本方以附子为君药，本品辛甘性热，用之温肾助阳，以化气行水，兼暖脾土，以温运水湿。臣以茯苓利水渗湿，使水邪从小便去；白术健脾燥湿。佐以生姜之温散，既助附子温阳散寒，又合苓、术宣散水湿。真武汤用生姜，生姜善走，化气行水力量更强，附子与生姜属于相使配伍，附子壮阳助生姜散水，生姜宣散助附子主水。干姜善温，辛开力量更强。白术与茯苓属于相使配伍，白术健脾助茯苓利水，茯苓渗利助白术制水；附子与白术属于相使配伍，附子壮肾主水，白术健脾制水；附子、生姜与芍药属于相反配伍，附子、生姜辛热，芍药酸寒，芍药制约附子、生姜辛热主水、散水伤阴；芍药与白术、茯苓属于相使配伍，益气敛阴、健脾燥湿利水之中有益阴缓急。该方其义有四：一者利小便以行水气，《神农本草经》言其能"利小便"，《名医别录》亦谓之"去水气，利膀胱"；二者柔肝缓急以止腹痛；三者敛阴舒筋以解筋肉瞤动；四者可防止附子燥热伤阴，以利于久服缓治。

五、用方要点

从该方原文提及症状可得到一些提示。心下悸的病变证机是阳虚不能主水，水气上凌于心。头眩是水气上逆于头，清阳被遏。身瞤动的原因有二：一是身体站立不稳；二是身体肌肉蠕动。振振欲擗地者则说明水气内盛，充斥四肢与头，肆虐逆乱肌肉。真武汤既能主治小便不利，又能主治小便利。若病变证机是阳虚不能气化水津，则可演变为水气内结之小便不利；若病变证机是阳虚不能固摄阴津，则可演变为水津不固之小便利。可见，辨治无论是小便不利，还是小便利，只要审明病变证机是阳气虚弱，均可选用真武汤。故选用真武汤治疗心源性水肿、心力衰竭等以心悸、头眩、水肿、舌质淡、苔薄白等为辨治要点。方中附子与生姜用量比例是近 1∶2，提示温阳主水与辛温散水之间的用量调配关系，以治寒水；白术与茯苓用量比例是 3∶2，提示健脾制水与渗利水湿之间的用量调配关系，以治虚水；芍药与附子、生姜用量比例近 3∶2∶3，提示敛阴与主水散水之间的用量调配关系，以治病固本。

六、相关医案

病案 1

宫某，男性，62 岁，因"反复气喘伴双下肢水肿 4 年余，加重半个月"于 2021 年 10 月 27 日入院。

1. 现病史

患者 4 年余前无明显诱因开始出现气喘气促，夜间不能平卧休息，心慌无胸闷，无胸痛，无大汗淋漓，无恶心呕吐，于某院诊断"慢性心力衰竭"，其间症状反复发作，伴双下肢水肿，于当地医院门诊或医院住院治疗，予慢性心力衰竭相关处理，上述症状可好转，间中仍有气喘气促发作，不能平卧。半月前患者再次出现活动后气促，不能平卧休息，无头晕头痛，偶有胸闷，呈憋闷感，无胸痛，偶有咳嗽咳痰，伴双下肢水肿，自行用口服药物治疗后，双下肢水肿较前稍消退，现为求进一步诊治，遂至门诊就诊，门诊拟"慢性心力衰竭"收入。

2. 中医四诊

（1）望诊

望神：神志清楚，精神稍倦。

望色：面色无华，全身皮肤黏膜及巩膜未见黄染，口唇无发绀。

望形：发育正常，营养中等，形体偏胖。

望态：自动体位，检查合作。

望舌：舌淡暗，苔薄白（图4-5）。

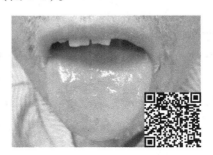

图4-5 患者舌象

（2）闻诊：少许咳嗽咳痰，未闻及其他异味。

（3）问诊：活动后气促，不能平卧，头晕无头痛，偶有胸闷心悸，呈憋闷感，无胸痛，偶有咳嗽咳痰，伴双下肢水肿，腰痛怕冷，无反酸嗳气，无发热恶寒，无恶心呕吐，无黑蒙晕厥，无意识障碍，无汗出，少许口干口苦，纳眠可，二便调。

（4）切诊：脉弦滑。

3. 既往史

高血压病史20年余，血压最高180/90 mmHg，目前规律口服苯磺酸左旋氨氯地平、美托洛尔降压，目前血压控制良好。2型糖尿病病史10余年，目前口服盐酸二甲双胍片控制血糖。否认肾病等慢性内科疾病病史。否认结核、肝炎等传染病病史。否认其他手术史、重大外伤史。预防接种史不详。

4. 过敏史

否认药物、食物过敏史及接触性过敏史。

5. 其他情况（个人史、婚育史、家族史等）

个人史：出生于原籍，生活居住条件可，否认疫区疫水接触史。吸烟饮酒40余年，抽烟约3天一包，饮酒约每天30 mL，否认其他不良嗜好。

婚育史：已婚已育，育有1女，体健。

家族史：否认家族性遗传病病史。

6. 中医诊断

心水病（阳虚水泛）。

7. 西医诊断

①慢性心力衰竭（急性加重）；②心功能Ⅳ级；③肺部感染（？）；④心脏瓣膜病（二尖瓣、三尖瓣重度反流）；⑤高血压3级（很高危组）；⑥2型糖尿病伴有并发症。

8. 主要中医方案

淡附子9 g，生姜6 g，茯苓30 g，白术30 g，白芍20 g，葶苈子10 g，大枣9 g。

9. 复查及复诊

（二诊）神志清楚，精神改善，气促减轻，夜间可平卧，无头晕头痛，无明显心悸，仍时有胸闷，无胸痛，咳嗽咳痰减轻，双下肢水肿减轻，无反酸嗳气，无发热恶寒，无恶心呕吐，无黑蒙晕厥，无意识障碍，无汗出，纳眠可，二便调。舌淡暗，苔薄白，脉弦滑。

（再次复查）急诊血常规：白细胞计数 5.60×10^9/L，中性粒细胞百分比 76.9%，淋巴细胞绝对值 0.78×10^9/L，红细胞计数 3.12×10^{12}/L，血红蛋白量 100 g/L，血细胞比容 31.0%。急诊生化检查：钾 4.75 mmol/L，钠 143.2 mmol/L，尿素 8.91 mmol/L，肌酐 124.5 μmol/L。急诊 B 型脑钠肽前体 979.3 pg/mL。

按语：根据腰痛、怕冷辨为肾阳虚。"心下悸"的病变证机是阳虚不能主水，水气上凌于心。再根据心悸、怕冷辨为心阳虚，因下肢水肿辨为水气浸淫，以此辨为心肾阳虚、水气浸淫证。方以真武汤温心肾利水气。

病案 2

张某，男，53 岁，因"活动后气促 2 年余，再发 5 天"于 2021 年 9 月 15 日入院。

1. 现病史

患者于 2 年余前出现活动后气促，伴有心悸胸闷，伴咳嗽，咳白色痰，易咳，无明显胸痛，无黑蒙晕厥等不适，有夜间阵发性呼吸困难，曾在当地医院就诊，诊断"心力衰竭、扩张型心肌病"，予药物治疗后好转出院。2021 年 3 月患者因再次出现气促心悸不适行冠状动脉造影，提示前降支近中段狭窄约 40%（未见手术记录）。心脏彩超提示：射血分数 28%。全心扩大，左室收缩功能减退，考虑扩张型心肌病可能，主动脉硬化轻度二尖瓣反流，轻度三尖瓣反流。5 天前患者无明显诱因再次出现活动后气促，伴有心悸胸闷，不能平卧，有夜间阵发性呼吸困难，少许咳嗽咳痰，无黑蒙晕厥，无意识障碍，无反酸嗳气，无腹痛腹泻，遂至广东省中医院珠海医院门诊就诊，现为进一步诊治，门诊拟"慢性心力衰竭急性发作"收入我科。

2. 中医四诊

（1）望诊

望神：神志清楚，精神疲倦。

望色：面色红润，全身皮肤黏膜及巩膜未见黄染，口唇无发绀。

望形：发育正常，营养中等，形体适中。

望态：半卧位，检查合作。

望舌：舌暗红，苔薄白（图 4-6）。

（2）闻诊：可闻及少许咳嗽咳痰，未闻及其他异味。

（3）问诊：活动后气促，伴咳嗽，咳白色痰，易咳，有夜间阵发性呼吸困难、眠时双腿不由自主抖动，常头晕，无天旋地转感，无明显胸痛，无黑蒙晕厥，无发热恶寒，无恶心呕吐，无意识障碍，无口干口苦，纳眠不佳，小便偏少，大便尚可。

（4）切诊：脉数。

3. 既往史

高血压病史多年，现服用"氯沙坦钾片"控制血压，自诉血压控制尚可。否认糖尿病、

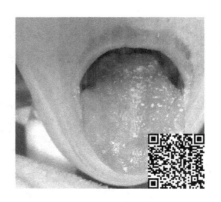

图 4-6　患者舌象

肾病等病史。否认结核、肝炎等传染病病史。否认手术史以及重大外伤史。否认输血史。预防接种史不详。

4. 过敏史

否认药物及食物过敏史。

5. 其他情况（个人史、婚育史、家族史等）

个人史：出生于原籍，生活居住条件可，否认疫区疫水接触史。吸烟 30 余年，每日 40 支，已戒烟 2 年余。否认酗酒等不良嗜好。

婚育史：适龄婚育，家人体健。

家族史：父亲有高血压病史，否认其他家族性遗传病病史。

6. 中医诊断

心水病（阳虚水泛）。

7. 西医诊断

①慢性心力衰竭（急性发作）；②心功能Ⅳ级；③扩张型心肌病（？）；④冠状动脉粥样硬化；⑤高血压 1 级（很高危组）。

8. 主要中医方案

淡附子 6 g，生姜 6 g，茯苓 30 g，白术 30 g，白芍 20 g，葶苈子 10 g，大枣 9 g。

按语："其人仍发热，心下悸，头眩，身瞤动，振振欲擗地者"。"头眩"的病变证机是水气上逆于头，清阳被遏。"振振欲擗地者"的病变证机是水气内盛，充斥四肢与头，肆虐逆乱肌肉。该患者症状及舌脉均符合真武汤证，故予温阳利水。

第四节　麻黄附子细辛汤证

一、组成

麻黄二两（去节），细辛二两，附子一枚（炮，去皮，破八片）。

上三味，以水一斗，先煮麻黄，减二升，去上沫；内诸药，煮取三升，去滓，温服一升，日三服。

二、出处

《伤寒论》第 301 条："少阴病始得之，反发热，脉沉者，麻黄细辛附子汤主之。"

三、功效

温肾扶阳，解表散邪。

四、方义分析

麻黄附子细辛汤由麻黄、附子、细辛三味药组成。从《伤寒论》原文得知，少阴与太阳合病，阳虚之人感受外邪而病，由于阳气素虚，所以脉不浮而沉；但里阳虽虚，而尚能与外邪抗拒，未全陷入少阴，所以复见发热。以太阳证衡之，已见不足，以少阴证衡之，尚称有余，所以治疗方法，既不同于太阳，也不同于少阴，但又不离乎太阳和少阴，这是本条的特点。方中麻黄归肺、膀胱二经，有温通宣达之性，不特外散风寒，亦有散寒通滞之能，是为君药；附子归心、肾二经，纯阳善走，通行十二经，温里扶阳，散寒滞通经脉。二者合用，相辅相成，温通宣散活血，彻表入膀胱经，彻里入肾经，相得益彰，共奏温阳散寒滞通经脉之功。细辛归肾、心二经，芳香气浓，性善走窜，通彻表里，内之宣络脉而疏通百节，外之引孔窍而直透肌肤，可协附子鼓动肾中真阳之气，内祛阴凝，开通诸窍，是为佐药。二者合用表里内外兼顾，温通宣散，在内则附子治之，细辛托之散之；在外则细辛疏之，附子鼓之助之，共奏宣上温下、散寒滞、通经脉之功。三药合用，宣上温下，气血畅达，补中有发，使经脉寒滞得以温通宣散，在里之阳气得以维护。本方虽为少阴太阳两感而设，但因其主要作用是温经通阳散寒，故凡属寒邪痹阻、阳气失展的病证，用之多有良效，并不限于少阴太阳两感。

五、用方要点

麻黄附子细辛汤在心血管疾病中如用之得宜，尤其是对心力衰竭会诊，常可获良效。麻黄附子细辛汤是为治少阴病兼太阳病而设，可见"少阴之为病，脉微细，但欲寐也"，原文的脉微而细，即心肾阳虚，失于推动温煦之力，不足以鼓动血行，充盈经脉；但欲寐，是由于阴盛阳虚，以致精神衰疲，似睡非睡，似醒非醒。因此少阴病以心肾里寒虚证为主证，故畏寒肢冷，但欲寐，脉沉微为麻黄附子细辛汤的辨证使用要点。里寒是使用本方的关键，表寒是次要的。使用时，不论患者是否有发热，但见畏寒、肢冷、脉沉便可使用。麻黄、附子、细辛均带有毒性，要通过仔细煎煮来降低毒性，故用麻黄附子细辛汤只建议汤剂，慎用粉末，且不可长期大量使用，一般得效以后可停服或减少用量。

六、相关医案

熊某，男，83 岁，因"反复胸闷气促 6 年余，再发伴呼吸困难 2 天"于 2021 年 10 月 12 日入院。

1. 现病史

患者 6 年余前无明显诱因出现胸闷痛，无心慌，偶有头晕，乏力，无黑蒙、晕厥，无汗出，无肢体偏侧乏力，劳累后明显，休息可缓解，每次发作数小时不等，无恶心呕吐，无偏侧肢体乏力，无天旋地转感，于广东省中医院珠海医院住院治疗，查冠状动脉 CTA 提示冠状动脉粥样硬化性心脏病，冠状动脉三支病变，左前降支明显（中度狭窄），诊断"冠心病"，予抗血小板聚集、调脂稳斑等药物治疗，经积极治疗后，患者病情好转出院，出院后规律服用药物。9 个多月前患者突发胸闷、气促、双下肢水肿，再次于广东省中医院珠海医院住院，诊断考虑"冠心病、主动脉瓣狭窄并反流、心力衰竭"等，给予抗血小板聚集及调脂等药物治疗后症状可以改善。2 天前患者无明显诱因再次出现气促，伴呼吸困难，稍动即喘，少许咳嗽，无明显咳痰，偶有胸闷，无明显胸痛，无心悸，无恶心呕吐，无黑蒙晕厥，遂至急诊就诊，现为进一步诊治，急诊拟"心力衰竭"收入院。

2. 中医四诊

（1）望诊

望神：神志清楚，精神疲倦，表情无特殊。

望色：面色晦暗，有光泽，未见黄染、潮红等。

望形：营养中等，形体适中，发育正常。

望态：自动体位，查体合作。

望舌：舌暗，苔白微腻（图 4-7）。

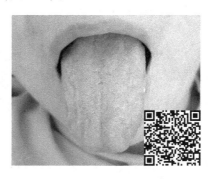

图 4-7　患者舌象

（2）闻诊：语声清晰，可闻及气喘咳嗽，未闻及呃逆、哮鸣、呻吟等。未闻及特殊气味。

（3）问诊：气促，活动后明显，倦乏无力，四肢恶冷，时有咳嗽，喉中痰鸣，偶有胸闷心悸，无明显胸痛，无恶心呕吐，无黑蒙晕厥，无头晕头痛，无言语不利，无发热，纳眠一般，小便尚可，大便难解，约 3 天解 1 次。

（4）切诊：脉沉弦。

3. 既往史

有高血压病史 30 余年，最高收缩压 160 mmHg，现服用氨氯地平控制血压，血压控制可。有糖尿病 30 余年，平素口服阿卡波糖、二甲双胍、格列齐特控制血糖，未监测血糖。

2016 年因老年性白内障于广东省中医院珠海医院眼科行"晶状体囊外摘除术＋人工晶状体植入术"。否认肾病等病史，否认肝炎、结核等传染病病史，否认其他手术史、重大外伤史，预防接种史不详。

4. 过敏史

丹参注射液过敏，否认其他药物及食物过敏史。

5. 其他情况（个人史、婚育史、家族史等）

个人史：生于原籍，生活条件可。吸烟 30 余年，已戒烟多年，否认其他不良嗜好。否认疫区疫水接触史。

婚育史：适龄婚育，家人体健。

家族史：否认其他家族性遗传病病史。

6. 中医诊断

心水病（心肾虚寒）。

7. 西医诊断

①慢性心力衰竭（急性加重）；②冠状动脉粥样硬化性心脏病；③主动脉瓣狭窄伴有关闭不全（中重度）；④高血压 3 级（很高危组）；⑤高血压性心脏病；⑥2 型糖尿病伴有并发症。

8. 主要中西医方案（建议行 TAVR 手术，完善术前大动脉 CT 重建，股动脉钙化严重，需从颈动脉入路行 TAVR 手术，手术难度大，风险高）

长期医嘱：氯吡格雷 75 mg po qd；阿托伐他汀钙片 20 mg po qn；螺内酯片 20 mg po qd；呋塞米片 20 mg po qd；阿卡波糖片 50 mg po tid；达格列净片 10 mg po qd；孟鲁司特钠片 10 mg po qd；吸入用复方异丙托溴铵溶液 2.5 mL 雾化 qd。

临时医嘱：呋塞米针 20 mg iv 2 次；去乙酰毛花苷注射液 0.2 mg iv 1 次（缓慢推注）。

淡附子 6 g，炙麻黄 5 g，桂枝 10 g，细辛 3 g，葶苈子 10 g，桃仁 15 g，苏子 10 g，炒白芥子 10 g，西洋参粉 10 g，五指毛桃 40 g。

按语：麻黄附子细辛汤是为治少阴病兼太阳病而设，故辨证要以少阴病提纲为辨证要点。《伤寒论》第 281 条云："少阴之为病，脉微细，但欲寐也。"脉微而细，即心肾阳虚，失于推动温煦之力，不足以鼓动血行，充盈经脉。但欲寐，是由于阴盛阳虚，以致精神衰疲，似睡非睡，似醒非醒。因此少阴病以心肾里寒虚证为主证，故畏寒肢冷、但欲寐、脉沉微为麻黄附子细辛汤的辨证使用要点。里寒是使用本方的关键，表寒是次要的。使用时，不论患者是否有发热，但见畏寒、肢冷、脉沉就可大胆使用。麻黄在此方中可发散表邪，亦可疏通血脉。《日华子本草》云麻黄"可通九窍，调血脉"，因此不能认为麻黄只有在寒证时才使用。加之患者肺部症状，用苏子、芥子、葶苈子泻肺降气，五指毛桃补气益气，桃仁活血通腑。

第五节　桂枝茯苓丸证

一、组成

桂枝、茯苓、牡丹（去心）、芍药、桃仁（去皮尖，熬）各等份。

上五味，末之，炼蜜和丸，如兔屎大，每日食前服一丸。不知，加至三丸。

二、出处

《金匮要略·妇人妊娠病脉证并治第二十》："妇人宿有癥病，经断未及三月，而得漏下不止，胎动在脐上者，为癥痼害。妊娠六月动者，前三月经水利时，胎也。下血者，后断三月衃也。所以血不止者，其癥不去故也，当下其癥，桂枝茯苓丸主之。"

三、功效

活血化瘀。

四、方义分析

桂枝茯苓丸方中桂枝性温，味辛甘，归心经，既能入心助阳、温通血脉、止悸动，又能扶脾阳、温肾阳以助运水化饮；芍药味苦酸，敛阴、养血，与活血祛瘀药合用发挥活血养血之效；牡丹皮性微寒、味苦辛，归心肝肾，既能清热凉血，又能活血化瘀，有凉血不致瘀滞，活血不致妄行的特点；桃仁味苦甘平，可入心肝血分，善泄血滞，祛瘀作用强，为治疗瘀血阻滞之病症的要药，既助桂枝入阴通阳，又能助牡丹皮、芍药活血行滞；茯苓味甘淡平，归心肺脾肾，利水渗湿、健脾宁心，常用于治疗寒热虚实各种水肿，合桂枝化气行水，使湿无所聚，痰无由生；佐以白术，既能补气健脾、运化水湿，又能燥湿利尿，使湿邪祛而不复也；甘草甘温，益气和中。本方诸药相互作用，温而不热，利而不峻，活血通脉，方证对应，综合效果极佳。

五、用方要点

桂枝茯苓丸是经典的妇人病方，传统的活血化瘀方，具有消癥、平冲逆、止腹痛、止漏下的功效。心力衰竭属于本虚标实、虚实夹杂之证；心气虚、心阳不足是关键，血脉瘀滞、瘀血阻络为标。心主血脉，心气有推动血脉运行的作用，气机运化正常，津液得以输布，升降出入得以顺畅，敷布全身而洒陈五脏六腑。心气不足，则运血无力，血液运行不畅，而致血脉瘀滞，故出现心悸、气短、胸闷等症；心气亏虚日久，损及心阳肾阳，寒自内生，寒凝血脉，血瘀进一步形成。正如《医学入门》曰："血随气行，气行则行，气止则止，气温则滑，气寒则凝。"最后因心阳虚衰，不能化气行水，气虚血瘀，瘀而化水，形成水饮内停。故对血瘀较重（痛有定处而拒按，体表青紫或肌肤甲错面色黧黑，口唇爪甲紫暗，或皮下紫斑，舌质紫暗，或见瘀斑瘀点，脉象细涩等）的心力衰竭者，可予以桂枝茯苓丸活血化瘀。

第六节　葶苈大枣泻肺汤证

一、组成

葶苈（熬令黄色，捣丸如弹子大），大枣十二枚。

上二味，以水三升，煮枣取二升，去枣，纳葶苈，煮取一升，去滓，顿服。

二、出处

《金匮要略·肺痿肺痈咳嗽上气病脉证并治第七》："肺痈，喘不得卧，葶苈大枣泻肺汤主之。"

《金匮要略·肺痿肺痈咳嗽上气病脉证并治第七》："肺痈胸满胀，一身面目浮肿，鼻塞清涕出，不闻香臭酸辛，咳逆上气，喘鸣迫塞，葶苈大枣泻肺汤主之。"

《金匮要略·痰饮咳嗽病脉证并治第十二》："支饮不得息，葶苈大枣泻肺汤主之。"

三、功效

泻肺平喘，利水消肿。

四、方义分析

痰水阻于气道而呈喘不能卧，自宜泻肺行水，不计其余。方由葶苈子、大枣二药组成。葶苈子辛苦性寒，功能泻肺行水。本方用此泻肺气之痹以开其水源，行三焦之水以通调水道，对水饮停蓄实证，有较好疗效。恐葶苈子苦寒败胃，故用甘味补脾的大枣为佐。《本草纲目》谓："葶苈甘苦二种，正如牵牛黑白二色，急缓不同；又如葫芦甘苦二味，良毒亦异。大抵甜者下泄之性缓，虽泄肺而不伤胃；苦者下泄之性急，既泄肺而易伤胃，故以大枣辅之。然肺中水气愤满急者，非此不能除，但水去则止，不可过剂尔。既不久服，何致伤人？"葶苈子有苦甜两种，临证可以根据病情缓急使用，中病即止，不可过剂。

五、用方要点

葶苈大枣泻肺汤，观其名知为攻伐之剂，攻病在肺。本方出于仲景《金匮要略》"支饮不得息，葶苈大枣泻肺汤主之""肺痈，喘不得卧，葶苈大枣泻肺汤主之"，两用其方，均明确指出用于治疗病位在胸中之肺的病症。葶苈子入肺、心、脾、膀胱经，心肺同居上焦，心主血脉，为气血运行动力；肺主宣发肃降，为水之上源，通调水道；肺朝百脉，可助心行血，气行则血行，气滞则血瘀。脾主运化水湿，膀胱为水之出路，故葶苈子有源有路，通则有泄，祛邪更有出路。心力衰竭心气亏虚，气虚则血瘀，血不利则为水；葶苈子强其心脉，利其心水，引水下行，通利膀胱，标本同治；另外心为君主之官，肺为相辅之官，心主血，肺主气，肺的宣发肃降功能可助气血运行，故心病可治肺，葶苈子泻肺利水，肺气通调，则君主自明。然而葶苈子性峻猛，易于伤正，故而配以大枣甘缓补中，使攻邪而不伤正。《别录》曰："下膀胱水，伏留热气，皮间邪水出，面目浮肿。"正合现代药理研究认为的葶苈子强心改善微循环的作用，增加肾血流量的作用及较强的利尿作用。大枣能培土制水，健脾而质润，故在治疗水饮病的方剂中，仲景常用，一方面取其制水；另一方面用其滋脾，防止利水燥湿过度而伤及脾肾之阴。方中应用大枣兼顾以上作用，更有顾护肾气，缓峻药之毒，令邪去而正不伤，何况大枣尚有治疗咳喘上气的作用及补益心气之功，无论阴虚抑或阳虚皆以应用。葶苈气寒性滑利，寓巴豆、大黄二物之性，故极速降，能大泻肺中之痰饮、脓血，诚猛药也；大枣者，恐葶苈太峻，将肺中之液一并泻出，故以大枣抑之，借以约束营气而存津液也，与十枣汤之用大枣，皂荚丸之饮以枣膏同义也。由此可知，该方名为泻肺，实为攻邪下气利水，确为攻伐之剂。攻伐之位非仅在胸胁，亦在肺内，凡饮邪迫肺促急者均可选用。故临床多用其治疗心力衰竭而见肺部感染、肺水肿者。

六、相关医案

李某，女，62岁，因"反复心悸10余年，气促1年，再发2天"于2022年3月3日入院。

1. 现病史

患者10余年前无明显诱因出现心悸，伴有胸闷痛，压榨感，持续时间未详，未予重视及处理，后仍有反复发作，甚至痛彻胸背，向左上肢放射，遂至当地医院住院治疗，诊断为"冠心病"，具体诊治不详，症状反复发作，逐渐加重，1年前患者无明显诱因开始出现活动后气促，伴上腹部胀满，恶心，上楼梯及长距离行走后明显，休息后可缓解，昼轻夜重，甚至夜间无法平卧，夜间阵发性呼吸困难，可自行缓解，伴胸闷心悸，2021年12月于广东省中医院珠海医院住院治疗，诊断"心力衰竭"，予强心、利尿、改善心力衰竭、抗血小板聚集、调脂稳斑、扩张冠状动脉等治疗后好转出院。2天前患者无明显诱因再次出现心悸，伴气促，大汗淋漓，尚可平卧，偶有胸闷，无明显胸痛，少许咳嗽，无明显咳痰，无头晕头痛，无黑蒙晕厥，无意识障碍，无反酸嗳气，无恶心呕吐，遂至广东省中医院珠海医院急诊就诊，急诊查B型脑钠肽前体4789.0 pg/mL，予对症处理，现患者及家属求进一步系统治疗，急诊拟"心力衰竭"收入院（图4-8）。

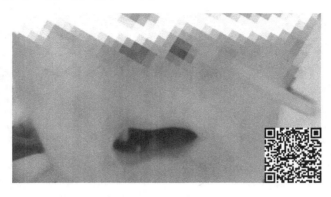

图4-8 慢性心衰急性发作时

2. 中医四诊

（1）望诊

望神：神志清楚，精神疲倦。

望色：面色红润，全身皮肤黏膜及巩膜未见黄染，口唇无发绀。

望形：发育正常，营养中等，形体适中。

望态：自动体位，检查合作。

望舌：舌暗红，苔微白。

（2）闻诊：气促咳嗽，咳大量白色细沫样痰，未闻及其他异味。

（3）问诊：时有心悸，伴有气促，大汗淋漓，活动后明显，休息后可自行缓解，尚可平卧，偶有胸闷，无明显胸痛，咳嗽咳痰，无头晕头痛，无黑蒙晕厥，无意识障碍，无反酸嗳气，无恶心呕吐，无发热，胃纳可，眠差，二便如常。

（4）切诊：脉沉细。

3. 既往史

否认高血压、糖尿病等内科病史，否认肝炎、结核病史；否认手术史、外伤史、输血史，预防接种史不详。

4. 过敏史

有青霉素、黄芪过敏，否认其他药物、食物过敏史。

5. 其他情况（个人史、婚育史、家族史等）

个人史：出生于原籍，近期来珠海旅游，居住环境可。否认吸烟酗酒。否认疫区旅居史。

婚育史：适龄婚育，子女体健。

家族史：否认家族性遗传病病史。

6. 中医诊断

心水病（痰饮凌心）。

7. 西医诊断

①心力衰竭；②心功能Ⅲ级；③可疑冠心病观察。

8. 主要中西医方案

硫酸氢氯吡格雷片 75 mg po qd；阿司匹林 100 mg po qd；沙库巴曲缬沙坦钠片 100 mg po bid；瑞舒伐他汀钙片 10 mg po qd；呋塞米片 20 mg po qd；螺内酯片 20 mg po qd；琥珀酸美托洛尔缓释片 23.75 mg po qd；雷贝拉唑 20 mg po qd。

瓜蒌皮 10 g，葶苈子 10 g，大枣 10 g，肉桂 10 g，茯苓 15 g，甘草 10 g，干姜 5 g，红参 15 g，桃仁 10 g。

按语：本案患者痰浊症状、肺失宣降明显，故予以葶苈大枣泻肺汤加苓桂术甘汤加减，此二方均有利水之功效，苓桂术甘汤为行气利水，而葶苈大枣泻肺汤乃是泻心肺、逐水饮。中医学认为，心力衰竭多为本虚标实，心阳虚为本，痰浊水饮为标，多由阳虚气化不利，水湿泛滥致病情不断发展，最终导致气机逆乱而喘。苓桂术甘汤合葶苈大枣泻肺汤温阳化气治本，利水逐水治标，标本兼顾，诸药合用，共奏温壮阳气、利水消肿之效。

第七节　薏苡附子败酱散证

一、组成

薏苡仁十分，附子二分，败酱五分。

上三味，杵为末，取方寸匕，以水二升，煎减半，顿服，小便当下。

二、出处

《金匮要略·疮痈肠痈浸淫病脉证并治第十八》："肠痈之为病，其身甲错，腹皮急，按之濡，如肿状，腹无积聚，身无热，脉数，此为腹内有痈脓，薏苡附子败酱散主之。"

三、功效

温阳散寒，化湿排脓。

四、方义分析

薏苡附子败酱散由薏苡仁、败酱草、附子三味药组成，其中薏苡仁用量十分，量最大为君，败酱草用量五分，附子用量最小二分。薏苡仁甘淡微寒，健脾利湿排脓，《神农本草经百种录》有言："味甘，微寒……专除阳明之湿热，下气，直达下焦。久服轻身益气。"败酱草味苦性平，排脓破瘀，《本草纲目》曰："败酱，善排脓破血，故仲景治痈，及古方妇人科皆用之。"两者均为治痈之要药。附子并非用于治痈，但确是本方的点睛之笔。附子性甘热，其性善走，走而不守，通行十二经，是治阳虚诸证之要药，取其温热通阳之性助化祛湿。《医学启源》阐述附子："去脏腑沉寒一也；补助阳气不足二也，温暖脾胃三也。"《神农本草经》云："主风寒咳逆邪气，温中，金疮，破癥坚，积聚，血瘕，寒湿。"《金匮要略心典》云："假其辛热，以行郁滞之气尔。"

五、用方要点

薏苡附子散适用于寒湿之邪壅塞上焦，胸阳被遏，邪正搏结的胸痹缓急者。方中薏苡仁主利肺气，渗脾湿，炮附子温壮元阳，二药相须，温阳开痹止痛。

薏苡附子败酱散证本质为真阳不足。《张氏医通》"用薏苡附子败酱散……即内经肾移寒于脾。则为痈脓是也。"清代吴谦云："若痈成日久不溃，身皮甲错，内无积聚，腹急腹痛，身无热而脉数者，系肠内阴冷。"真阳不足，无以鼓动邪热至肌表，因此"身无热"。此处脉数为虚数，数而无力。笔者认为，此脉为局部痈脓之瘀热之象，非实热之象。本质阳气不足，邪正交争并不剧烈，故此证所发疮疡等炎症呈不剧烈性、迁延难愈性。"腹无积聚"，为腹部触诊未能触及包块。胡希恕认为腹无积聚表明患者为虚证状态，或疮疡已化脓，无成形痞块。故"腹皮急，如肿状"为腹部有崩急之感，乃脾阳不足，功能失调，上下枢转不利，气机郁滞于腹；加之脾阳不足，水湿难化，脾虚湿蕴，湿浊弥漫成肿。气机郁滞，故气血相凝，久而瘀热，血败肉腐发为痈脓。故《黄帝内经》云："营气不从，逆于肉理，乃生痈肿。"对于肌肤甲错症，乃气血凝结成痈，病在血分。《医宗金鉴》："痈生于内，则气血为痈所夺，不能外营肌肤，故枯皱如甲错也。"肺与大肠相表里，肺合皮毛，腹部病理变化亦可外在表现于皮毛。此方证型为阳气不足，伴湿浊血瘀。

另外该方的剂量以分来计算，汉代时候没有分这个度量衡，从晋代起在汉制的铢和两之间加了一个分，即六铢为一分，四分为一两，并认为在《伤寒论》中没有用到分。丸散中所用之分，是"等份"的意思，不是指药物的重量。但在麻黄升麻汤中及《金匮要略》的一些方剂中用分计量，应为后人在抄写时所改。不过，不管"分"是等份还是剂量，应用时参考用药比例就可，不必苛求原方剂量。方药下面的煎服方法独具特色，原文说："上三味，杵为末，取方寸匕，以水二升，煎减半，顿服"，就是说本方采用的剂型是散剂，但是服法却是煎服。不禁让人迷惑不解，《伤寒论》中也有多处用到散剂，其服用方法均为服方寸匕或是取方寸匕，用粥或是白饮等和服，《金匮要略》中还有一首类似的方子薏苡附子散，也是服方寸匕，而薏苡附子败酱散如此服法，为何？结合临床实践，分析其中原因当是附子有大毒，煎服可以减少毒性。薏苡附子散是用来治疗胸痹急症的，急需宣痹通阳止痛，正好借用附子之毒，所谓毒，是功用太过，过于辛热，所以不用煎服，直接服用，而此证中，痈肿已结，不可速攻，如解结一样，所以仲景选择煎煮如方寸匕大小的药末。

六、相关医案

康某，男，76 岁，因"反复活动后胸闷气促 2 年余"于 2022 年 1 月 10 日入院。

1. 现病史

患者 2 年前无明显诱因下出现胸前区胸闷，以心前区为主，伴有气促，有心悸不适，少许头晕乏力，曾住院诊治，冠状动脉 CTA 提示前降支 90% 狭窄，建议行冠状动脉介入治疗，但患者拒绝，予规范化治疗方案治疗好转后出院。后逐渐出现活动后胸闷气促，夜间明显，间断伴双下肢浮肿，考虑"慢性心力衰竭"，给予对症治疗，症状可缓解，但易反复，2022年 1 月 9 日患者再次出现气促，伴双下肢中度凹陷性浮肿，无胸痛及放射痛，无胸闷心悸，无黑蒙晕厥，无恶心呕吐，无发热恶寒等其他不适，由急诊收入。

2. 中医四诊

（1）望诊

望神：神志清楚，精神稍倦。

望色：面色苍白，全身皮肤黏膜及巩膜未见黄染，口唇无发绀。

望形：发育正常，营养中等，形体肥胖，双下肢中度凹陷性浮肿。

望态：自动体位，检查合作。

望舌：舌淡红，苔白腻（图 4-9）。

（2）闻诊：少许气促，无咳嗽咳痰，未闻及异常气味。

（3）问诊：少许气促，双下肢浮肿，肢体困乏，无胸痛及放射痛，无胸闷心悸，无黑蒙晕厥，无恶心呕吐，无发热恶寒，无腹痛腹泻，无口干口苦，纳眠可，二便调。

（4）切诊：肤温暖，脉濡。

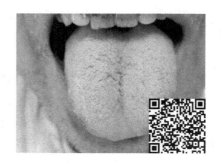

图4-9　患者舌象

3. 既往史

既往糖尿病10年，现以"甘精胰岛素注射液14 U qn"控制血糖，平素未监测血糖；有甲状腺亢进病史10余年，曾行^{131}I治疗，之后转为甲状腺功能减退，长期口服甲状腺素片补充治疗，现服用"优甲乐25 μg qd"。2021年4月于广东省中医院珠海医院住院治疗时发现肝脏占位，诊断为肝癌，曾行肝动脉栓塞治疗。否认其他重大内科病史，否认肝炎、结核等传染病病史，否认其他手术史及输血史。否认相关暴力外伤史。预防接种史不详。

4. 过敏史

既往甲巯咪唑过敏，鱼虾蟹等海鲜过敏，CT造影剂过敏，否认其他药物及食物过敏史。

5. 其他情况（个人史、婚育史、家族史等）

个人史：出生于原籍，生活居住条件可，有饮酒史，具体不详。否认吸烟等不良嗜好。

婚育史：适龄婚育，家人体健。

家族史：否认家族性遗传病病史。

6. 辅助检查

（急诊）急诊血常规（五分类）：白细胞计数5.64×10^9/L，中性粒细胞百分比70.0%，红细胞计数4.25×10^{12}/L，血红蛋白量142 g/L，血小板计数128×10^9/L。急诊凝血检查：凝血酶原时间14.1 s，凝血酶原国际标准化比值1.27，活化部分凝血活酶时间38.5 s。急诊肝功能检查：丙氨酸氨基转移酶37 U/L，白蛋白39.7 g/L。急诊生化检查（急，干化学）：钾4.47 mmol/L，肌酐194.3 μmol/L。急诊肌钙蛋白T测定47.24 pg/mL。急诊B型脑钠肽前体27 843.0 pg/mL。D-二聚体定量0.80 mg/L。胸部正位DR：①考虑双肺散在炎症可能，建议行CT进一步检查。②卧位心影增大，主动脉粥样硬化。③右下肺动脉干增粗，提示肺动脉高压，请结合临床。④右上腹高密度灶，性质待定，请结合临床。床旁心脏彩超提示：射血分数41%，考虑冠心病、主动脉瓣退行性改变。左房、左室增大，左室壁肥厚。左室收缩功能稍减低。二尖瓣反流（轻度），三尖瓣反流（轻度）。腹部彩超：肝右后叶实性团块，结合病史，考虑为肝癌介入术后改变，胆囊壁稍增厚，胰、脾未见明显异常。泌尿系彩超：前列腺增生并钙化，所及双肾、膀胱未见明显异常。

7. 中医诊断

心水病（阳虚湿盛）。

8. 西医诊断

①慢性心力衰竭；②肺部感染（双肺慢性）；③冠状动脉粥样硬化性心脏病；④2型糖尿病；⑤肝恶性肿瘤（术后）；⑥放射后甲状腺功能减退。

9. 主要中医方案

猪苓10 g，茯苓10 g，泽泻10 g，阿胶5 g，滑石粉10 g，玉竹10 g，白术10 g，甘草5 g，党参10 g，地龙10 g。

10. 复查及复诊

（二诊）神志清楚，精神稍倦，仍有气促，双下肢浮肿减轻少许，肢体困乏更甚，无胸痛及放射痛，无胸闷心悸，无黑蒙晕厥，无恶心呕吐，无发热恶寒，无腹痛腹泻，无口干口苦，纳眠可，二便调。舌淡红，苔白腻，脉濡。

熟附子10 g，薏苡仁30 g，炙甘草10 g，桂枝10 g，茯苓15 g，白术20 g，砂仁20 g，熟地20 g，红参10 g，败酱草15 g。

（三诊）神志清楚，精神改善，气促改善，双下肢浮肿减轻，已无倦乏，无胸痛及放射痛，无胸闷心悸，无黑蒙晕厥，无恶心呕吐，无发热恶寒，无腹痛腹泻，纳眠可，二便调。舌淡红，苔薄白，脉沉。

（住院复查）血常规、降钙素原未见异常。急诊肝功能检查：总胆红素40.2 μmol/L，非结合胆红素40.1 μmol/L。急诊心肌酶检查：肌酸激酶42.6 U/L。肾功能3项（急，干化学）：尿素5.67 mmol/L，肌酐92.5 μmol/L，尿酸595.7 μmol/L。急诊凝血4项：凝血酶原时间17.9 s，凝血酶原活动度42.5%，凝血酶原国际标准化比值1.64，活化部分凝血活酶时间47.0 s。D-二聚体定量0.80 mg/L。急诊B型脑钠肽前体16 184.0 pg/mL。血脂检查：高密度脂蛋白胆固醇0.84 mmol/L。胆红素2项：总胆红素37.0 μmol/L，直接胆红素11.5 μmol/L。糖化血红蛋白6.7%。

按语：本案病例初诊时便是薏苡附子败酱散证，可主管医师予以猪苓汤利水、养阴、清热，后患者困乏更甚，为滋阴利水后津液少，腻而气化。后改予薏苡附子败酱散。

薏苡附子散和薏苡附子败酱散二方均出自《金匮要略》。原文曰："胸痹缓急者，薏苡仁附子散主之。""肠痈之为病，其身甲错，腹皮急，按之濡如肿状，腹无积聚，身无热，脉数，此为肠内有痈脓，薏苡附子败酱散主之。"其实二方均适用于寒湿之邪壅塞上焦，胸阳被遏，邪正搏结的心力衰竭患者。方中薏苡仁主利肺气，渗脾湿，起到泄热除湿排脓之效。心力衰竭合并肺部感染往往病情危重，与肺痈相当，痈多有湿，薏苡仁为祛湿而设，薏苡仁得土之燥，禀秋之凉，能燥湿清热，大肠与肺相表里，入手阳明大肠经，为引经药也。且薏苡仁破毒肿，利肠胃为君，炮附子温壮元阳，二药相须，附子不仅温补，其辛热之性可达到破痈的目的。败酱性味苦寒，附子禀雄火，颇有火热化金之能。辅以败酱草，苦寒清热解毒，破瘀排脓，少佐附子之辛热，扶阳而行气血津液，排脓祛湿，振奋阳气，以补正气。

第八节 肾气丸证

一、组成

干地黄八两，山茱萸四两，薯蓣四两，泽泻、茯苓、牡丹皮各三两，桂枝一两，附子一两（炮）。

上八味，末之，炼蜜和丸，梧子大。酒下十五丸，日再服。

二、出处

《金匮要略·消渴小便不利淋病脉证并治第十三》："男子消渴，小便反多，以饮一斗，小便一斗，肾气丸主之。"

《金匮要略·血痹虚劳病脉证并治第六》："虚劳腰痛，少腹拘急，小便不利者，八味肾气丸主之。"

三、功效

温煦心阳，补益肾气。

四、方义分析

金匮肾气丸方中附子性味辛、甘，入心、脾、肾经，可补肾阳、补火消阴，桂枝辛、甘、温，入心、肺、膀胱经，可以助心之阳，二者共为方中君药；生地黄性味甘、苦、寒，用以滋补肾阴，取阴中求阳之意。山茱萸、山药性味平，补肝、脾、肾之精，二者作为臣药；茯苓、泽泻利水渗湿，牡丹皮活血散瘀，去宿血，生新血，三药共为佐药，可利水、祛瘀，并且制约生地滋腻之性。上述药物共用，补精之虚、助阳之弱以生气、化水；使肾阳振奋，气化恢复，诸症自愈。本方滋阴药量大与补阳药量小以阴中求阳，主以补虚，兼顾利水、祛瘀，补而不滞，疏而不伐，一起发挥温阳、活血、利水之功。

五、用方要点

在心力衰竭治疗方面，补肾纳气有时是治疗心力衰竭的主要环节。心力衰竭的发生多由久病体虚或禀赋不足，脾胃气弱，宗气先衰，不能贯心脉以资生心气，初起以气虚为主，心主血脉功能失常，产生气虚血瘀之象；或气虚及内，发展至气阴两虚；或气虚及阳，致气阳两虚，鼓动无力，心阳衰微，不能藏归，温阳于肾，致肾阳不足，主水无权，寒水泛滥肌肤，上凌心肺，则肿、喘、悸之证并见，成心肾阳虚，甚者引起暴喘而心阳欲脱。可见心力衰竭起病于心而累及五脏，最终可致肾气、阴阳虚衰。心力衰竭多为心脏疾病中晚期，以本虚为主的本虚标实证，本虚为心肾气血阴阳亏虚，标实指瘀血、痰浊、水饮。肾为水火之宅，为脏腑之本，主一身之阳气，主纳气，为气之根，生命之本，是脏腑、经脉活动的原动力。肾气虚，气失摄纳上逆而喘。如《医贯》说："真元耗损，喘出于肾气之上奔。"肾阳虚气化不力，水不化气内停为水饮，上凌于心肺故水肿、心悸，故心肾气虚是心力衰竭发生的基础，瘀血、水饮等为心肾气虚之产物，所以心力衰竭易反复发作、迁延难愈，最终发展成肾阳衰竭而成喘脱危候。故喘证有"久病治肾"之说。

六、相关医案

病案 1

林某，女，82 岁，因"反复胸痛 5 年，双下肢水肿 3 个月，再发 1 周"于 2022 年 8 月 15 日入院。

1. 现病史

患者 5 年余前无明显诱因下开始出现胸闷痛不适，位于胸骨后，性质不剧烈，持续 1 ~ 2 分钟可自行缓解，可向后背放射，无心悸气促，无咳嗽咳痰，无头痛头昏，无恶心呕吐，无腹痛腹胀，完善冠状动脉 CTA：①右优势型冠状动脉，总钙化积分为 1643 分。②CAD-RADS 4A（冠状动脉粥样硬化。左旋支近中段管腔重度狭窄。左前降支近段及中段、左旋支近段管腔中度狭窄。右冠状动脉近段、中段管腔轻度狭窄。左前降支远段、左旋支远段、右冠状动脉远段轻微狭窄）。患者口服抗血小板聚集药出现全身皮肤多处瘀斑，未行抗血小板聚集治疗，近 3 个月出现双下肢水肿，伴气短，夜间能平卧，曾就诊于广东省中医院珠海医院门诊，予口服利尿剂处理可好转，近 1 周胸痛、双脚水肿再发，性质程度同前，现为求进一步专科检查及治疗，由门诊拟"心力衰竭"收入院。

2. 中医四诊

（1）望诊

望神：神志清楚，精神可。

望色：面色无华，全身皮肤黏膜及巩膜未见黄染，口唇无发绀。

望形：发育正常，营养中等，形体适中。

望态：自动体位，检查合作。

望舌：舌淡红，苔白腻。

（2）闻诊：时有咳嗽，无气促咳痰，未闻及其他异味。

（3）问诊：发作性胸闷胸痛，位于胸骨后，性质不剧烈，持续 1 ~ 2 分钟可自行缓解，可向后背放射，双脚水肿，肢冷怕凉，时有咳嗽，无呕吐，无黑蒙晕厥，无头痛头昏，无腹痛腹泻，无咳嗽咳痰，无发热，无意识障碍，无口干口苦，纳可，眠一般，尿少而频，时咳而尿出，大便调。

（4）切诊：脉沉细。

3. 既往史

多年前先后发现皮肌炎、干燥综合征、系统性红斑狼疮，定期专科门诊就诊，专科规范治疗，长期服用激素类药物控制病情，具体不详。发现高血压病史多年，收缩压最高达 180 mmHg，目前维持硝苯地平控释片 + 琥珀酸美托洛尔缓释片降压，血压控制情况尚可。否认有脑卒中、糖尿病等内科病史。否认肝炎、肺结核等传染病病史。既往行"右髋关节置换术"，手术有输血，术后康复可，自诉 60 年前烧伤左下肢，致左下肢肌肉萎缩，经治疗后瘢痕愈合。否认其他重大手术史及输血史。预防接种史不详。

4. 过敏史

使用阿司匹林、氯吡格雷后容易出现皮肤瘀斑、皮下瘀血。否认药物、其他食物以及接触物过敏史。

5. 其他情况（个人史、月经史、婚育史、家族史等）

个人史：生于原籍，在当地生活，居住条件良好，否认疫区旅居史，无嗜烟酒，否认其他不良嗜好及不良生活习惯。

婚育史、月经史：适龄婚育，家人均体健。绝经已多年，既往月经正常。

家族史：否认家族性遗传病及肿瘤病史。

6. 中医诊断

心水病（心肾阳虚证）。

7. 西医诊断

①心力衰竭；②冠状动脉粥样硬化性心脏病；③高血压 3 级（很高危组）；④系统性红斑狼疮，累及器官或系统；⑤皮肌炎；⑥干燥综合征。

8. 主要中医方案

熟地黄 20 g，淮山药 10 g，丹皮 10 g，盐山茱萸 10 g，泽泻 10 g，茯苓 15 g，知母 10 g，丹参 15 g，炙甘草 10 g。

9. 复查及复诊

（再次复查）急诊 B 型脑钠肽前体 410.2 pg/mL，急诊血清肌钙蛋白＋肌红蛋白：肌红蛋白＜21.0 ng/mL，肌钙蛋白 T 测定 17.10 pg/mL。血常规（五分类）：淋巴细胞百分比 17.5%，中性粒细胞绝对值 6.56×10^9/L，单核细胞绝对值 0.86×10^9/L，红细胞计数 3.51×10^{12}/L，平均红细胞体积 102.6 fL，平均红细胞血红蛋白含量 34.2 pg，红细胞体积分布宽度标准差 52.6 fL。急诊 D－二聚体＋纤维蛋白（原）降解产物未见明显异常。心电图：窦性心律，T 波改变，电轴右偏。动态心电图：①窦性心律。②频发房性期前收缩，部分成对，部分呈二联律、三联律，短阵房性心动过速。③偶发室性期前收缩。④ST-T 改变。动态血压：①24 小时平均收缩压增高（134 mmHg），平均舒张压正常（75 mmHg）。最高收缩压 184 mmHg，发生在 10：03；最高舒张压 110 mmHg，发生在 19：05；最低收缩压 93 mmHg，发生在 8：58；最低舒张压 54 mmHg，发生在 14：38。②收缩压负荷增高，收缩压≥正常范围的 50.0%（白天 31.3%，晚上 100.0%）。舒张压负荷增高，舒张压≥正常范围的 28.6%（晚上 37.5%）。③收缩压＞140 mmHg 的血压有 19 次，＞160 mmHg 的血压有 8 次，＞180 mmHg 的血压有 1 次。舒张压＞90 mmHg 的血压有 9 次，＞100 mmHg 的血压有 2 次，＞110 mmHg 的血压有 1 次。④反勺形曲线，晨峰血压正常（16.2 mmHg），请结合临床。彩超：左室收缩功能异常增强（射血分数 79%）。左室舒张功能减退。升主动脉硬化、稍增宽。下腔静脉内径细，塌陷率高，考虑血容量不足。双下肢彩超右侧下肢静脉血流缓慢，余未见明显异常。左侧下肢静脉血流缓慢，余未见明显异常。

病案 2

王某，男，74 岁，因"发作性胸闷气促 3 天"于 2021 年 12 月 27 日入院。

1. 现病史

患者 3 日前活动后出现胸闷、气促不适，无胸痛及放射痛，无心悸，无黑蒙晕厥，无咳嗽咳痰，无头痛头昏，无恶心呕吐，无发热，症状持续 1～2 小时，休息后可逐渐缓解，自觉活动耐力下降，轻微活动即感气促明显，双下肢浮肿，无夜间阵发性呼吸困难，无咳粉红色泡沫痰等表现，就诊于广东省中医院珠海医院门诊，完善心脏彩超提示右房增大（轻度），三尖瓣反流（中—重度），主动脉瓣、二尖瓣反流（轻度），以"心力衰竭"收住入院。

2. 中医四诊

（1）望诊

望神：神志清楚，精神疲倦。

望色：面色无华，全身皮肤黏膜及巩膜未见黄染，口唇无发绀。

望形：发育正常，营养中等，形体稍肥胖。

望态：自动体位，检查合作。

望舌：舌淡红，苔白（图 4-10）。

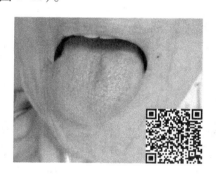

图 4-10　患者舌象

（2）闻诊：未闻及异常声音，未闻及异常气味。

（3）问诊：间断胸闷气促，活动后诱发，伴心悸，腰膝酸软，无胸痛及放射痛，无黑蒙晕厥，无咳嗽咳痰，无头痛头昏，无恶心呕吐，无夜间阵发性呼吸困难，无头晕头痛，双下肢无浮肿，无发热，纳眠可，二便调。

（4）切诊：脉沉。

3. 既往史

有高血压病史 4 年余，血压最高 150/90 mmHg，服用苯磺酸氨氯地平，平素血压控制在 130/80 mmHg 左右，1 个月前出现头昏不适，测血压为 130/60 mmHg，于社区医院建议下停用氨氯地平。心房颤动病史 4 年余，达比加群口服抗凝治疗。糖尿病病史 4 年余，服用达格列净，近期血糖水平不详。有胃溃疡、胃糜烂病史 2～3 年，否认冠心病、肝病、肾病等重大内科疾病史。否认结核、肝炎等传染病病史。40 余年前曾行阑尾手术，否认其他手术史以及重大外伤史。否认输血史。预防接种史不详。

4. 过敏史

30 余年前曾发生青霉素过敏，表现为静脉滴注后全身出汗，否认其他药物及食物过敏史。

5. 其他情况（个人史、婚育史、家族史等）

个人史：生长于原籍，现在本地居住生活，生活条件可。久居珠海，否认疫区疫水接触史。否认烟酒等不良嗜好。

婚育史：适龄婚育，家人体健。

家族史：否认家族性遗传病病史。

6. 中医诊断

心水病（心肾阳虚）。

7. 西医诊断

①心力衰竭；②持续性心房颤动；③高血压1级（极高危）；④2型糖尿病；⑤陈旧性脑梗死；⑥胃溃疡（伴糜烂）。

8. 主要中西医方案

达比加群150 mg po bid；达格列净10 mg po qd；沙库巴曲缬沙坦钠片100 mg po bid；瑞舒伐他汀钙片10 mg po qd；呋塞米片20 mg po qd；螺内酯片20 mg po qd；琥珀酸美托洛尔缓释片23.75 mg po qd；雷贝拉唑20 mg po qd。

酒山茱萸20 g，茯苓30 g，淮山药15 g，丹皮15 g，泽泻10 g，淡附子9 g，肉桂10 g，黄连5 g，阿胶10 g。

按语：慢性心力衰竭是心脏疾病久治不愈的结果，其以劳力性气喘表现最为顽固，气喘不改善，难使生活质量提高。中医有"久病必及肾"之说，肾为脏腑之根本，元气之根，久病肾必虚。故在益气、温阳、化痰、活血、利水、平喘等他法疗效不佳的情况下，补肾固本，纳气之根可能收效甚佳，故治疗慢性心力衰竭在标实证不著的情况下，应考虑补肾。两个病例均有胸闷心悸，肢凉怕冷，浮肿尿少，舌淡，脉沉，一派心肾阳虚之象，行温阳利水、纳肾平喘之法症虽改善，但喘之候未除，主要为气之本不固，故改以肾气丸补肾固本而收功，说明本病喘之根在肾虚，药正中的故效佳。

第九节　四逆汤证

一、组成

甘草二两（炙），干姜一两半，附子一枚（生用，去皮，破八片）。

上三味，以水三升，煮取一升二合，去滓，分温再服。强人可大附子一枚，干姜三两。

二、出处

四逆汤出自汉代张仲景《伤寒杂病论》，共出现22次，《伤寒论》共有19首四逆汤化裁的系列方剂，《金匮要略》共有3首四逆汤化裁的方剂。仲景设四逆汤为回阳救逆。

三、功效

回阳救逆。

四、方义分析

四逆汤主治少阴病阳虚寒盛，四肢厥逆，方中附子生用，辛温大热，驱寒回阳，干姜辛温守中，助附子温肾阳而驱寒，炙甘草甘温，犹以味甘能寒守之特性，助姜附温中阳、助肾阳共奏救逆之功。

五、用方要点

"心属火，为阳中之阳脏；肾为水火之宅，内藏真阴真阳。心火下交于肾，使肾水不寒；肾水上济于心，使心火不亢。肾中真阳上升可温养心火，心火下降制约肾火泛滥而助真阳。一旦心阳虚衰不能制约肾水，肾水泛滥可致肾阳虚；或肾阳虚，心阳失其温助，亦致心肾阳虚，水火逆乱，甚至心肾亡阳。临床应用以喘咳、胸闷、心悸奔豚、小便不利、水肿、腹痛吐利、肢体沉重疼痛，重者见四肢厥逆，恶寒蜷卧，神衰欲寐、面色苍白、脉沉微细、冷汗淋漓等。心肾阳气内衰，阴寒内盛，用四逆汤；若仍恶寒脉微，用四逆加人参汤；若下后复汗，阳气暴虚，用干姜附子汤；若汗下后阳虚者，用茯苓四逆汤；若阴寒内盛，格阳于外，用通脉四逆汤；在此基础上更进一层，用通脉四逆加猪胆汁汤；若阴寒内盛，格阳于上，用白通汤；病情更甚，阳亡阴竭，阴不敛阳，虚阳上脱，用白通加猪胆汁汤。"

六、相关医案

病案 1

徐某，女，80 岁，因"活动后心慌气促半个月"于 2022 年 3 月 24 日入院。

1. 现病史

患者于半个月前无明显诱因出现活动后心慌气促，夜间阵发性呼吸困难，平卧时加重，伴胸闷痛，呈压迫感，无放射痛，休息后缓解，活动后加重，持续 0.5～1 小时，无双下肢水肿，无恶心呕吐等不适，2022 年 3 月 22 日患者至门诊查 B 型脑钠肽前体 3562.0 pg/mL，血常规未见异常，由门诊医师予口服利尿强心、降脂抗聚药物治疗后症状未见缓解，现患者及其家属为求进一步诊治，由门诊拟"心力衰竭"收入院。

2. 中医四诊

（1）望诊

望神：神志清楚，精神疲倦。

望色：面色红润，全身皮肤黏膜及巩膜未见黄染，口唇无发绀。

望形：发育正常，营养中等，形体适中。

望态：自动体位，检查合作。

望舌：舌暗红，苔薄白（图 4-11）。

（2）闻诊：未闻及咳嗽咳痰，未闻及其他异味。

（3）问诊：活动后心慌气促，夜间阵发性呼吸困难，平卧时加重，伴胸闷痛，呈压迫感，无放射痛，休息后缓解，活动后加重，无双下肢水肿，无恶心呕吐，无咳嗽咳痰，时腹痛，头晕，呈昏沉感，无头痛，无黑蒙晕厥，腰酸腰痛，口干口苦，纳一般，眠差，二便调。

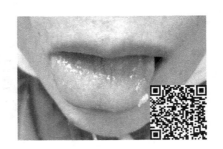

图4-11 患者舌象

（4）切诊：脉微。

3. 既往史

2018年8月入院冠状动脉造影提示：冠状动脉未见明显狭窄，出院诊断"心脏瓣膜病（二尖瓣重度反流，三尖瓣中度反流）"。既往甲状腺功能亢进，予药物治疗后复查甲状腺功能正常。时有膝关节疼痛，自行服用治疗风湿性关节炎疼痛药物。否认高血压、冠心病、糖尿病、肾病等病史，否认肝炎、结核等其他传染病病史，否认重大外伤史，预防接种史不详。

4. 过敏史

否认食物、药物过敏史。

5. 其他情况（个人史、月经史、婚育史、家族史等）

个人史：生于原籍，生活条件可。否认吸烟、嗜酒不良嗜好。否认疫区旅居史。

婚育史、月经史：适龄婚育，家人体健。既往月经正常，已绝经。

家族史：否认家族性遗传病病史。

6. 辅助检查

急诊血气分析：酸碱度7.456，二氧化碳分压31.5 mmHg，血氧分压101.0 mmHg。急诊B型脑钠肽前体3477.0 pg/mL。急诊ABO血型+Rh血型（微柱凝集）：ABO血型（微柱法）A型，Rh血型（微柱法）阳性。尿液分析+尿沉渣定量：尿潜血（2＋），尿红细胞镜检计数3.0个/HP。血常规、凝血、急诊生化8项（急，干化学）、急诊心肌酶4项、急诊肝功能8项、肌钙蛋白、肌红蛋白、空腹血糖、血脂、糖化血红蛋白、大便常规未见明显异常。心脏彩超：射血分数40%，左房增大、左室稍大；升主动脉硬化；左室壁运动普遍减弱、欠同步及协调；左室收缩功能减低（轻—中度）；二尖瓣瓣尖回声稍增粗、增强并反流（中度）；主动脉瓣、三尖瓣反流（轻度）；心律不齐。动态心电图：平均心率是80 bpm，分析的心搏数为115 482个；最慢心率是37 bpm，发生于10：42；最快心率是124 bpm，发生于18：10，ST-T改变。

7. 中医诊断

心水病（阳虚寒盛证）。

8. 西医诊断

①心力衰竭；②心脏瓣膜病（二尖瓣重度反流，三尖瓣中度反流）。

9. 主要中医方案

砂仁 10 g，淡附子 20 g^{（先煎）}，炙甘草 10 g，干姜 6 g。

10. 复查及复诊

（再次复查）血常规未见明显异常。急诊生化检查（急，干化学）：尿素 10.45 mmol/L，尿酸 582.6 μmol/L。急诊 B 型脑钠肽前体 573.4 pg/mL。胸部 CT：①双肺数个实性微小结节，建议年度随诊。②考虑双上肺含气不足，左上肺少量条索灶。③主动脉及冠状动脉硬化，心脏增大，建议结合超声检查。④胸椎退行性改变。血常规、凝血、急诊生化 8 项（急，干化学）、急诊心肌酶 4 项、急诊肝功能 8 项、肌钙蛋白、肌红蛋白、空腹血糖、血脂、糖化血红蛋白、大便常规未见明显异常。

按语：本例患者为女性，年过八旬，阳气渐亏。心阳虚，则推动无力，血脉瘀阻，不通则痛，故胸痛时作，肾阳虚，则四肢欠温，腰酸乏力；阳气亏虚，卫表不固，则自汗多汗；舌暗红、苔薄白、脉微弱，亦为阳虚血瘀之候，治以通阳宣痹，益气复脉。方中附子大辛大热，上助心阳以通脉，下补肾阳而破阴，为"回阳救逆第一品药"；干姜温中散寒，回阳通脉，与附子相配一走一守，气味雄厚，扶肾阳而破阴；炙甘草性温而补，补脾胃而调诸药，且可缓姜附燥烈辛散之性，使其破阴复阳而无暴散之虞。三药功专效宏，可速达回阳之效。正如《医宗金鉴》云："肾阳鼓，寒阴消，则阳气外达而脉自升，手足自温矣。"全方通阳宣痹，益气复脉，通利经脉。服药 2 周后，患者胸闷气促减轻，舌暗好转，继续可增加黄芪补气助阳巩固疗效。

病案 2

张某，女，88 岁，因"反复气促 2 周"于 2023 年 1 月 19 日入院。

1. 现病史

缘患者 2 周前感冒后出现气促、胸闷，时有大汗，夜间难以平卧，无晕厥黑矇，无恶心呕吐，无腹痛腹胀，后出现双下肢水肿，纳差，来门诊就诊，查 B 型脑钠肽前体 5562.0 pg/mL，现为进一步诊治，就诊于广东省中医院珠海医院门诊，拟"心力衰竭"收入院。

2. 中医四诊

（1）望诊

望神：神志清楚，精神稍倦。

望色：面色红润，全身皮肤黏膜及巩膜未见黄染，口唇无发绀。

望形：发育正常，营养中等，形体偏瘦。

望态：自动体位，检查合作。

望舌：舌暗红，苔白腻（图 4-12）。

（2）闻诊：间断咳嗽咳痰，未闻及异常气味。

（3）问诊：气促，间断咳嗽咳痰，时有大汗胸闷，无心悸气促，无晕厥黑矇，无头晕头痛，无发热恶寒，无恶心呕吐，无腹痛腹泻，无口干口苦，纳差，眠可，小便频，大便干结不易排出。

（4）切诊：脉弦滑。

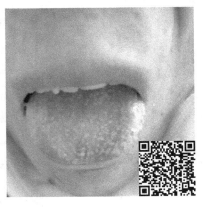

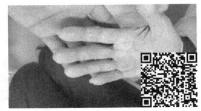

图 4-12　患者舌象及手掌

3. 既往史

有真支气管哮喘病史 80 余年，慢性阻塞性肺病 20 年，具体用药不详。高血压病史 20 余年，最高 170/90 mmHg，近期服用替米沙坦及氨氯地平降压治疗，血压控制尚可。否认其他重大内科病史，否认肝炎、结核等传染病病史，否认其他手术史及输血史。否认相关暴力外伤史。预防接种史不详。

4. 过敏史

磺胺类、青霉素、头孢等多种抗生素过敏，否认其他相关药物及食物过敏史。

5. 其他情况（个人史、月经史、婚育史、家族史等）

个人史：生长于原籍，长期珠海生活，生活条件可，否认烟酒等不良嗜好。

婚育史及月经史：适龄婚育，家人体健，已绝经多年。

家族史：否认家族遗传病病史。

6. 中医诊断

心水病（脾阳亏虚证）。

7. 西医诊断

①心力衰竭；②哮喘；③慢性阻塞性肺病；④高血压 2 级（极高危）。

8. 主要中医治疗

熟附子 15 g，干姜 15 g，甘草 25 g。

按语：本案例中，四逆汤重用甘草。甘草至甘性平，得土气最全，故能解毒及调和百药。甘又主缓，除缓急止痛及缓和药性之峻烈外，其甘缓之性，还可使药力逗留绵长，久久作用于人体脏腑。若遇使药力专宏，直取其效，或意在猛进直追者，万不可加之，方如参附汤、大承气汤、十枣汤、舟车丸、疏凿饮子等辈。若欲使药力延长缓久，则又必加之，与附子配用，可使附子温热之力持续久长，方如四逆汤、调胃承气汤、白虎汤等辈，既可使邪渐去，又可使正缓复，有攻下驱邪而不伤正，温里救阳而不伤阴之奥妙。总之，甘草的这一特性，能使火热持久燃烧又不致太烈。

第十节　固元汤证

一、组成

人参、五味子各五钱，黄芪、甘草、红枣各二钱。

二、出处

固元汤首次出现在《医宗己任编》卷三，但本方采用《丹台玉案》卷四："固元汤治血从毛孔中出，名曰血汗，此元气不足。"

三、功效

补虚益血，固元培本。

四、方义分析

固元汤中黄芪为君药，有大补元气之功效，人参可助黄芪益气之功，五味子敛肺止咳、止汗，甘草、大枣缓急调和。

五、用方要点

《医门棒喝》："治虚损者，先辨阴阳，次分上下。阴虚者，最忌助气，阳虚者，大禁寒凉，上损则清金为先，下损必固肾为主。"心力衰竭病机为本虚标实，以心肾阳虚、气阴两虚为本，血瘀、水饮为标，常见于久病而伤及气阴。心力衰竭后期部分患者真阴亏损，元气大伤。症状可见胃脘痞满，食后尤甚，食欲不振，面色苍白，心烦不舒，口干咽燥，目涩无泪，神疲乏力，头晕肢乏，手足心热，小便淡黄，大便干燥，舌红苔少。水为阴，在治疗心力衰竭的过程中，因恐助邪，养阴药物的应用往往较少。当此之时，需辨别邪正虚实。如水液泛滥，以实为主者，当以利水为主，不宜加用养阴药物，以免留邪。但当实邪渐退，阴虚不足之象有所显露时，宜当机立断，加用养阴药物，以防阴虚过甚，变证丛生。正如《灵枢·逆顺》说："上工刺其未生者也；其次，刺其未盛者也……上工治未病，不治已病，此之谓也。"

六、相关医案

周某，女，85岁，因"反复心慌32余年，加重伴气促1个月"于2023年2月3日入院。

1. 现病史

患者 32 余年前因发热后出现心慌，胸闷，曾在当地医院住院治疗，发现心脏变大，诊断为"心肌炎"，经治疗后病情好转（诊疗经过不详）；其后曾间断有心慌不适，自行服用"慢心律"后可缓解，未再系统诊治；曾多次因心慌、胸闷住院治疗，2015 年 10 月再次因心慌、胸闷加重，住院治疗，行冠状动脉造影提示左前降支近段狭窄约 30%，中段狭窄 50%，D1 开口处狭窄 60%，诊断："阵发性室性心动过速、阵发性室上性心动过速、室性期前收缩、冠状动脉粥样硬化性心脏病、心功能Ⅲ级"，予抗血小板聚集、调脂稳斑、利尿、控制心率、营养心肌等对症支持治疗后，患者病情好转出院，出院后患者仍有反复心慌、胸闷、气促症状，反复门诊就诊对症治疗，1 个月前心慌、气促症状较前加重，活动后明显，咳嗽咳痰，痰难咳，夜间阵发性呼吸困难，双下肢轻微浮肿，无胸痛，无发热恶寒，无头晕头痛，遂来门诊就诊，为进一步系统治疗，门诊以"心律失常、心功能不全"收入院（图 4-13A）。

2. 中医四诊

（1）望诊

望神：神志清楚，精神疲倦，表情无特殊。

望色：面色如常，有光泽，未见黄染等，无潮红，未见特殊病容。

望形：发育正常，营养良好，形体中等。

望态：自动体位，查体合作。

望舌：舌红，少苔（图 4-13B）。

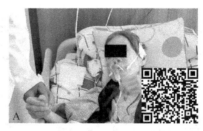

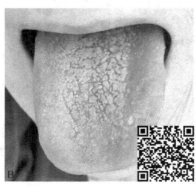

图 4-13 患者舌象

（2）闻诊：未闻及特殊异味。

（3）问诊：患者神志清楚，精神疲倦，心慌，活动后气促，伴双下肢轻微浮肿，咳嗽咳痰，痰难咳，夜间阵发性呼吸困难，无胸痛，无发热恶寒，无头晕头痛，纳眠差，二便正常。

（4）切诊：脉沉细。

3. 既往史

高血压6年余，血压最高180/90 mmHg，平时未规律服用降压药物。2015年于广东省中医院珠海医院住院治疗，诊断椎－基底动脉供血不足、蛛网膜囊肿、高脂血症、高尿酸血症、低钾血症、肾结石（双肾）、甲状腺结节（左叶）；年轻时曾行结扎术。2年前因右乳房肿块行右乳房切除术，病理诊断：恶性肿瘤（具体不详）。否认肾病、糖尿病等其他内科病史；否认肝炎、结核等传染病病史；否认其他重大手术史、外伤史及输血史。预防接种史不详。

4. 过敏史

否认食物及接触物过敏。

5. 其他情况（个人史、月经史、婚育史、家族史等）

个人史：生长于原籍，生活条件可，否认疫区接触史，既往吸烟酗酒，已戒烟酒。

婚育史、月经史：适龄婚育，家人体健。已停经。

家族史：否认家族性遗传病病史。

6. 辅助检查

（2021年10月入院）心脏彩超：射血分数59%，左室壁稍增厚，左室舒张功能减退，主动脉瓣反流（轻度），二尖瓣、三尖瓣反流（轻度）。泌尿系彩超：双肾泥沙样小结石，膀胱未见明显异常。甲状腺彩超：甲状腺左叶小结节形成。乳腺彩超：右侧乳腺切除术后，术区未见明显异常，考虑左侧乳腺增生声像，双侧腋窝淋巴结可显示，良性形态。

7. 中医诊断

心水病（阴虚津亏证）。

8. 西医诊断

①慢性左心功能不全；②心律失常（阵发性室性心动过速、阵发性室上性心动过速、室性期前收缩）；③心功能Ⅳ级；④肺部感染；⑤冠状动脉粥样硬化性心脏病；⑥椎－基底动脉供血不足；⑦蛛网膜囊肿；⑧高脂血症；⑨高尿酸血症不伴有感染性关节炎体征和砂砾性病；⑩肾结石（双侧）；⑪甲状腺结节（左叶）。

9. 主要中医方案

甘松10 g，丹参15 g，党参15 g，炙甘草10 g，黄芪30 g，醋五味子5 g，大枣10 g，合欢皮15 g。

10. 复查及复诊

（二诊）精神改善，无心慌、乏力，活动后气促症状减轻，无双下肢水肿、夜间阵发性呼吸困难，无咳嗽咳痰，无胸痛，无发热恶寒，偶有头晕，无头痛，纳眠差，二便正常。舌红，少苔，脉沉细。

党参15 g，炙甘草10 g，黄芪30 g，炒麦芽20 g，陈皮10 g，鸡内金10 g，炒谷芽20 g，焦神曲10 g，茯神20 g，白术30 g。

按语：此患者心力衰竭的疾病发展过程中，气虚贯串始终。气能行津，气的运动变化是水液输布排泄的动力，气行水亦行。当气虚时，气的运动异常，气不行水，从而导致津液停滞。而气虚的同时，往往合并阳虚。《黄帝内经》认为"阳化气，阴成形"。在心力衰竭的发生、发展过程中，因阳气亏虚，不能温化水液，水湿内停，则发生咳嗽、气喘，进而形成有形之稀白痰、下肢浮肿等症。在治疗法则上，张仲景在《金匮要略·痰饮咳嗽病脉证并治第十二》中指出"病痰饮者，当以温药和之"。因此，在治疗心力衰竭时，虽因津液耗伤而出现阴虚之证，仍需注意益气、温阳，故以党参、黄芪等入方。二诊时，患者胃纳较差，此时心力衰竭症状已减轻，故以顾护脾胃，养胃气为主要中心思想。

第十一节　潜阳封髓丹证

一、组成

附子八钱，龟板二钱，砂仁一两（姜汁炒），黄柏一两，炙甘草三钱。

二、出处

潜阳丹出自清代郑钦安《医理真传》，由砂仁、附子、龟板、甘草四味药组成，为中医温潜法的代表方剂。封髓丹最早出自元代许国祯编纂《御药院方》，亦载于《医宗金鉴》《医学发明》《奇效良方》等典籍，由砂仁、黄柏、炙甘草组成，能补益三焦，清下虚火。郑钦安先生独创潜阳丹，同时非常推崇封髓丹，《医理真传》记载封髓丹有纳气归肾之功，"能治一切虚火上冲，牙疼，咳嗽，喘促，面肿，喉痹，耳肿，目赤，鼻塞，遗尿，滑精诸症"。云南名老中医吴荣祖教授将潜阳丹与封髓丹合二为一，使其具有温补肾火、潜阳入阴、震慑虚火的作用。

三、功效

补肾温阳，引火归原。

四、方义分析

潜阳封髓丹方中砂仁辛温，能宣中宫一切阴邪，又能纳气归肾；附子辛热，能补坎中真阳，真阳为君火之种，补真火即壮君火也；龟板得水之精气而生，有通阴助阳之力；甘草补中，有伏火互根之秘；黄柏味苦入心，禀天冬寒水之气而入肾，色黄入脾，故为调和水火之枢纽；且砂仁纳五脏之气而归肾，甘草调和上下又能伏火；黄柏之苦合甘草之甘，苦甘化阴；砂仁之辛合甘草之甘，辛甘能化阳，阴阳合化，交会中宫，则水火既济。全方共奏纳气归肾、引火归原之效。

五、用方要点

潜阳封髓丹并非治疗心系疾病的专用方剂，古代医家对心系疾病虽有涉及，但并未详细阐明其理论依据。本文对其治疗理论继承与创新，将潜阳封髓丹应用于心系疾病。其主要理论依据如下。

1. 心肾相交

心为火脏，肾为水脏，心为阳，肾为阴，心藏神，肾藏精，心在上部当降，肾在下部当升，因此心与肾之间的关系密不可分，心肾正常的生理关系为心肾相交。分为四个方面：第一，水火既济。肾水通过肾阳的蒸腾气化上济于心，使心阳不亢，心火会随心阴下降于肾，使肾水不寒。第二，阴阳既济。肾阳的盛衰决定心阳的盛衰，同时制约着心阴，肾阴的盛衰决定心阴的盛衰，制约着心阳。第三，精神既济。肾主骨生髓，髓上聚而养神。心神统摄肾精，肾精是心神的物质基础。第四，升降既济。心火属离火，心阴下荫，胃土得润；心阳下煦，肺金不凉，共同调控人体脏腑的气机升降功能。

2. 心阳为用，肾阳为本

心的主要生理功能是"主血脉""主藏神"。心可以推动血液在脉道运行，濡养脏腑、四肢、官窍；心还主司精神和意识等思维活动。心的气血阴阳是完成以上功能的物质基础。心的生理特性是为阳脏而主通明，《血证论》曰："心为火脏，烛照万物"，实际上强调心以阳气为用。心之病变主要反映在自身及其主血脉功用的失常，心神的思维意识等精神活动的异常。心气心阳推动血液的运行，并鼓舞精神。肾阳为本，体现在以下两个方面：第一，心的生理功能依赖于肾。《素问·五藏生成》云："心之合脉也，其荣色也，其主肾也。"第二，心阳源于肾阳，由肾阳温煦，《医法圆通》"真火与君火本同一气，真火旺则君火始能旺，真火衰则君火亦即衰"，肾阳的盛衰决定心阳的盛衰。

3. 损肾及心

心系疾病发病以中老年人为主，由于年过半百，阴气自半，肾气不足，肾阳虚衰，肾阴不能上济于心，导致心火亢盛，扰动心神则发为心悸、不寐；年老易并发多种疾病，久病体虚，气血阴阳俱虚，阴损及阳，阳损及阴，甚至阳微阴竭，虚阳外越上浮于头面而发为眩晕；肾阳虚损，阳虚则寒化，不能蒸化水湿，则水饮上泛，水气凌心，发为心痹、心胀、心力衰竭；肾阳虚衰，心失温养，血脉失于温运，血行不畅，致血脉瘀阻不畅，心脉痹阻而发胸痹心痛病等。

心力衰竭患者若以清热泻火、滋阴凉血治疗之后不轻反重，治疗效果欠佳，且无口渴、舌干苔燥、喜冷饮、大便干结、小便短赤等实热征象，相反出现口不渴或渴喜热饮，或饮冷一二口即止，食凉饮冷之后腹痛泄泻等下寒内寒征象，可应用潜阳封髓丹，引火归原，纳气归肾，扶阳伏火。应用潜阳封髓丹，治疗老年慢性心力衰竭，亦取得良好效果。

六、相关医案

病案 1

戴某，女，84 岁，因"反复胸闷气促 10 年余，加重半天"于 2021 年 11 月 30 日入院。

1. 现病史

患者于 10 年余前无明显诱因下出现胸闷气促，活动后及夜间症状明显，偶有心悸，无胸痛，无大汗淋漓，自行休息后可缓解，未系统诊治，症状反复。2005 年行冠状动脉搭桥手术（具体不详），术后恢复可。2021 年 8 月前患者无明显诱因下再次出现胸闷、气促，较前加重，平地走路 50 米则需休息，伴双下肢水肿，乏力，头晕不适，视物模糊感，无天旋地转感，无眼前黑蒙，偶有胸痛，伴左肩背部牵涉痛，至门诊查心脏彩超：符合冠心病冠状动脉搭桥术后及高血压心脏改变，左室前壁心尖段运动稍减弱，左室舒张功能减退，二尖瓣反流（轻—中度），主动脉瓣反流（轻度），三尖瓣反流（轻度），射血分数 68%，予对症处理后，患者症状稍缓解。半天前再次出现胸前区疼痛、气促，头晕头痛，全身发抖，畏寒，服用丹参滴丸、含服硝酸甘油后未见缓解，稍活动甚至静息状态下均可出现胸痛及气促，遂至急诊就诊，予以静脉滴注硝酸甘油等治疗后症状稍缓解，现患者为求进一步治疗，由急诊拟"心力衰竭"收入院。

2. 中医四诊

（1）望诊

望神：神志清楚，精神疲倦。

望色：全身皮肤黏膜及巩膜未见黄染，口唇无发绀。

望形：发育正常，营养中等，形体适中。

望态：自动体位，检查合作。

望舌：舌暗，苔黄厚（图 4-14）。

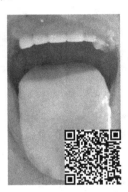

图 4-14 患者舌象

（2）闻诊：无咳嗽咳痰，口腔无异味，未闻及异常气味。

（3）问诊：发作性胸闷气促，稍活动加剧，伴心慌，呈堵塞感，口干口渴，自汗乏力，无夜间阵发性呼吸困难，头晕眼花，无明显头痛，无天旋地转感，无偏身肢体麻木，无咳嗽咳痰，无发热恶寒，无汗出，无恶心呕吐，少许上腹胀，无腹痛，纳可，眠差，小便频数，大便可。

（4）切诊：脉沉。

3. 既往史

高血压病史 40 年，血压最高达 180/100 mmHg，现口服硝苯地平控释片、氯沙坦钾氢氯噻嗪片控制血压，自诉血压控制可。糖尿病病史 40 年，平素未服用降糖药物。否认其他慢性疾病病史，否认肺结核、肝炎等传染病病史。否认其他重大手术史、外伤史及输血史，预防接种史不详。

4. 过敏史

青霉素、链霉素过敏史，否认其他药物、食物过敏史。

5. 其他情况（个人史、月经史、婚育史、家族史等）

个人史：出生于原籍，现居珠海，生活环境可。否认吸烟酗酒，否认疫区旅居史。

婚姻史、月经史：适龄婚育，家人均体健。既往月经正常，现已绝经多年。

家族史：否认家族性遗传病病史。

6. 辅助检查

急诊血常规：单核细胞百分比 10.7%，血小板压积 0.17%。急诊生化检查：尿素 9.33 mmol/L，肌酐 114.0 μmol/L。D－二聚体定量 1.60 mg/L。急诊 B 型脑钠肽前体 3263.0 pg/mL，急诊肌钙蛋白 T 测定 23.01 pg/mL。蛋白检查：总蛋白 63.4 g/L。甘油三酯 1.23 mmol/L。血清低密度脂蛋白胆固醇 1.85 mmol/L，血清高密度脂蛋白胆固醇 1.26 mmol/L，总胆固醇 3.48 mmol/L。尿液分析＋尿沉渣定量：尿白细胞（WBC 酯酶）（2＋），尿葡萄糖（5＋），尿白细胞镜检计数 18.9 个/HP。急诊凝血 4 项、甲状腺功能 3 项、糖化血红蛋白、葡萄糖（空腹）、肝功能 3 项、胆红素 2 项、大便常规、电解质未见明显异常。心电图示：窦性心动过缓，Ⅲ、aVF 导联 Q 波异常（请结合临床），ST-T 改变。心脏彩超：射血分数 65%，符合高血压心脏超声改变，升主动脉硬化扩张，左室舒张功能减退，心内瓣膜轻度退行性改变，二尖瓣反流（中度），主动脉瓣、三尖瓣反流（轻度）。

7. 中医诊断

心水病（心阳不振）。

8. 西医诊断

①心力衰竭；②冠状动脉粥样硬化性心脏病；③心功能Ⅳ级；④冠状动脉搭桥术后；⑤高血压 3 级（极高危）；⑥高血压性心脏病；⑦2 型糖尿病伴有并发症。

9. 主要中医

熟附子20 g^{（先煎）}，桂枝15 g，桃仁20 g，茯神30 g，熟地30 g，砂仁20 g，龟板15 g，黄柏10 g，丹参15 g，红参15 g，炙甘草10 g。

按语：该病案中医诊断为心水病，其病机主要责为心脉受阻，病位主要在心，同时累及五脏，属心阳不振之证。患者年老多肾气亏虚，心脉失养，肾阳虚败，君火失用，以致心脉困阻，心阳不振最终导致胸痹。心脉瘀阻，气不行以致无力推动血行，继而临床表现为阵发性胸闷，心前区疼痛不适；心阳不振，阴邪上凌，阻滞心血气机，则出现胸部堵塞感，多伴活动或受凉后症状加重；肾气亏虚，虚火上泛，患者表现为干咳，无痰，自觉口干口渴，自汗，乏力，阵发性头晕，脉沉等症状；肾精气化运转障碍，水液运化失司，则出现小便频数。本证属心阳不振，滋以潜阳封髓丹。潜阳封髓丹主要作用为温补心肾阳虚、降虚火、纳气归肾；加以红参大补元气，熟地滋阴补肾，丹参活血化瘀，桃仁活血通腑，茯神养心安神。纵观全方，共奏温补阳气、振奋心阳、利水消肿之效。

病案 2

黄某，男，58 岁，因"反复活动后气促心悸 1 年余，再发 3 天"于 2021 年 12 月 25 日入院。

1. 现病史

患者 1 年余前始反复活动后出现气促，心悸，双下肢水肿，无明显胸闷胸痛，无夜间阵发性呼吸困难，可平卧，无黑蒙晕厥等不适，曾到西医医院就诊，考虑"心力衰竭、心房颤动"，予抗凝、利尿等治疗好转出院，气促心悸症状可缓解。3 天前上症再发，性质程度基本同前，遂至门诊就诊，为求系统诊治，由门诊拟"心力衰竭"收入院。

2. 中医四诊

（1）望诊

望神：神志清楚，精神稍疲倦。

望色：面色红，全身皮肤黏膜及巩膜未见黄染，口唇无发绀。

望形：发育正常，营养中等，形体正常。

望态：自动体位，检查合作。

望舌：舌淡暗，苔白（图 4-15）。

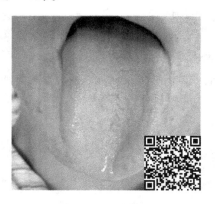

图 4-15　患者舌象

（2）闻诊：未闻及咳嗽等异常声音，未闻及异常气味。

（3）问诊：活动后气促心悸，偶烦热多汗，乏力口干，双下肢遇冷疼痛，无咳嗽咳痰，无下肢水肿，无胸闷，无剧烈胸痛，无夜间阵发性呼吸困难，夜间睡眠可平卧，无黑蒙晕厥，纳可，眠一般，大便时干时溏。

（4）切诊：脉沉。

3. 既往史

高血压 3 级病史 10 余年，近期服用非洛地平治疗，血压控制一般。否认糖尿病、肾病等病史。否认结核病、肝炎等传染病病史。否认重大手术史、外伤史及输血史。预防接种史不详。

4. 过敏史

否认食物、药物过敏史。

5. 其他情况（个人史、婚育史、家族史等）

个人史：生于原籍，生活条件可。否认饮酒吸烟史。否认疫区旅居史。

婚育史：适龄婚育。

家族史：否认家族性遗传病病史。

6. 中医诊断

心水病（上热下寒）。

7. 西医诊断

①心力衰竭；②心房颤动；③高血压3级（很高危组）。

8. 主要中西医方案（拒绝冠状动脉造影及CT血管造影）

利伐沙班15 mg po qd；非洛地平5 mg po qd；地高辛0.125 mg po qd；阿托伐他汀20 mg po qn；呋塞米20 mg po qd；螺内酯20 mg po qd。

淡附子9 g，白术30 g，川牛膝10 g，鳖甲10 g，黄柏10 g，川芎10 g，茯苓15 g。

按语：本案患者禀赋不足，素体虚弱，久病伤正，耗损心之气阴而发为心悸。正虚邪扰，血脉不畅，心阳虚衰，无以温养心神，心神不宁，则见心慌；元阳不足，不能镇纳群阴，以致阴气上腾，故自汗，头部及胸部明显；虚阳浮越，则见面红、烦热；肾气虚弱，肾虚精血不能濡养筋骨经脉，故乏力、腰膝酸软；正气不足，风寒湿邪入侵，经络阻滞，气血不畅，故双下肢遇冷疼痛。大便即或干结也不是持续干结，而是时秘时溏，前干后溏。正合阴主闭藏，脾胃湿寒而大肠燥结，故加白术、茯苓治脾胃之湿寒，正如郑钦安所说：调和水火，补肾中之真阳。使水升火降则上不病热，下不病寒。水火交泰则阴平阳秘，精神乃至。患者多属慢性病程，久病伤阳，穷必及肾。肾受五脏六腑之精而藏之，五脏盛乃能泻，五脏衰则肾无所藏。潜阳封髓丹补土伏火，正如郑钦安自注封髓丹一方，乃纳气归肾之法，亦上、中、下并补之法，真火伏藏，则人身之根蒂永固，故曰封髓。郑钦安在此说的"虚火"不是阴虚或气虚而生之虚火，而是指肾中之真阳。正如郑钦安《医理真传》自序中所说："医学一途，不难于用药，而难于识证。亦不难于识证，而难于识阴阳。"本证为阳虚外越，肾气亏虚，心阳不足，予以潜阳封髓丹以滋肾潜阳、纳气归肾、清上温下。

参 考 文 献

1. 林以. 长沙地区不同左室射血分数慢性心衰患者中医证型及其相关因素研究［D］. 长沙：湖南中医药大学，2021.

2. 李星星，吴旸，范宗静，等. 慢性心力衰竭中医证型与左室射血分数相关性的Meta分析［J］. 中国医药导报，2019，16（21）：143 – 146，150.

3. 赵金龙，李大锋，管益国，等. 慢性心力衰竭患者左室射血分数与中医证型关系的研究［J］. 现代中西医结合杂志，2011，20（31）：3912 – 3913，3916.

4. 彭双凤. 不同射血分数心力衰竭中医证候要素的差异性研究［D］. 南昌：江西中医药大学，2022.

5. 吴凌华. 不同射血分数心力衰竭患者中医证候要素及临床特征的回顾性研究［D］. 南宁：广西中医药大学，2021.

6. 毕然. HFpEF与HFrEF中医证素分布规律探讨［D］. 北京：北京中医药大学，2021.

7. 彭学海，邹世昌. 乌梅丸合西药治疗充血性心力衰竭43例［J］. 浙江中西医结合杂志，2002，12（9）：555.

8. 刁锦昌，张适宜. 乌梅丸治疗隐性心衰39例［J］. 中医杂志，2000，41（2）：121.

第五章　心力衰竭合并心血管疾病

第一节　心力衰竭合并心房颤动

心房颤动和心力衰竭同为慢性心血管疾病，在全球范围内患病率持续上升。心房颤动和心力衰竭可各自作为独立危险因素导致患者生活质量减低，增加住院和死亡风险，两者也常合并存在，并在病理生理机制上相互协同、相互促进，对包括病死率在内的预后产生更加不良的影响（图5-1）。

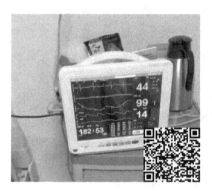

图5-1　心房颤动发作心电监护

一、发病机制

（一）心力衰竭促进心房颤动

大量的动物和人体研究证实了罹患心力衰竭和心房颤动发生的机制联系。这些机制包括：①肾素－血管紧张素－醛固酮系统；②左心房受到机械拉伸；③心房电生理重构。肾素－血管紧张素－醛固酮系统是心房电生理特性的关键调节器。心力衰竭肾血流灌注不足，会引起肾素－血管紧张素－醛固酮系统的激活。在动物模型中，肾素－血管紧张素－醛固酮系统的激活被证明促进了心房的纤维化，部分是由转化生长因子－β这样的促炎症细胞因子所介导的。同样也有证据表明在心力衰竭模型中，肾素－血管紧张素－醛固酮系统的抑制剂显著减少心房纤维化。之所以心房纤维化的病理生理学意义被关注，是因为它的存在与心房颤动消融后的复发密切相关。

心力衰竭会导致心脏内显著的血流动力学改变，其中一个关键的变化是左心室收缩末期压力的增加，引起左心房压力增加，导致左心房牵拉，激活心房内依赖牵拉的离子通道，改变电传导和细胞不应期，在心房颤动的启动和维持中起重要作用。心力衰竭时离子通道失调和由此引起的心房传导特性的改变也是心房颤动发生的重要因素。在射血分数下降的心力衰竭患者的窦性节律中，心房电生理检查发现了心房存在显著变化：心房电压降低、传导减慢、对心房颤动的易感度增加。

（二）心房颤动促进心力衰竭

心房颤动同样对于心力衰竭的发生和进展产生作用，其机制包括：①快心室率；②心室节律不齐；③心房有效收缩消失。心动过速心肌病心房颤动通常表现为快心室率。心房颤动时持续的快速心室率有可能损害收缩和舒张期左心室功能，诱发和恶化射血分数下降的心力衰竭和射血分数保留的心力衰竭。心动过速介导的心肌病是指在持续和未经治疗的高心率状态下，数周后出现的可逆性收缩功能障碍。持续心动过速引起的血流动力学改变对心脏产生影响：心动过速导致左心室室壁压力增加，左心室充盈压力增加，以及由于全身血管阻力增加而产生的后负荷增加，导致心室收缩功能损伤和结构扩大。这些变化多是暂时的，在恢复窦性心律的几周内，就伴随着血流动力学和左心功能的正常化。然而，有证据表明，心动过速介导的心肌病病后，心室心肌内的慢性变化可能会持续，且对既往心动过速介导的心肌病患者的长期随访表明，这些患者会出现心力衰竭反复发作甚至猝死增加的倾向。越来越多的心室节律不齐证据表明，心房颤动患者不规则的 R-R 间期，会独立于心动过速，损害左心功能。在心率得到充分控制的持续性心房颤动患者中，通过恢复窦性心律或房室结消融加起搏达到节律的规律化，已被证明在部分射血分数下降的心力衰竭患者中可达到提升射血分数的作用。动物研究表明，不规则的心动周期会导致钙处理异常，从而损害心肌细胞功能。心房有效收缩消失在窦性心律时，协调的心房收缩通过增加心室舒张期的充盈来贡献大约20% 的心输出量。根据 Frank-Starling 机制，心房颤动引起的心房收缩消失，通过减少每搏输出量而导致心室收缩功能受损。此外，舒张期左心室充盈减少会导致舒张期功能障碍、左心房压力升高以及由此而来的心力衰竭症状。

（三）心室纤维化

心脏磁共振检查研究发现，在没有任何其他原因的情况下，心房颤动患者存在弥漫性心室纤维化。这种心室纤维化与心房颤动有剂量依赖关系，心房颤动负担越大，纤维化程度越大。心室纤维化对收缩和舒张期功能都有不利影响，因此对心力衰竭等都有潜在影响。

二、治疗方法

心力衰竭合并心房颤动的优化管理反映了心房颤动的单独管理及 4 个关键原则：抗凝、节律控制、心率控制和风险因素管理。然而，射血分数保留的心力衰竭和射血分数下降的心力衰竭在病理生理学和对治疗的反应上完全不同，因此在考虑治疗时必须被视为独立的实体。尽管支持各种管理选项的证据在射血分数下降的心力衰竭合并心房颤动中明显更丰富，但射血分数保留的心力衰竭合并心房颤动的证据基础仍在继续增长。

（一）射血分数下降的心力衰竭合并心房颤动的治疗

抗凝治疗已被广泛证明可以使心房颤动患者中风的风险降低68%。目前的临床指南建议根据危险因素的存在进行抗凝。CHADS2-VASc 风险评分被广泛用于抗凝决策，评分中对充血性心力衰竭的定义为"心力衰竭的体征或症状或 LVEF 降低的客观证据"，构成了这一风险分层工具的一部分。鉴于 CHADS2-VASc 评分为 1 分或以上的患者一般建议抗凝，根据临床指南，任何被诊断为射血分数下降的心力衰竭合并心房颤动的患者都将需要抗凝。抗凝充分的射血分数下降的心力衰竭合并心房颤动患者与未抗凝的射血分数下降的心力衰竭合并心房颤动患者相比，缺血性卒中的发生率降低。另外，抗凝的射血分数下降的心力衰竭合并心房颤动患者与充分抗凝的仅心房颤动患者具有相同的卒中风险，在出血方面没有显著差异。因此，尽管可能缺乏强有力的证据，与心房颤动的患者相比，射血分数下降的心力衰竭合并心房颤动患者的卒中风险增加，但这些患者的抗凝降低了整体卒中发生率，并且似乎没有造成重大损害。在用于射血分数下降的心力衰竭合并心房颤动患者治疗的抗凝剂选择方面，对主要的直接口服新型抗凝剂随机对照研究的子研究表明，在这一人群中，每种新型抗凝剂（阿派沙班、达比加群、利伐沙班和艾多沙班）至少能与华法林一样安全，其中一些显示出降低中风或大出血风险的优势。

1. 药物节律控制和心室率控制

在射血分数下降的心力衰竭合并心房颤动患者中，心率控制或节律控制之间的抉择，仍取决于患者的症状和医生的偏好。出现这种情况的原因是缺乏明确的数据支持一种策略优于另一种策略。在心力衰竭合并心房颤动的试验中将纳入的心房颤动且有症状的心力衰竭（NYHA Ⅱ～Ⅳ级）且左室射血分数<35% 或无症状性心力衰竭伴近期失代偿期或左室射血分数<25% 的患者随机分为心率控制或节律控制策略。节律控制策略包括电复律和（或）药物节律控制（主要用胺碘酮），而心率控制则采用 β 受体阻滞剂和（或）地高辛和（或）植入装置并房室结消融。研究表明，在 3 年的随访中，节律控制对心血管死亡率、全因死亡率、中风和心力衰竭恶化的风险没有更多的获益。虽然心力衰竭合并心房颤动的试验表明，在射血分数下降的心力衰竭合并心房颤动人群中，药理性节律控制并不优于心率控制策略，但这些发现不应推广到非药物节律控制方法，如导管消融。

2. 导管消融治疗

与药物节律控制相比，导管消融治疗心房颤动的两个主要优点是较低的远期心房颤动复发率和减少对胺碘酮等毒性抗心律失常药物的需求。导管消融术现在已被确定为无结构性心脏病的症状性心房颤动患者的一线治疗方法，近年来，人们对其在射血分数下降的心力衰竭合并心房颤动患者中的有效性越来越感兴趣。已经公布了一些随机对照试验，探讨导管消融对射血分数下降的心力衰竭合并心房颤动患者的影响。总的来说，这些研究提供了一致的证据，证明导管消融术在改善左室射血分数、提高生活质量和运动耐量方面比药物心室率控制更加有效。目前尚不清楚这些获益是否能转化为长期的预后获益，先前的证据表明，在射血分数下降的心力衰竭合并心房颤动患者导管消融治疗后，窦性心律的长期维持很具挑战性。然而，CASTLE-AF 试验确实显示了 36 个月时消融对降低心血管病死率的获益。此外，这些试验也表明，与非射血分数下降的心力衰竭患者相比，射血分数下降的心力衰竭患者发生围手术期并发症的风险更高，还需要进一步的证据来评估导管消融术在这一人群中的有效性和安全性之间的平衡。设计和解释这些涉及射血分数下降的心力衰竭合并心房颤动的试验的一个主要困难是潜在的心力衰竭病因学的多样性。许多这些研究招募了患有缺血性和非缺血性混合心力衰竭的患者，并将结果解释推演到整体心力衰竭人群。然而，有证据表明导管消融的有效率可能因病因不同而改变。CAMERA-MRIRCT 只招募非缺血性心肌病患者，在干预（导管消融或持续用药心室率控制）前使用心脏磁共振来确定是否存在心室纤维化。无心室纤维化提示病因可能是心律失常引起的心肌病。结果显示，无左室纤维化预示着导管消融组的左心室射血分数会有更多程度的改善，而左心室纤维化程度与左心室射血分数的绝对改善成反比。因此，这项研究强调了对射血分数下降的心力衰竭人群进一步分层的必要性，无论是在未来试验的设计中，还是在考虑对个别患者进行管理时。

用药心室率控制射血分数下降的心力衰竭的试验显示，对于射血分数下降的心力衰竭合并心房颤动患者，静息心率不超过 80 次/分或在运动时心率不超过 110 次/分，就长期病死率而言，与恢复窦性心律相当。此外，RACE Ⅱ 试验显示，与宽松的策略（静息心率 < 110 次/分）相比，严格的心率控制策略（静息心率 < 80 次/分）并没有显著的降低病死率优势。因此，心率控制是射血分数下降的心力衰竭合并心房颤动患者的适当策略，但最佳目标心率仍不清楚。射血分数下降的心力衰竭人群的心室率控制方法包括 β 受体阻滞剂和地高辛等药物或起搏器植入和房室结消融。瑞典心力衰竭登记处提供的证据表明，在这类人群中病死率的降低与 β 受体阻滞剂的应用和心率的降低程度显著相关。地高辛尚未被证明对射血分数下降的心力衰竭合并心房颤动人群有效，但经常被经验性使用，因为它已被证明对窦性心律的射血分数下降的心力衰竭患者有好处。房室结消融被确定为射血分数下降的心力衰竭合并心房颤动患者中的一种心率控制选项，尽管如某些试验中所见，房室结消融不及心房颤动消融策略，但当尝试节律控制和药物心室率控制失败时，接受事先植入起搏器和依赖起搏的患者，房室结消融是一种可行的策略。在射血分数下降的心力衰竭和房室传导阻滞的患者中，无论基线 QRS 持续时间如何，双室起搏优于右室起搏。一些观察性研究表明，与药物心室率控制相比，房室结消融和双室起搏器植入具有显著的病死率和症状改善，这一点已在荟萃分析中得到证实。然而，心力衰竭病因仍然是一个重要因素，有证据表明，与非缺血性心肌病患者相比，缺血性心肌病患者的反应可能较差。

3. 心力衰竭最优化药物的选择

在射血分数下降的心力衰竭合并心房颤动患者中，指南推荐心力衰竭最优化药物治疗包括血管紧张素受体脑啡肽酶抑制剂、血管紧张素转换酶抑制剂、醛固酮拮抗剂、钠－葡萄糖协同转运蛋白 2 抑制剂、β 受体阻滞剂为基石的一线用药。但不同的心律对于一线药物的临床疗效会产生不同的影响。CHARM 研究中，可以观察到坎地沙坦可以降低射血分数下降的心力衰竭合并心房颤动患者的心血管死亡和心力衰竭住院率。荟萃分析发现 β 受体阻滞剂可减少射血分数下降的心力衰竭患者的全因死亡，而这一获益在射血分数下降的心力衰竭合并心房颤动患者中却并不能看到。新型的抗心力衰竭治疗药物中，VICTORIA 研究观察到鸟苷酸环化酶激动剂维利西呱可以延迟窦性心律的射血分数下降的心力衰竭患者的心血管死亡和心力衰竭住院时间，而该获益在射血分数下降的心力衰竭合并心房颤动患者中则不能体现。

（二）射血分数保留的心力衰竭合并心房颤动的治疗

1. 抗凝治疗

射血分数保留的心力衰竭合并心房颤动患者通常具有更高的CHADS2-VASc评分，因为他们更有可能是女性、老年人，并有相关的合并症，如高血压和糖尿病。因此，诊断为射血分数保留的心力衰竭合并心房颤动的患者通常需要抗凝治疗。在CHADS2-VASc评分为1分或2分的患者中，射血分数保留的心力衰竭合并心房颤动患者会比射血分数下降的心力衰竭合并心房颤动患者更多地存在抗凝不足。一方面反映了射血分数保留的心力衰竭的诊断难度；另一方面对CHADS2-VASc评分系统的作用缺乏定论。与射血分数下降的心力衰竭合并心房颤动一样，主要的DOAC试验表明，射血分数保留的心力衰竭合并心房颤动患者抗凝治疗可以和心房颤动患者一样，降低卒中风险，且没有显著增加出血的风险。

2. 心室率控制与节律控制

与射血分数下降的心力衰竭合并心房颤动不同的是，在射血分数保留的心力衰竭合并心房颤动人群中，没有随机对照试验比较节律控制和心室率控制的效果。临床指南也没有特别支持何种策略更胜一筹。而最近发表的基于注册队列的回顾性研究发现，节律控制可能会比心室率控制更多地带来全因死亡风险的降低。然而，这项研究有以下缺陷：仅使用左室射血分数对射血分数保留的心力衰竭进行定义，简单将心室率控制定义为有记录应用β受体阻滞剂或钙离子通道阻滞剂，且缺乏心电图或动态心电图的客观随访监测评估每种策略的成败。

3. 导管消融

目前，仅有关于导管消融治疗射血分数保留的心力衰竭合并心房颤动疗效的观察性研究。这些研究大多数将射血分数保留的心力衰竭定义为存在心力衰竭症状和体征但无射血分数减退，因此可能包括相当一部分不是真正的射血分数保留的心力衰竭患者。总体而言，这些研究表明，与单纯心房颤动患者相比，射血分数保留的心力衰竭合并心房颤动患者消融后长期维持窦性心律预后较低，与射血分数下降的心力衰竭合并心房颤动人群中的发生率相似，但是可以观察到导管消融可以改善射血分数保留的心力衰竭患者的舒张功能。然而，现阶段没有足够的证据支持导管消融对射血分数保留的心力衰竭合并心房颤动的预后有改善作用，也需要新的明确定义射血分数保留的心力衰竭的随机对照试验来证实其有效性和安全性。

4. 心力衰竭最优化药物治疗

对于射血分数保留的心力衰竭的最优化药物治疗证据并不像在射血分数下降的心力衰竭合并心房颤动中那么充分。荟萃分析显示β受体阻滞剂未能改善射血分数保留的心力衰竭合并心房颤动患者的全因死亡率、心血管死亡率、心力衰竭住院率等终点。TOPCAT研究中，醛固酮拮抗剂也不能改善射血分数保留的心力衰竭合并心房颤动的预后。EMPEROR-Preserved研究中，恩格列净可以减少心房颤动或者窦性心律的射血分数保留的心力衰竭合并并心房颤动患者的心力衰竭住院率。可见，目前对于射血分数保留的心力衰竭合并心房颤动患者，最佳治疗策略仍需进一步探讨，需要更多的研究精确射血分数保留的心力衰竭合并心房颤动的诊断，探讨该患者的最佳治疗策略。

第二节　心力衰竭合并病理性心动过缓

心动过缓可分为两大类：窦房结功能障碍和房室传导阻滞。窦房结功能障碍是指窦房结和心房冲动形成和传导异常的综合征，包括窦性心动过缓（窦性心律频率 < 50 次/分）、窦性停搏（停搏 > 3.0 s）、窦房传导阻滞、慢 – 快综合征、变时性功能不全。房室传导阻滞可分为一度房室传导阻滞、二度房室传导阻滞、三度房室传导阻滞，其中二度房室传导阻滞包括二度 I 型房室传导阻滞、二度 II 型房室传导阻滞和高度房室传导阻滞。高度房室传导阻滞是指连续 3 个以上 P 波被阻滞的严重二度房室传导阻滞。传导异常可分为右束支传导阻滞、左束支传导阻滞、左前分支传导阻滞和左后分支传导阻滞（图 5-2）。

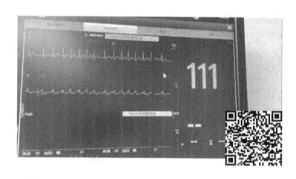

图 5-2　心力衰竭合并病理性心动过缓发作影像

一、导致心动过缓的因素

生理因素，多见于老年人窦房结或房室传导系统退行性改变，也可见于健康成年人，如运动员，以及人在睡眠状态时。病理情况，见于急性心肌梗死、心肌缺血、心脏外科手术、心房颤动、药物影响（β 受体阻滞剂、钙拮抗剂等）、低体温、感染等可逆性因素。睡眠呼吸暂停综合征的人也可能发生心动过缓。窦性心动过缓的发病机制包括先天性心房异位起搏、获得性窦房结损伤、离子通道功能异常及窦房节律的继发性被抑制。

二、治疗

心力衰竭患者起搏治疗的适应证与其他患者相同，但在常规植入起搏器之前，应考虑是否有植入植入型心律转复除颤器或心脏再同步化治疗/心脏再同步化并植入心脏复律除颤器的适应证。症状性心动过缓、停搏及房室传导阻滞的射血分数下降的心力衰竭患者，需要植入起搏器时，进行心脏再同步化治疗或希氏束起搏更接近生理性起搏，对患者更有益。

第三节　心力衰竭合并室性心律失常

心力衰竭合并室性心律失常的患者临床上十分常见。多项研究证实，慢性心力衰竭患者非持续性室性心动过速发病率高达80%，室性心律失常往往随心力衰竭的病情进展而逐渐加重，两者之间相互影响，最终共同加重病情。室性心律失常可分为室性期前收缩、室性心动过速、室性扑动、室性颤动等，临床以室性期前收缩、持续性室性心动过速最为常见。慢性心力衰竭合并室性期前收缩，可引发致命性心律失常。根据患者血流动力学状态是否异常，室性心动过速可分为血流动力学稳定的室性心动过速和不稳定的室性心动过速。前者以完全无症状或有轻微症状为主要临床表现，后者则通常表现为黑蒙、晕厥、心脏骤停甚至心脏性猝死等恶劣心血管事件。室性心动过速根据发作的持续时间及伴随的临床表现，又可分为非持续性（持续时间 < 30 s）和持续性室性心动过速（持续时间 > 30 s 或者虽然持续时间 < 30 s，但由于患者出现严重血流动力学障碍需要紧急终止者）。若希氏束（至少其远端）、希氏－浦肯野系统和心室肌形成折返环，慢性心力衰竭患者还可能出现束支折返型室性心动过速，通常见于扩张型心肌病患者。

一、发病机制

心律失常的基本发病机制可归结为自律性异常、折返、除极活动（早后异常除极、滞后异常除极），心力衰竭的致病因素众多，且错综复杂，不同的病理生理改变使心力衰竭合并室性心律失常的机制更为复杂，也增加了临床诊疗的困难。目前，公认的心力衰竭合并室性心律失常的发病机制包括自律性异常、触发、折返及传导阻滞。上述一方面或多方面机制激活均可引起室性心律失常的发生。

（一）器质性心脏病的心肌变化

心肌受损是引发心律失常最为常见的病因，也是心律失常发生的基本病理基础。心肌细胞受损引起局部的电生理结构被破坏，心肌细胞离子泵发生功能障碍并产生损伤电流，局部心肌细胞的自律性升高，打破心肌基本的电活动平衡；抑或者局部心肌细胞坏死，进一步出现心肌纤维化，心律失常发生的外基质重塑，导致心肌单向传导阻滞或者缓慢传导而引起折返，出现折返型心律失常。临床上，心肌受损的最主要原因为心肌梗死，而心肌梗死也是导致心肌瘢痕形成的最主要原因，缓慢传导区常位于瘢痕区，易形成经典的"8"字形折返传导。其他器质性心脏病主要包括先天性心脏病心室修补术后和致心律失常型右室心肌病。

（二）心脏的机械性因素

心脏被动和主动的机械牵拉都会引起心肌细胞的张力和长度异常，导致离子通路的开放、通透性及电离子的扩散率发生变化，进而影响心肌细胞膜电位，从而干扰心脏的整体电活动和心电传导。阈上机械刺激将能引起心脏电活动的紊乱，出现机械性心律失常。心力衰竭时心肌纤维化和心室重塑导致心室壁张力增加、心室腔扩大，心肌细胞膜的电位改变引发心律失常，或者心肌细胞肥大、心肌肥厚引起心肌自律性增加均可导致室性心律失常的发生。总之，心力衰竭时室壁张力发生失代偿性增加，心肌细胞机械性改变导致细胞膜电生理活动改变，都会引起心律失常的发生。

（三）神经内分泌因素

心力衰竭会引起交感神经系统和肾素–血管紧张素–醛固酮系统过度激活。交感神经兴奋性增加，环磷酸腺苷循环增加，促使钙离子内流增加，肌质网钙释放增加，细胞内钙离子浓度升高会刺激钙离子与钠离子的交换，致使短暂的内向的钠电流增加。同时心力衰竭发生时，心室壁张力异常增加，局部心肌细胞不应期缩短，自律性和触发活动增加。心力衰竭患者交感神经过度激活，外周血中儿茶酚胺增多，心肌细胞自律性增加，同时引起触发活动，改变传导性和不应期，导致折返环形成，从而产生折返型心律失常。血管紧张素Ⅱ能促进醛固酮介导的钾离子和镁离子由肾脏排出，导致细胞内外离子浓度异常，间接促进心律失常的发生，或直接通过中枢和外周神经系统引起交感神经兴奋性增加，引起心律失常的发生。血管扩张剂、利尿剂和正性肌力药也都可以引起上述系统的过度激活。并且，上述两个系统都具有收缩血管的作用，可通过改变心脏负荷状态等机械因素而致心律失常的发生。

（四）电解质紊乱

心力衰竭时，神经内分泌系统的过度激活，以及临床利尿剂的使用，使心力衰竭患者极易出现电解质紊乱。利尿剂的大量使用会引起钾离子、钠离子、镁离子通过肾脏大量排出体外，同时利尿剂继发的高醛固酮血症及代谢性碱中毒可进一步加重钾离子、镁离子的丢失，循环中肾上腺素能刺激并激活 β_2 受体促进钾离子进入细胞内，进一步加重低钾血症，从而导致患者心律失常的发生。

（五）药物因素

利尿剂的使用引起的心律失常已详细阐述，不再赘述。研究发现，心肌梗死后心力衰竭合并室性心律失常应用地高辛治疗会显著增加患者死亡率，也有部分研究结果与之相反，但临床应用中应注意地高辛中毒引起的相关性心律失常的发生；研究显示，拟交感神经药硫酸沙丁胺醇和多巴酚丁胺等促使患者室性心律失常的发生和死亡风险增加；磷酸二酯酶抑制剂等正性肌力药物可通过增加细胞内钙离子浓度，促使环磷酸腺苷循环增加，引起后除极，心肌细胞自律性增加，引起触发活动，促使室性心律失常的发生。部分临床研究发现，心力衰竭患者应用磷酸二酯酶抑制剂后，可明显改善血流动力学状态，但也增加了室性心律失常的发生率和死亡率；另外，目前研究发现部分抗生素的应用也可增加心血管病患者室性心律失常的发生。

二、诊断

心电记录是心律失常确诊的主要诊疗手段。对于无症状型的室性心律失常患者，易引起临床医师的漏诊，而心电记录是客观的评价指标，可高速、有效地识别了解患者心律失常的类型，以及病情的严重程度，更好地指导临床治疗。同时根据患者病史和相关心电记录分析室性心律失常的起源部位，有助于判定疾病的严重性及进一步的治疗策略。心力衰竭患者初次评估包括明确基础心脏病变诊断，判断室性心律失常类型、心功能及有无血流动力学的异常。

三、治疗方法

心力衰竭合并室性心律失常的基本治疗原则：以纠正原发病和对症治疗为主，基础疾病的治疗是基石。

基础药物在心力衰竭治疗过程中应用较多，相关不良反应也较多，因此，需仔细评价患者病情，积极补钾、补镁以及纠正低钠血症，建议血钾维持在 4.5 mmol/L，预防电解质紊乱引起的恶性心律失常。早期充分应用 β 受体阻滞剂、血管紧张素转换酶抑制剂或血管紧张素 II 受体拮抗剂，合理选择利尿剂、强心剂等改善患者心功能。胺碘酮同时具有 4 种抗心律失常药物的治疗作用，是临床常用的广谱抗心律失常药物，对器质性心脏病和非器质性心脏病同样安全、有效。心力衰竭合并室性心律失常的上游治疗药物除 β 受体阻滞剂以外，所有抗室性心律失常药物在抗心律失常的同时易致使各种心律失常的发生，或因其他严重的不良反应而仅用于心力衰竭合并室性心律失常患者的二级预防治疗中。此外，非抗心律失常药（血管紧张素转换酶抑制剂/血管紧张素 II 受体拮抗剂、他汀类调脂药等）能有效减少室性心律失常的发生。

多中心临床试验已证实，心肌梗死后或者非缺血性心肌病患者出现左心室功能不全时，应用植入型心律转复除颤器治疗可得到明显的生存获益。与传统的抗心律失常药物相比，植入型心律转复除颤器可减少患者心脏性猝死的发生，从而使患者死亡率下降 23%～55%。因此，建议凡是符合植入型心律转复除颤器植入指征的心力衰竭患者均应进行植入性心律转复除颤器治疗。

2012 年 2 例研究报告发现，心力衰竭伴电风暴患者使用经皮肾去交感神经导管射频消融术治疗后，可明显减少室性心律失常的发生。研究考虑，其抗室性心律失常的潜在作用机制可能与降低去甲肾上腺素浓度、抑制交感神经张力有关。

针对心肌梗死、心肌病导致的左室功能不全者以及束支折返性室性心动过速患者，可考虑采用射频消融治疗。射频导管消融可以治愈心肌病患者出现的束支折返性室性心动过速，但是，对基础心脏病的治疗却没有作用，因此，对此类患者，要考虑基础心脏疾病的严重程度和潜在的传导异常，器械辅助治疗可能是必要的选择。

在经验丰富的医疗中心，对抗心律失常药物治疗无效、反复发作的室性心动过速患者，可选择外科治疗手段，尤其对心肌梗死后存在较大室壁瘤易诱发严重室性心律失常的患者，室壁瘤切除术与电生理标测指导的致心律失常心肌切除术结合，能有效改善患者心功能，消除并终止伴随的室性心动过速。

紧急处理基本治疗策略：以纠正原发病因和终止诱因为基本原则，寻找加重心力衰竭和诱发室性心律失常的诱因，并给予及时解除，预防复发；终止急性发作，减慢心室率，改善血流动力学至关重要，给予及时有效的电复律可降低血流动力学障碍的恶性心律失常患者

（如持续室性心动过速、心室颤动等）心脏性猝死的发生率；胺碘酮静脉注射可有效降低无明显血流动力学障碍的室性心律失常患者（如室性期前收缩、非持续室性心动过速或持续室性心动过速）的心源性猝死和死亡率。心力衰竭合并室性心律失常的紧急处理需临床工作者严格把握适应证，预防新发的室性心律失常或原有心力衰竭的急性加重。心力衰竭合并室性心律失常在临床中十分常见，其较高的致死率，严重威胁患者的生命，也成为广大临床医师面临的一个十分棘手的问题。目前，其基本机制的相关研究已经十分深入，针对发病机制从药物到器械等非药物治疗的发展也十分迅速，解决了临床很多问题。但是，到目前为止，药物仍然是心力衰竭合并室性心律失常的主要治疗手段，尤其是在患者急性发作时发挥了不可替代的重要作用。然而，大部分抗心律失常药物缺乏心脏保护功能，应用时需考虑其致心律失常的不良反应及适应证等，仅可用于室性心律失常急性发作的短期治疗。临床中，许多非抗心律失常药物可以通过抗炎、延缓心室重构、稳定心肌细胞膜电位等多种途径发挥抗心律失常作用，同时在心脏保护方面发挥着独特优势，可早期有效应用、长期维持应用。同时，临床中应严格筛查器械治疗的适应证，必要时行器械治疗。

更为重要的是，应针对心力衰竭患者，给予及时合理的临床筛查，及时发现高风险患者，给予及时有效的治疗，防止患者心脏猝死的发生。心力衰竭合并室性心律失常十分普遍，应提高认识，了解科学规范的治疗策略，及时为广大患者提供有效的治疗方案，同时应加强相关治疗药物和器械的研发，早日应用于临床。

第四节　经方治疗心律失常

人之一身，阴阳主之。上焦心肺阳虚及中焦脾阳虚损，致使水液失于运化，聚而成饮，留于心下。成无己说："其停饮者，由水停心下，心为火而恶水，水既内停，心不自安，则为悸也。"停于心下之水饮与心阳之火相冲，上逆扰乱心神，则发为惊悸，严重者为怔忡。《伤寒杂病论》指出真武汤和苓桂术甘汤均可治疗心悸之症。临床上见心悸，胸闷，头重如裹，身体酸困，下肢水肿、严重者站立不稳，大便溏泻，小便清长，舌淡胖、边有齿痕、苔薄白，脉沉细。辨证当属脾肾阳虚，水邪上犯证。治疗当以温阳利水。

部分心力衰竭合并心房颤动患者多素体气虚，无力生血。气为血之帅，血液生化不足，心失所养，致心气不振；气不足则无以鼓动血行。孙思邈在《千金翼方》里将炙甘草汤列在补益剂之中名为复脉汤，曰："主虚劳不足，汗出而闷。脉结，心悸，行动如常，不出百日，危机者十一日死方"，明确指出本方证的病机为因虚而致。《伤寒杂病论》中共引用过18次炙甘草汤治疗心律失常。临床上见惊悸甚或怔忡，气促，胸闷，体倦乏力，食少，不寐，面色萎黄或少华，大便正常或干结，舌淡暗，苔薄白，脉细缓或结代。辨证当属气血亏虚证。治疗上以益气健脾、补血养心、复脉定悸为大法。炙甘草汤中炙甘草补中气之虚；生姜宣通郁滞；桂枝畅达卫阳；枣仁解邪气防其留结；麦冬滋心阴，生津润燥；麻仁油滑润泽；生地黄滋阴养血，通血脉益肾气；阿胶补血滋心阴；以清酒为使，宣通百脉，流行血气。诸药合用，滋阴养血益气，通阳复脉定悸，使气血充足，阴阳调和，则诸症皆得其平。

心悸若由心气不足、心血亏虚、心阳不振而致多属于心阴阳两虚证。其根本病机为心脏受损，心阴不足，血脉失于充盈，阳气不振，血脉鼓动无力，使阴阳两虚，但仍以阳虚为主，致脉气不相续接，阴血不足，阴不制阳，则有虚阳浮动之证。临床上见自觉心中悸动不安，胆怯易惊，甚则卧起不安，头晕，虚烦失眠，偶有夜间盗汗，舌淡，苔薄白，脉细结代。证属心阳受损、心阴不足之证。治疗当以益气养血，镇心潜阳。桂枝甘草龙骨牡蛎汤整方具有辛甘发散之势，桂枝、甘草辛甘以发散经中火邪，龙骨、牡蛎之涩以收敛浮越之正气。炙甘草汤具有滋心阴、养心血、益心气、温心阳的作用，加以牡蛎、龙骨以安烦乱之神，两者合用，共同起到补心潜阳的作用。

心静则神藏；心不得静，而神躁扰不宁。临床上患者常表现为心慌，胸闷，欲捶打前胸以通气血，气短，乏力，咽中异物感，潮热，盗汗，烘热汗出，情绪急躁易怒，腰膝酸软，眠差，多梦易惊醒，纳可，二便调，女性多已绝经或月经紊乱，舌淡暗，苔薄黄，舌下络脉可见轻微迂曲扩张，色紫暗，脉弦细。证属阴虚气郁证，属于虚实夹杂。治疗当以益气养阴，开郁安神。甘麦大枣汤中甘草甘平性缓，可养心脾，缓肝急，并可安魂定魄，疗惊悸、烦闷、健忘，具有通经脉、利血气的作用。《灵枢·五味第五十六》曰："心病者，宜食麦"，意即小麦具有养心气的作用。《素问·藏气法时论篇》中有"肝苦急，急食甘以缓之"的治疗原则，故用小麦取其甘凉之性，以和肝阴，养心液，消烦利溲止汗。

第五节 心力衰竭合并其他心肌病

患有心肌病的人可能患有无症状的左室收缩功能障碍，或左室舒张功能障碍，或两者兼有。当补偿机制不再能够在正常的左室充盈压下维持心输出量时，这种疾病过程会表现出一定症状，这些症状的状态共同形成了一种疾病，即慢性心力衰竭。持续的心室扩大和功能障碍通常会导致进行性心力衰竭，左室收缩功能进一步下降。后遗症包括室性和室上性心律失常，传导系统异常，血栓栓塞，猝死或与心力衰竭相关的死亡。心肌病是一个复杂的疾病过程，可以影响任何年龄段的人的心脏，但它是导致世界老龄人口发病和死亡的重要原因。

一、肥厚型心肌病

肥厚型心肌病主要是由于编码肌小节相关蛋白基因致病性变异导致的，或病因不明的以心肌肥厚为特征的心肌病，左心室壁受累常见，需排除其他的心血管疾病或全身性、代谢性疾病引起的心室壁增厚。超声心动图或者磁共振检查左室舒张末期任意部位室壁厚度≥15 mm 可确诊，致病基因检测阳性者或遗传受累家系成员检查发现左室壁厚度≥13 mm 也可确诊。编码粗肌丝相关的 β－肌球蛋白重链基因和心脏型肌球蛋白结合蛋白 C 基因是肥厚型心肌病最主要的致病基因，各占肥厚型心肌病的 15%～30%。基因变异可以通过改变氨基酸序列，即显性负效应（毒肽效应），产生具有生物学功能缺陷的蛋白；也可以通过降低编码蛋白的表达水平（单倍型剂量不足），使正常蛋白合成不足，最终造成肌小节或肌小节相关蛋白结构或功能异常，如钙离子敏感性增加、ATP 酶活性异常、肌球－肌动蛋白相互作用或肌小节装配发生改变等，使得心肌收缩异常、舒张功能受损、能量消耗增加，进而引起心肌压力感受及应答通路异常，诱发心肌细胞的组织学和形态学变化，导致心肌细胞肥大、排列紊乱、间质纤维化、心肌重塑等。

虽然肥厚型心肌病被认为是单基因疾病，但是，肥厚型心肌病的最终临床表型是基因型、修饰因子以及环境条件等多种因素共同作用的结果。相同的基因变异因个体的基因表现度和外显率不同，以及遗传背景、表观修饰、生活方式或其他暴露因素的差异可呈现不同的临床表型。部分肥厚型心肌病病因及发病机制尚不明确，对其相关的探索仍在不断进行之中。

二、扩张型心肌病

扩张型心肌病是一种进行性心肌疾病，其特征是心室扩大和收缩功能障碍。右室也可能扩张且出现功能异常。扩张型心肌病是导致心力衰竭的第三大常见原因，也是心脏移植的最常见原因。在许多情况下，扩张型心肌病的病因仍无法解释。然而，一些特发性病例可能是因为无法确定已知的原因，如感染、酒精摄入、免疫、围生期、心动过速。

（一）家族性心肌病

家族性心肌病是一个集中描述心力衰竭的几种不同遗传形式的术语。在患有自发性心肌病的患者中，如果有两个或多个一级或二级亲属患有同一疾病（没有明确的病因），则诊断为家族性心肌病。要建立与距离较远的受影响亲戚（三级或以上）的诊断，只需要确定更多患有相同疾病的家庭成员即可。已建议对符合以上标准的患者进行基因筛查。

（二）胶原血管疾病有关的心肌病

几种胶原血管疾病与心肌病的发展有关，其中包括类风湿性关节炎、系统性红斑狼疮、进行性全身性硬化、多发性肌炎、HLA-B12 相关性心脏病。肉芽肿合并多血管炎（以前称韦格纳肉芽肿病）是一种中小型血管炎，会影响气道、肺、肾和心脏。心脏表现包括心包炎、室上性心动过速和心脏传导阻滞。心肌损伤/收缩功能障碍也会出现，但不像上面讨论的症状那样普遍。糖皮质激素和环磷酰胺是治疗的主要方法，但是环磷酰胺本身可能会引起心肌病。诊断基于对潜在疾病的识别以及心力衰竭适当的临床表现发现。

（三）酒精性心肌病

低度至中度的饮酒量具有积极的心血管益处，但是长期过量饮用可能会导致心肌功能障碍。根据 2013 年美国心脏病学基金会/美国心脏协会心力衰竭指南，怀疑酒精性心肌病的临床诊断是由双室功能不全和过度饮酒导致扩张引起的。每天饮酒超过 90 g（7~8 杯/天）且饮酒时间超过 5 年的人群，这种风险会增加。酒精性心肌病的自然演变尚未根据目前可用的心力衰竭治疗进行充分评估。酒精性心肌病可以追溯到 20 世纪 70 年代的许多研究，研究表明，总死亡率或需要移植的比率在 19%~73%。差异是由左室射血分数的截止值不同，β 受体阻滞剂/血管紧张素转换酶抑制剂/螺内酯的使用不同，以及植入型心脏复律除颤器/心脏再同步治疗所致。因此，考虑到现代疗法，需要进一步研究酒精性心肌病的演变以便更好地理解。停止饮酒心肌恢复也会被观察到。

（四）围产期心肌病

怀孕时的生理变化可能对心血管系统造成影响。这些影响之一是围产期心肌病有明显的发病率和死亡率的可能。这种状况的特征是在妊娠的最后 3 个月或产褥期早期出现左室收缩功能障碍。心脏肥大持续 4 个月以上，6 年死亡率为 50%。随后患有心肌病的妇女有临床恶化的巨大风险，尤其是那些没有恢复左心室功能的妇女。在那些具有左心室功能恢复的患者中，临床恶化的风险较小，但心脏功能障碍通常在围产期出现。患有围产期心肌病的患者应被告知潜在的怀孕对她们的健康以及她们胎儿的健康状况的有关风险。围产期心肌病的遗传在临床上无法恢复的风险较高。怀孕期间的心血管变化包括血浆容量增加、心输出量增加以及肾素 - 血管紧张素 - 醛固酮系统的活性增加，从而增加了盐和水的滞留率。在分娩过程中，由于心动过速、儿茶酚胺激增和 300 ~ 500 mL 的血液从子宫流入母体循环，心输出量增加，有可能心血管系统超负荷。已经研究了许多生物标志物用于围产期心肌病的诊断和风险分类，唯一具有足够效率的标志物是 N 端 B 型脑钠肽前体，其对围产期心肌病并无特异性，但对心力衰竭具有良好的敏感性。其他生物标志物包括 microRNA-146a、可溶性类 fms 样酪氨酸激酶和组织蛋白酶 D。围产期心肌病的治疗包括标准指导治疗，并应谨慎使用利尿剂治疗，因为胎盘灌注可能会受到损害，并且由于其致畸性可能会引发分娩后血管紧张素转换酶抑制剂。已经有了除心力衰竭药物外使用己酮可可碱或溴隐亭的潜在益处的描述。一旦证明心肌完全恢复了至少 6 个月，可以考虑采用心脏衰竭的脱离方案。

三、药物导致心肌病

（一）可卡因心肌病

可卡因是易滥用和令人上瘾的精神刺激药之一，且会使左室收缩压降低率为 4% ~ 18%。该药是一种有效的拟交感神经药，具有破坏心血管的潜力，其中包括致命性室性心律不齐、急性心肌梗死、高血压危象、脑中风和扩张型心肌病。它的成瘾性是通过改变中脑皮质回路中的多巴胺能活动来调节的。可卡因与多巴胺、5 - 羟色胺和去甲肾上腺素转运蛋白结合，从而防止这些物质重新摄取到突触前神经元中，以增强神经活性而增加突触的存在。可卡因心肌病的表型特征包括收缩功能低下的心室扩张、舒张功能障碍和左室肥大，特别是在长期使用可卡因和有继发性高血压的患者中。可卡因心肌病的治疗与其他扩张型心肌病的治疗相似。值得注意的是，在急性可卡因中毒的情况下使用急性非选择性 β 受体阻滞剂可能会导致难以控制的 α - 肾上腺素能受体刺激，使冠状动脉血管收缩增加，左心室壁压力增加，高血压风险加重，从而使损害持续下去。大量报告表明，服用 β 受体阻滞剂后冠状动脉血管阻力显著增加，并且动物研究已将非血管扩张性 β 受体阻滞剂的使用与冠状动脉血流量减少和死亡率升高相关联。

（二）蒽环霉素/阿霉素诱导的心肌病

蒽环类被广泛用作抗肿瘤药，具有高度的心脏毒性，并会引起一种典型的剂量依赖性毒性心肌病。早期急性心脏毒性和慢性心肌病都对这些药物有相关描述。蒽环类药物也可能与急性冠状动脉痉挛有关。从接触开始到药物输注后数周内，任何时候都可能发生急性毒性。辐射和其他药物可能会增强蒽环类药物的心脏毒性作用。即使在低于经验限制 550 mg/m^2 的剂量下也会发生心脏损伤。但是，损伤不一定导致临床心力衰竭。当总剂量低于 450 mg/m^2 时，心力衰竭的发生非常罕见，但是呈现出剂量依赖性。这些患者除了具有典型的心力衰竭症状或急性心肌炎症状外，还包括恶性肿瘤的早期病史和阿霉素的治疗史。从解剖学上，这些患者的心脏从双侧扩张的心室到正常大小不等。心肌损伤的机制与心肌细胞的变性、萎缩，肌原纤维的丢失和细胞质空泡化有关。阿霉素产生自由基也与此相关。进行性恶化是该毒性心肌病的常态。超声心动图检查出的异常心肌应变提示左室射血分数改变。治疗期间收缩期纵向应变峰值降低 10% ~ 15% 是心脏毒性的良好预测指标。如果射血分数小于 0.45，或射血分数与基线相比下降超过 0.05，或在运动中射血分数上升不超过 0.05，则应停用该药物。右丙亚胺是美国食品药品监督管理局批准用于降低毒性的铁螯合剂。但是，它增加了严重骨髓抑制的风险。

（三）血色素沉着病（铁超负荷心肌病）

心肌中的铁沉积最初表现为心脏舒张功能障碍，从限制性病理生理学进展为收缩功能障碍。铁首先在心室心肌中积累，然后在心房心肌中积累。由于铁本身是导致心律失常的，它参与传导系统可能说明了血色素沉着病有房性或室性快速性心律失常的倾向。铁在传导系统中的沉积可能会导致心律失常，应保证放置起搏器。铁超负荷的特征是女性的转铁蛋白饱和度高于 55%，女性的转铁蛋白水平超过 200 ng/mL，男性的转铁蛋白水平超过 300 ng/mL。然而，在其中检测心肌沉积铁蛋白的水平没有定义。如前所述，由于心肌的斑片状累及，心内膜心肌活检对血色素沉着病的敏感性较低。超声心动图检查的结果包括心室扩张和限制型心肌病。降低铁的水平可能会逆转这些现象。

四、应激性（重症）心肌病

应激性心肌病的表现与急性冠状动脉综合征相似，但没有明显的冠状动脉疾病的血管造影证据。经典的超声心动图发现其有可逆性左室心尖部球囊扩张伴收缩功能障碍。这种情况是由高情绪压力引起的，主要发生在绝经后的女性身上。随心电图变化（包括 ST 段抬高/降低或 T 波变化），心肌酶会轻度增加。假定的病理生理机制包括交感神经系统/儿茶酚胺反应增强、冠状动脉痉挛及心肌炎。

五、HIV 相关性心肌病

人类免疫缺陷病毒感染的心脏表现包括心肌炎、扩张型心肌病、心包积液、血管炎、血脂异常、继发于蛋白酶抑制剂的胰岛素抵抗、冠心病和与抗反转录病毒疗法相关的继发性高血压代谢综合征/脂肪营养不良。

六、经方治疗经验

急性期以"标实"为主，其病机为心阳不足、水饮凌心。心主血脉、肺朝百脉，二者共同调节血液运行。心气不足，心阳不振，血行不畅，肺呼吸功能失调，故见胸闷、呼吸不畅；血液运行无力，心神失养，精神虚性亢奋，故见心悸。治宜益气温阳、泻肺平喘、利水消肿，方用苓桂术甘汤合葶苈大枣泻肺汤等加减。其中茯苓甘淡为君，健脾渗湿，既能除已聚之"有形之痰饮"，又能平饮邪上逆；桂枝为臣，温阳化气，平冲降逆；白术增加茯苓健脾燥湿之功；炙甘草合桂枝辛甘化阳，又能合白术益气健脾，兼调和诸药；葶苈子泻肺平喘，大枣护脾通津，泻肺而不伤脾。又因心肌病为本虚标实之病，心气不足为根本病机，贯串始终。故急性期在泻肺平喘、利水消肿的同时，亦需党参、太子参、黄芪等补益心气。若下肢浮肿明显甚或全身浮肿者，可加用五皮饮，用桑白皮利水消肿的同时加强葶苈子泻肺平喘之功，大腹皮利水又兼能下气，生姜皮兼能温中止呕；如见头昏目眩者，可加泽泻淡渗利水、引浊下行；若脾虚湿胜，兼见身体困重，苔白厚腻者，可加山药、草豆蔻增强健脾化湿之效；脘腹胀满，纳呆便溏者，加枳实行气导滞，枳实、白术乃枳术汤，可行气散结、健脾化饮；伴咳嗽咳痰者，可加化橘红、桔梗、百部等化痰止咳利咽。

慢性进展期患者可有轻微乏力心悸，活动后气促，畏寒肢冷、四末不温等症状，下肢水肿不著，或午后至晚间下肢轻度浮肿、晨起自行消退，患者此阶段临床表现不显著，可有两种情况：①心脏功能尚处于可代偿阶段，但已有心脏扩大、心肌舒缩功能减退等器质性病变；②既往有相关临床表现，经积极治疗后，症状得到控制，但病程日久，脏器亏损，器质性病变已无法逆转。

上述两种情况中患者病情虽趋于平稳，心肌病乃慢性过程，心为阳脏，乃阳中之太阳，久病必将耗气伤阳，故其根本病机为心气（阳）亏虚，治疗原则为补益心气，平调阴阳，多选用党参、黄芪、桂枝、白术等益气温阳之品，意在补益心气，心气充沛则血液运行通畅。临床上应根据患者舌脉体质等不同，灵活合用经方。如患者面唇少华、舌绛有瘀点、舌下络脉紫黑、脉细涩，此乃心血瘀阻，可选当归芍药散加减，此方在《金匮要略》中虽为妇人妊娠肝脾不和所设，但川芎、当归、赤芍等均为活血补血养血常用药，且药性平缓不伤正，且心肌病患者易水湿内停，方中茯苓、白术、泽泻可健脾渗湿，故临证时可灵活取用，而不应过于局限于条文；若见腹中拘急、自汗盗汗、身重无力者，可用黄芪建中汤加减，黄芪补气固表，桂枝、生姜辛温通阳，芍药酸敛和营，所以调和阴阳，补益气血；若阴血亏虚，夜寐不安，可加枣仁、川芎、知母等，取酸枣仁汤养阴清热，宁心安神之意；若患者年老体虚，疾病日久，多有肝肾亏虚，当用八味肾气丸加减，且可酌加枸杞、菟丝子、杜仲、巴戟天、仙灵脾等补益肝肾、温肾助阳之品，多有奇效。

第六节　心力衰竭合并顽固性高血压

一、病理生理特点

左心室肥厚：高血压左心室肥厚首先反映在室间隔增厚上，后者是心脏大小循环所共有的部分，对左右心室收缩功能均有十分重要的作用。

舒张功能减退：舒张期心力衰竭的特征是左心室容积减少和舒张末压升高，左心室射血分数正常或轻度减低。这主要是由于心室肌松弛性和顺应性减低使心室充盈减少；为增加心室充盈，左心室必须提高充盈压而获得正常的心室充盈和每搏输出量。另外左心室肥厚使心肌细胞肥大，尤其是心肌纤维化使心肌舒张期压力—容量关系发生变化，也使心腔内舒张压升高，因此左心室肥厚可引起舒张功能减退。高血压早期心脏结构功能改变，其中舒张功能减退约占11%。

收缩功能减退：已知有左心室肥厚者比无左心室肥厚者心力衰竭发生率高10倍，这是因为长期压力升高引起后负荷过度增高，引起血管壁增厚及心脏向心性肥厚和舒张期松弛性受损，最终出现心肌收缩力下降，心腔扩大，心室舒张末期容量增大，心室充盈压和心房压力均增高，肺静脉回流受阻，发生高血压心脏病急性或慢性左心衰竭。

二、临床诊断要点及鉴别点

临床表现：在心功能代偿期仅有高血压的一般症状；当心功能失代偿时，可出现左心衰竭的症状，轻者仅于劳累后出现呼吸困难，重者则出现端坐呼吸、心源性哮喘，甚至发生急性肺水肿；久病患者可发生右心衰竭最终导致全心衰竭。

体格检查：发现心尖搏动增强呈抬举性，心界向左下扩大，主动脉瓣区第二心音亢进可呈金属调，肺动脉瓣听诊区可因肺动脉高压而出现第二心音亢进，心尖区和（或）主动脉瓣区可闻及（2~3)/4级收缩期吹风样杂音，左心衰竭时心尖部可闻及舒张期奔马律。全心衰竭时，皮肤黏膜重度发绀、颈静脉怒张、肝大、水肿，并出现胸腔积液、腹水等。

实验室检查：心电图检查有单侧或双侧心室肥大和（或）劳损、P波增宽或出现切迹、V_1导联中P波终末电势增大、各种心律失常等。胸部X线检查有主动脉迂曲扩张、左心室或全心扩大、肺间隔线出现、肺淤血等。超声心动图示单侧心室或双侧心室肥厚扩大，左心室舒张功能减退，射血分数降低等。

三、常规治疗及治疗的特殊点

及早控制血压：早期降压达标是治疗高血压性心脏病的首要任务，应考虑收缩压目标值<140 mmHg。逆转左心室肥厚：长期随访已经证实逆转左心室肥厚可使心血管死亡率下降。逆转左心室肥厚包括非药物治疗——优化生活方式，低盐饮食，控制体重，限酒，减少某些交感神经兴奋状态，如儿茶酚胺升高、肾素-血管紧张素-醛固酮系统激活应激状态等。降压药物中血管紧张素转换酶抑制剂、血管紧张素Ⅱ受体拮抗剂可预防左心室肥厚及心肌纤维化的发生。动物实验和人体研究也证实钙离子通道拮抗剂能逆转左心室肥厚。心力衰竭治疗：心力衰竭一旦出现明显症状死亡率就很高，因此要加强对早期无症状心力衰竭（收缩期或舒张期心功能减退）的防治。对于收缩性心力衰竭，建议使用血管紧张素转换酶抑制剂、β受体阻滞剂、利尿剂、血管紧张素Ⅱ受体拮抗剂和（或）醛固酮受体拮抗剂，降低死亡率及住院率。对于舒张性心力衰竭（射血分数保留的心力衰竭）的高血压患者，至今尚无证据显示降压治疗或者任何降压药物是有益的。然而，对于这些患者及高血压合并收缩功能下降的患者，应考虑将收缩压降至140 mmHg以下。

高血压合并射血分数下降的心力衰竭：首先推荐应用血管紧张素转换酶抑制剂（不能

耐受者可使用血管紧张素Ⅱ受体拮抗剂）、β受体阻滞剂和醛固酮受体拮抗剂。这3种药物的联合也是射血分数下降的心力衰竭治疗的基本方案，可以降低患者的死亡率和改善预后，又均具有良好降压作用。多数此类心力衰竭患者需常规应用襻利尿剂或噻嗪类利尿剂，也有良好降压作用。如仍未能控制高血压，推荐应用氨氯地平、非洛地平。高血压合并射血分数保留的心力衰竭：病因大多为高血压，在心力衰竭症状出现后仍可伴高血压。上述3种药物并不能降低此类患者的死亡率和改善预后，但用于降压治疗仍值得推荐，也是安全的。如仍未能控制高血压，推荐应用氨氯地平、非洛地平。不推荐应用α受体阻滞剂、中枢降压药（如莫索尼定）。有负性肌力效应的钙离子通道拮抗剂如地尔硫䓬和维拉帕米不能用于射血分数下降的心力衰竭，但对于射血分数保留的心力衰竭患者，仍可能是安全的。高血压合并急性心力衰竭的处理临床特点是血压升高，以左心衰竭为主，发展迅速，且多为射血分数保留的心力衰竭。需在控制心力衰竭的同时积极降压，主要静脉给予襻利尿剂和血管扩张药，包括硝酸甘油、硝普钠或乌拉地尔。若病情较轻，可以在24~48小时逐渐降压；病情重伴有急性肺水肿的患者在初始1小时内平均动脉压的降低幅度不超过治疗前水平的25%，2~6小时降至160/110 mmHg，24~48小时血压逐渐降至正常。

目前国内外对顽固性高血压的定义不同。2018年，AHA对顽固性高血压的定义为在充分改善生活方式的前提下，联合使用包括一种长效钙通道阻滞剂、一种血管紧张素转换酶抑制剂（或血管紧张素受体阻滞剂）和一种利尿剂这3种降压药，且每种降压药需达到最大剂量或最大耐受量的情况下，血压未能达标者，或至少4种降压药联合使用才能使血压达标者。最新的《中国高血压防治指南2018年修订版》中对顽固性高血压的定义为在改善生活方式的基础上应用了可耐受的足够剂量且合理的3种降压药物（包括一种噻嗪类利尿剂）至少治疗4周后，诊室和诊室外（包括家庭血压或动态血压监测）血压值仍在目标水平之上，或至少需要4种药物才能使血压达标者。依据生化表型可将顽固性高血压分为低肾素/低醛固酮、高肾素/高醛固酮这2个亚型。近年来还提出了难治性高血压，它是顽固性高血压中的特殊类型，是指使用了至少5种不同类别的降压药，包括氯噻酮等长效噻嗪类利尿剂和螺内酯等盐皮质激素受体拮抗剂，但血压仍不达标。发病原因包括不良的生活方式、药物因素（避孕药、非甾体抗炎药、糖皮质激素）、嗜铬细胞瘤、原发性醛固酮增多症、阻塞性睡眠呼吸暂停综合征等。

四、发病机制

高盐摄入、肥胖、颈动脉反射功能减退是顽固性高血压发生的基本原因，而中枢和局部组织交感神经功能过度亢进和循环、组织中肾素-血管紧张素-醛固酮系统的激活，通过促进氧自由基生成、细胞凋亡、血管内皮细胞损伤、抑制纤溶系统、加剧炎症反应等参与加速动脉粥样硬化的形成，加剧肾脏的损伤，这些均为顽固性高血压发生发展的病理生理机制。体液潴留是顽固性高血压发病机制中重要的部分。当机体中摄入过多的盐分、肾素-血管紧张素-醛固酮系统过度激活等都会导致体液潴留。血管内皮损伤和动脉硬化在高血压的发病机制中很重要。过度活跃的交感神经活动及异常激活的肾素-血管紧张素-醛固酮系统在顽固性高血压发病机制中也是同样重要的。交感神经系统的激活，导致血钠潴留及循环容量扩张，促进顽固性高血压的发生。对于难治性高血压，交感神经过度活跃是主要的作用机制。肾素－血管紧张素－醛固酮系统轴的过度激活也会引起顽固性高血压。长期升高的血管紧张素 II 可促进免疫系统的激活及高血压、炎症的发展。

五、治疗方案

利尿剂、血管紧张素转换酶抑制剂、交感神经抑制剂、钙离子通道阻滞剂、血管紧张素 II 受体拮抗剂、β 受体阻滞剂等均为临床常用的高血压治疗药物。但顽固性高血压患者常需多种药物联合治疗才能有效控制血压，如血管紧张素转换酶抑制剂/血管紧张素 II 受体拮抗剂＋钙离子通道拮抗剂＋利尿剂或扩血管药物＋利尿剂＋减缓心率药物，若患者的血压控制效果仍不理想，可静脉推注 α_1 受体阻滞剂＋β_1 受体阻滞剂或交感神经抑制剂、醛固酮拮抗剂等药物，以强化降压效果。研究结果显示，血管紧张素 II 受体拮抗剂＋利尿剂＋β 受体阻滞剂联合治疗顽固性高血压的效果较好。但临床选择药物联合治疗时，需依据顽固性高血压患者的自身情况合理用药，如血容量增多者可加用利尿剂治疗，周围血管阻力升高者可加用血管紧张素转换酶抑制剂治疗，心搏量升高者可加用 β 受体阻滞剂治疗，必要时可联用第 4 种降压剂。

除西药治疗外，中医疗法也逐渐被用于顽固性高血压的临床治疗中。中医将高血压归于"眩晕"范畴，通过辨证治疗对顽固性高血压患者采取中药汤剂、针灸、按摩等疗法辅助西医治疗，以便强化治疗效果。研究表明，在常规西药治疗基础上加用祛瘀活血中药治疗顽固性高血压患者可降低血压水平。刘宝宏等的研究显示，西药结合针灸对高血压有显著疗效。上述研究均提示，中医疗法对顽固性高血压患者有一定的疗效，但对有关中西医结合的疗法仍需进一步探究，以便为患者提供更有效的降压方案。经皮导管肾脏交感神经去除术是临床治疗顽固性高血压患者的常用术式。显微血管减压术、颈动脉窦压力反射刺激治疗等也被用于治疗顽固性高血压患者。顽固性高血压的发病机制复杂，与肾素－血管紧张素－醛固酮系统、交感神经系统、氧化应激及炎症反应等密切相关。临床治疗顽固性高血压患者时，除了嘱患者改变常规的生活方式外，常采用联合用药的方法，且中医辅助西医治疗也逐渐被用于临床治疗中，可强化降压效果。此外，随着医学技术的发展，基因治疗、手术治疗也逐渐成为研究热点，有望成为治疗顽固性高血压的新方式。

六、中医论治

高血压合并慢性心力衰竭中医证候复杂，由于是两种相关联的疾病同时存在，其证候分布也可存在两种或两种以上组合，不同疾病的证候相互影响，临床辨证时要从整体出发，分析各脏腑证候之间的关联性，深度辨别出被其他症状所掩盖的证候表现，可用中医治疗改善其症状。从高血压合并慢性心力衰竭的病因病机中可以看出，其病机为痰瘀闭阻经络孔窍，气血亏虚无力营养心气，以及阴阳的偏盛偏衰。如肾藏亏虚，导致肝失条达，疏泄失司，可引起气血经脉疏通不利，日久水饮内停，可总结为因郁致瘀，因瘀生水，肝疏泄失常，而致气血瘀滞，母病及子，导致心脏受累，出现心悸、胸痹等表现。气血不足、肝肾阴虚、痰浊阻滞、禀赋不足均可引起心气不足以及气阴两虚，出现乏力、心悸、气短等症状，若病情拖延日久，损伤阳气，可致心阳不足或心肾阳虚，心阳虚不能下行抑制肾阴水，最终导致水液代谢失常，出现水肿。综上，高血压合并心力衰竭属心功能日益恶化的过程。

参 考 文 献

1. 陈琦玲. 特殊类型高血压临床诊治要点专家建议［J］. 中国全科医学，2020，23（10）：1202 – 1228.

2. 伍勇，龚开政，杜林. 顽固性高血压的诊断与治疗进展［J］. 医学综述，2020，26（9）：1750 – 1754.

3. 朱瑶瑶，林忠伟. 顽固性高血压的发病机制和治疗进展［J］. 实用医学杂志，2020，36（12）：1689 – 1692.

4. 张雅静. 顽固性高血压的发病机制及治疗进展［J］. 医疗装备，2022，35（6）：194 – 196.

5. 杜昕，马长生. 心房颤动的再认识（一）［J］. 中国心血管病研究杂志，2005，3（10）：725 – 727.

6. ACC/AHA. 2022 ACC/AHA/HFSA guideline for the management of heart failure［J］. J Card Fail，2022，28（5）：E1 – E167.

7. McDonagh T A, Metra M, Adamo M, et al. 2021 ESC guidelines for the diagnosis and treatment of acute and chronic heart failure［J］. Eur Heart J，2021，42（36）：3599 – 3726.

8. 李兴怡，刘佳，富路. 心力衰竭合并室性心律失常的研究及治疗进展［J］. 心血管病学进展，2019，40（3）：400 – 403.

9. 陈明龙. 心力衰竭合并室性心律失常的治疗进展［J］. 心血管病学进展，2007，28（3）：351 – 357.

第六章　心力衰竭合并其他系统疾病

第一节　心力衰竭合并肺部感染

心力衰竭患者的主症之一是体液潴留，表现为肺部即肺淤血或肺水肿。《素问·评热病论》曰："邪之所凑，其气必虚。"心力衰竭患者往往因水饮瘀血的存在而致诸身正气不振，易发生肺部感染迁延为重症肺炎或呼吸衰竭，此类患者往往病情危重，倘若为耐药菌株或真菌感染时，治疗尤为棘手。同时肺部的感染性疾病（细菌、病毒、真菌、寄生虫、螺旋体、立克次体感染）、哮喘、肺血管疾病等均可发展成慢性阻塞性肺病，从而发展成肺源性心脏病，最终成为心力衰竭。而肺部感染作为心力衰竭患者主要诱发病因之一，心力衰竭患者一旦感染，预后较差，其中新型冠状病毒感染已成为心力衰竭发病率和死亡率增加以及心力衰竭失代偿的主要原因。

一、发病机制

临床上发热为感染的常见症状。病原微生物及其产物作为主要的发热激活物作用于机体细胞，产生和释放具有致热活性的细胞因子，刺激体温调节中枢引起发热中枢介质的释放，继而引起体温调定点上移导致发热。发热时交感神经系统兴奋，交感神经系统兴奋对心脏具有兴奋作用，能增加心率及心肌收缩力，体温上升，微动脉收缩，从而增加血流外周阻力，提高动脉压。上述均可增加心脏负担，特别在心肌劳损或心脏有潜在病灶的人中容易诱发心力衰竭。

肺部感染及其基础疾病引起不同程度的肺通气和换气功能障碍，导致的缺氧、二氧化碳潴留、酸碱失衡及电解质紊乱均可导致心功能不全。首先，产生肺动脉高压：肺泡缺氧和二氧化碳潴留导致血液氢离子浓度过高，引起肺小动脉收缩，继而肺动脉肌化、肺血管壁增厚和硬化，管腔变窄，形成持久的稳定的慢性肺动脉高压；肺部病变如肺小动脉炎、肺毛细血管床的大量破坏、肺栓塞等使肺循环阻力增大；长期缺氧引起的代偿性红细胞增多症使血液黏度增高，增加肺血流阻力。其次，缺氧、酸中毒、高钾血症等损害心肌，使心肌收缩力减弱。最后，胸膜腔内压改变也可影响心脏舒缩功能。

感染控制欠佳，细菌、真菌、病毒等病原微生物可经血行途径直接侵袭心脏及邻近组织以致心肌炎、感染性心内膜炎等。感染影响心肌，可表现为心肌炎症、心肌重构、局部脓肿，若大量微栓子落入心肌的血管，或较大的栓子进入冠状动脉引起心肌梗死等均可影响心肌收缩能力及心脏射血功能而最终导致心力衰竭；感染后期导致瓣膜破坏、穿孔，以及乳头肌、腱索等支持结构受损，发生瓣膜功能不全或使原有的功能不全加重，也可导致心脏舒张和收缩功能障碍。

感染灶的病原微生物及其释放的各种外毒素和内毒素，刺激单核吞噬细胞、肥大细胞、内皮细胞和中性粒细胞等，生成并激活多种内源性炎症介质，这些炎症介质通过对心血管和血液中细胞成分的影响，改变外周阻力，同时使交感肾上腺髓质系统兴奋，从而使心肌收缩力和心输出量改变。

肺部感染时，心肌线粒体钙离子转运障碍可能是造成心肌细胞功能受损的重要原因之一。缺血缺氧导致的细胞内酸中毒可抑制钙泵的活力和钙摄取能力，游离钙含量升高，钙摄取率下降，线粒体钙释放率增加，心肌组织 ATP 酶含量下降，从而使心肌舒缩性能降低；较长时间缺血以后，心肌线粒体的钙转运能力进一步下降，进而易导致细胞内钙超载，同时细胞内 ATP 分解供能和钙泵之间脱偶联，导致心肌细胞功能进一步损伤。

肺部感染所致氧自由基的细胞损伤作用、内皮素合成及释放增加、一氧化氮合成减少、内洋地黄素分泌不足、心房钠尿肽分泌失调、降钙素基因相关肽的含量减少、肿瘤坏死因子的释放增加、β-内啡肽的大量释放、前列环素 I_2 和血栓素 A_2 的平衡失调、神经肽 Y 分泌增加等因素均对心力衰竭的发生有重要生理病理意义。

二、诊断与管理

心力衰竭与慢性阻塞性肺病、哮喘的症状有重叠，鉴别诊断存在一定困难。有研究报道肺部超声的彗星尾征有助于鉴别慢性阻塞性肺病和哮喘与心力衰竭引起的呼吸困难。建议肺功能检查在心力衰竭患者病情和容量状态稳定 3 个月后进行，以避免肺淤血引起肺泡和支气管外部阻塞对检测指标的影响。心力衰竭合并慢性阻塞性肺病的患者或怀疑有气道高反应的患者，建议使用心脏选择性 $β_1$ 受体阻滞剂，如比索洛尔、美托洛尔；对哮喘稳定期的射血分数下降的心力衰竭患者，可考虑在专科医生的密切监护下，从小剂量开始应用，同时密切观察气道阻塞症状。

三、中医治疗

心肺同属上焦，肺主气，朝百脉以助心行气；心主血，润养五脏以养肺司气；病至于此，肺系病变则肺宣肃失司，遏止心气而行滞涩，致心力衰竭加重，心系病变则行血无力，瘀血于胸而饮停于肺，致咳喘益甚，此上焦伴侣，气血两脏，一损皆损，互为因果，推波助澜。

心力衰竭患者心阳心气不振，血行瘀滞是诱导诸多病变产生的基础。"血不利则为水"，血行不畅则气化失常，蓄积痰饮湿浊停聚周身为害，郁遏三焦阳气。血脉壅滞，津气血难以濡养周身脏腑，久则脏腑气阴亏虚，易感外邪。肺辅心行血，心气行血无力最损肺。肺居上焦，宣散津液，心力衰竭日久则肺通调水道不利，积痰饮湿浊于胸膈，导致肺部感染。肺部继发感染后，心力衰竭所致内生之痰饮湿浊与外感六淫等邪气搏结，加之岭南气候，蕴生湿邪，在病机演变中起主导作用。治疗上主张利湿、养阴、温阳并重，在宣透渗利、驱邪外出的基础上顾护心营。而湿邪壅闭渐盛亦能袭扰中焦，阻碍脏腑津气，化而为痰，治疗时要注重辨痰的性质。

四、相关医案

赵某，男，86 岁，因"反复活动后气促 2 个月，再发加重 1 周"于 2022 年 12 月 15 日入院。

1. 现病史

患者约 2 个月前始反复活动后出现气促，心慌，无明显胸闷胸痛，无夜间阵发性呼吸困难，可平卧，无黑蒙晕厥，无下肢浮肿等不适，未曾系统诊疗，休息后可缓解。1 周前上症再发并加重，轻微活动后即出现气促，时有咳嗽咳黄痰，双下肢水肿，心慌，无胸闷胸痛，无发热寒战，至门诊完善胸部 CT 考虑肺炎合并胸腔积液，自行购买头孢克肟、复方甲氧那明胶囊、孟鲁司特钠片口服，症状稍微好转，但反复发作，下肢水肿逐渐加重，遂至急诊就诊，为求系统诊治，由急诊拟"急性心力衰竭、肺部感染"收入院。

2. 中医四诊

（1）望诊

望神：神志清楚，精神稍倦。

望色：全身皮肤黏膜及巩膜未见黄染，口唇无发绀。

望形：发育正常，营养中等，形体偏胖。

望态：自动体位，检查合作。

望舌：舌淡暗，苔白。

（2）闻诊：咳嗽，咳白色黏稠痰。

（3）问诊：气促，心慌，端坐呼吸，咳嗽咳黄色黏稠痰，双下肢水肿，无剧烈胸痛，无黑蒙晕厥，无头晕头痛，纳可，眠一般，尿频尿急尿涩，大便正常。

（4）切诊：脉弦滑。

3. 既往史

2021 年 7 月因跌倒致右股骨粗隆间骨折，行股骨骨折闭合复位髓内针内固定术（右侧股骨粗隆间骨折闭合复位内固定术）。否认高血压、糖尿病、肾病等病史。否认结核病、肝炎等传染病病史。否认其他手术史及输血史。预防接种史不详。

4. 过敏史

否认食物、药物过敏史。

5. 其他情况（个人史、婚育史、家族史等）

个人史：出生并长期居住于原籍，居住环境尚可，否认吸烟嗜酒等不良嗜好。否认疫区旅居史。

婚育史：已婚已育，丧偶。

家族史：否认家族性遗传病病史。

6. 中医诊断

心水病（痰湿蕴结证）。

7. 西医诊断

①急性心力衰竭；②肺部感染；③心律失常（频发房性期前收缩、房性心动过速、心

房扑动）。

8. 主要中医方案

熟附子 20 g^{（先煎）}，败酱草 15 g，桂枝 10 g，葶苈子 10 g，炙甘草 15 g^{（先煎）}，桃仁 20 g，芥子 10 g，薏苡仁 30 g^{（先煎）}，砂仁 20 g，熊胆粉 1 瓶^{（冲服）}。

9. 复查及复诊

（二诊）神志清楚，精神好转，气促缓解，无胸闷，未见明显端坐呼吸，咳嗽咳痰减少，双下肢水肿减轻，无剧烈胸痛，无黑蒙晕厥，无头晕头痛，纳可，眠一般，二便正常。舌淡暗，苔白，脉弦滑。

（再次复查）急诊血气分析：酸碱度 7.34，血氧分压 155.0 mmHg，实际剩余碱 5.9 mmol/L，标准剩余碱 6.3 mmol/L，氧合血红蛋白 97.1%，标准碳酸氢根 29.7 mmol/L，实际碳酸氢根 30.5 mmol/L，肺泡－动脉氧分压差 82.5 mmHg，二氧化碳总量 31.9 mmol/L，半饱和氧分压 24.69 mmHg，肺内分流率 6.7%。急诊降钙素原检测 0.17 ng/mL。急诊生化 8 项（急，干化学）：总二氧化碳 37.0 mmol/L，钾 4.22 mmol/L，钠 132.1 mmol/L，氯 88.6 mmol/L，钙 2.34 mmol/L，尿素 6.16 mmol/L，肌酐 158.2 μmol/L，尿酸 524.8 μmol/L。外送：肾小球滤过率估算值 33.57 mL/（min·1.73 m²）。急诊 B 型脑钠肽前体 3851.0 pg/mL。急诊肌钙蛋白 T 测定 27.57 pg/mL。血常规＋C－反应蛋白（静脉血）：单核细胞百分比 11.2%，淋巴细胞绝对值 0.98×10^9/L，红细胞计数 4.03×10^{12}/L，平均红细胞体积 100.2 fL，血小板计数 122×10^9/L，血小板压积 0.12%，快速 C－反应蛋白 7 mg/L。白蛋白 38.1 g/L。D－二聚体定量 1.16 mg/L。

附片 15 g，炙甘草 10 g，干姜 10 g，薏苡仁 20 g，葶苈子 10 g，桂枝 15 g，燀桃仁 20 g，熟地黄 20 g，砂仁 15 g，鹿角末 1 包^{（冲服）}。

按语：本案患者为心力衰竭合并肺部感染，运用薏苡附子败酱散加减后，结合西医治疗手段，顺利出院。

薏苡附子散和薏苡附子败酱散二方均出自《金匮要略》。原文曰："胸痹缓急者，薏苡附子散主之。""肠痈之为病，其身甲错，腹皮急，按之濡如肿状，腹无积聚，身无热，脉数，此为肠内有痈脓，薏苡附子败酱散主之。"其实二方均适用于寒湿之邪壅塞上焦，胸阳被遏，邪正搏结的心力衰竭患者。方中薏苡仁主利肺气，渗脾湿，起到泄热除湿排脓之效。心力衰竭合并肺部感染往往病情危重，与肺痈相当，痈多有湿，薏苡仁为祛湿而设，薏苡仁得土之燥，禀秋之凉，能燥湿清热，大肠与肺相表里，入手阳明大肠经，为引经药也。且薏苡仁破毒肿，利肠胃为君，炮附子温壮元阳，二药相须，附子不仅温补，其辛热之性可达到破痈的目的。败酱性味苦寒，附子禀雄火，颇有火热化金之能。辅以败酱草，苦寒清热解毒，破瘀排脓，少佐附子之辛热，扶阳而行气血津液，排脓祛湿，振奋阳气，以补正气。

初诊的桂枝可温化水饮，芥子、葶苈子泻肺之用，熊胆粉化痰之效更强，桃仁活血通腑，活血而利则无亦化水，加之砂仁祛湿醒脾。二诊后患者症状改善，故减少败酱草等苦寒之物，继续泻肺温通，根据情况加以滋阴生津。

第二节　心力衰竭合并结缔组织病

弥漫性结缔组织病是风湿性疾病最重要的一个类别，主要包括系统性红斑狼疮、类风湿关节炎、系统性硬化病、多发性肌炎/皮肌炎、抗磷脂抗体综合征、系统性血管炎等。其病因多样，发病机制尚未完全阐明。弥漫性结缔组织病可累及全身多个器官，其中心血管系统是其重要的靶系统，逐渐增多的证据表明心脑血管疾病相关的死亡是弥漫性结缔组织病重要的死因，主要包括心肌梗死、卒中、心力衰竭以及静脉血栓形成。心力衰竭是一种并不少见但危及生命的心脏受累表现，通常是心血管疾病发展的终末阶段，也是此类患者重要的死亡原因之一，约占弥漫性结缔组织病患者心血管死因的 20% ~ 30%。传统的心血管疾病危险因素以及疾病伴随的缺血性心脏病并不能完全解释心力衰竭疾病本身及结缔组织病相关的治疗药物造成的心肌损伤。

一、发病机制

弥漫性结缔组织病合并心力衰竭的病因及发病机制尚未完全阐明，但研究表明其可能存在的机制包括局部自身免疫、慢性炎症损害、其他器官累及以及用于治疗原发疾病的药物间接导致。炎症因子浸润和免疫复合物沉积导致补体级联激活，引起心脏结构的不同损害。炎症状态严重影响心脏功能，除此之外，疾病活动度是独立危险因素。心脏受累可能为原发性的也可能继发于其他系统受损，原发性主要与心肌纤维化和冠状动脉痉挛，尤其是冠状动脉疾病相关；一般人群的心血管危险因素也可导致心脏损害。

（1）异常的宿主免疫反应及传统心血管危险因素（高血压、肥胖、糖尿病和血脂异常等）加速动脉粥样硬化。

类风湿性关节炎、系统性红斑狼疮、心力衰竭、1型糖尿病、1型糖尿病肾病、2型糖尿病和2型糖尿病肾病患者血清中仍存在高滴度抗碳酸酐酶Ⅲ和（或）抗碳酸酐酶Ⅳ抗体。细胞和动物模型实验数据表明，高滴度抗碳酸酐酶Ⅲ可能保护细胞免受氧化损伤。但长期的心肌细胞损伤引起的抗原暴露导致抗碳酸酐酶Ⅳ抗体产生可能是引发心力衰竭的原因之一。加速性冠心病和心肌梗死也会导致缺血性心肌病和射血分数下降的心力衰竭。此外高血压、血脂异常、糖尿病、吸烟等使心力衰竭发病率更高。

（2）炎症和T细胞过度激活可释放大量的炎症因子，长期慢性炎症可致心室肥大。

慢性炎症在心力衰竭的发生发展过程中起重要作用。但具体的机制尚不明确。升高的炎症标志物，包括 C - 反应蛋白、白细胞介素 - 6 以及肿瘤坏死因子 - α 与左室肥大、舒张功能不全和普通人群心力衰竭发生率增加相关。炎症因子导致内皮功能障碍，低密度脂蛋白摄取激活升高并且沉积在血管内皮表面。此外，肿瘤坏死因子 - α 可改变内皮结构，介导炎症性血管损伤。白细胞介素 - 6 介导内皮细胞表面分子的整体改变从而产生促炎症状态。晚期高水平的肿瘤坏死因子 - α 和白细胞介素 - 6 增加患者的死亡风险。类风湿关节炎、系统性红斑狼疮、多发性肌炎/皮肌炎患者炎症标志物（白细胞介素、肿瘤坏死因子、C - 反应蛋白及干扰素）增高，炎症在类风湿关节炎患者心力衰竭的发展中起首要作用，炎症直接影响心肌并且促进冠状动脉粥样硬化。除此之外，疾病活动性对心力衰竭的发生有显著促进作用。红细胞沉降率持续升高和有关节外表现的类风湿性关节炎患者并发心力衰竭的风险增加。更重要的是，甲氨蝶呤可降低心力衰竭风险，推测与其抗炎作用相关。系统性红斑狼疮患者中，炎症活动增加，红细胞沉降率、白细胞介素 – 6、肿瘤坏死因子 – α 以及系统性红斑狼疮活动指数升高都影响心力衰竭的发生发展。

（3）免疫复合物沉积在心脏和血管等部位，通过异常的免疫反应引起心脏传导系统疾病、心肌炎、心内膜炎和瓣膜病，严重者可出现终末器官损害。

结缔组织病合并心力衰竭类型具有多样性，从亚临床舒张功能障碍到明显的心力衰竭伴有左室射血分数降低，这也反映了其病因的异质性。舒张功能障碍是结缔组织病心脏受累的显著特征，射血分数保留的心力衰竭是狼疮患者心力衰竭的主要表现形式，左室射血分数降低导致心力衰竭在系统性硬化病中常见。其主要的病理改变为心室肥厚、心室应变下降及瓣膜损害等。自身抗体在心力衰竭的发生和发展中起着至关重要的作用。大多数心脏抗体都是先导致扩张型心肌病，而心肌病是致心力衰竭的重要原因。心脏小血管因免疫复合物沉积和抗体的直接侵袭而出现管壁的炎症和坏死，并可继发栓塞，导致心肌细胞坏死和心肌纤维化。有 34% ~ 70% 的系统性红斑狼疮患者心脏受累可表现为心律失常，如心房颤动、房室传导阻滞和 QT 间期延长等。心脏传导系统异常被认为是由活动性或陈旧性心肌炎所引起，可导致传导系统局灶性炎症浸润或瘢痕形成。

（4）使用糖皮质激素等药物可造成心肌损害。

用于治疗结缔组织病的药物包括类固醇等会引起药物性心力衰竭。糖皮质激素虽然可用于短期控制类风湿性关节炎活动期，但与心力衰竭的发生相关，使用糖皮质激素增加了 3 倍心血管事件发生率（2 倍心力衰竭发生率）以及心力衰竭住院率。有心血管病史的类风湿性关节炎患者使用非甾体抗炎药会增加心力衰竭风险。同样，在系统性红斑狼疮患者中，类固醇治疗导致的心力衰竭是非类固醇治疗的 8 倍，特别是持续时间长和累积剂量高者，因此需注意糖皮质激素治疗的剂量和持续时间。心脏自身抗体的发现表明其可能是结缔组织病的靶器官，并且结缔组织病患者都存在不同程度的心脏结构和功能损害。此外，结缔组织病本身处于炎症状态，为心力衰竭的发生奠定了基础，药物的不当使用更是促进了心力衰竭的发展。全身性炎症被认为在心力衰竭和结缔组织病的发生发展中起着关键作用。使用生物制剂可能具有减少病因为全身性炎症的心力衰竭的效果。然而，鉴于抗肿瘤坏死因子抑制剂在心力衰竭中的不良反应，如感染、皮肤过敏反应、药物的免疫反应等，目前，欧美相关指南仍然不建议在中重度心力衰竭患者中使用抗肿瘤坏死因子抑制剂。

二、诊断与管理

结缔组织病合并心力衰竭有多个预测因子，通过这些预测因子可早期识别结缔组织病患者并发心力衰竭的风险。有研究对收集的数据进行多元 Logistic 回归分析，以心力衰竭为反应变量，其结果显示高血压对狼疮患者心力衰竭的预测作用最强，其次为瓣膜性心脏病和冠心病。尽管结缔组织病患者的心力衰竭风险在增长，但目前还不清楚系结缔组织病患者是否会与普通人群一样，调控传统心血管危险因子可降低相应的患病风险。根据美国心力衰竭指南标准，结缔组织病患者会被列为心力衰竭初级，美国风湿病学会将结缔组织病视为加速性动脉粥样硬化的独立危险因素，并建议对低密度脂蛋白质量＞1 g/L 的患者，尤其是狼疮肾炎患者，严格控制血压低于 130/80 mmHg 和使用他汀类药物治疗。这是因为在普通人群中，用于诊断/预测心血管疾病的生物标志物对于预测心力衰竭及心血管死亡虽有一定作用，但诊断或预测结缔组织病患者心力衰竭预后价值的研究不足。超声心动图参数诊断早期心力衰竭并不敏感，有条件的单位，建议使用心脏磁共振，后者不仅可以早期发现心脏舒张功能不全，对于预测亚临床的心肌炎及心肌纤维化也有较好的价值。由于目前缺少证据，弥漫性结缔组织病相关心力衰竭的治疗多为经验性治疗。

三、中医治疗

结缔组织病，后期常出现多器官损害，病情复杂多变，预后较差。心力衰竭合并结缔组织病往往病情危重。中医方面，心力衰竭患者在阳气虚基础上不外乎夹杂瘀、火、寒湿。血脉瘀滞称血瘀。结缔组织病常因累及各种类型血管造成炎症、硬化、闭塞，血液黏、稠、浓、聚，理化性质改变及微循环障碍，纤维化，组织增生，病理物质沉积，故不同程度存在血瘀。初期可能出现疼痛、肿块、出血等表现，后期发展成心力衰竭后，以气虚血瘀为主。目前学界提及炎症之火多从热毒、实火认识，用药遣方多为苦寒清热之品。然而，热毒、实火的表现与动脉粥样硬化、原发性高血压等血管炎症疾病的临床证候表现和病机有明显区别，因此临床从热毒、实火认识此炎症而以清热解毒之法论治值得商榷。"火"有虚实之分，血管炎性之火单从虚实之论均失妥当，其临证之辨证立法又不同于一般意义的实火虚火。"火郁之极，必变蕴而为毒"，动脉粥样硬化病机为"伏毒损脉"，治法为醒脾散火、升阳潜火、滋阴降火等（图6-1）。

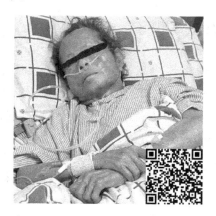

图6-1　免疫介导的银屑病患者心力衰竭

四、相关医案

病案1

廖某，女，53 岁，因"反复气促 1 个月"于 2022 年 8 月 11 日入院。

1. 现病史

患者 1 个月前无明显诱因出现气喘气促，伴咳嗽咳痰，痰色白质稀，无胸闷胸痛，无心慌，无头晕头痛，无发热汗出。2022 年 7 月 10 日于某三甲西医院住院，诊断为"呼吸衰竭（声门水肿，气道梗阻，喉梗阻）、心力衰竭、慢性肾脏病 5 期（狼疮性肾炎）、系统性红斑狼疮、肺部感染（双侧少量胸腔积液）、中度贫血、血小板减少、高血压 2 级（很高危）、动脉硬化（多发）、脑梗死后遗症"，予以气管切开连呼吸机治疗、营养支持、抑酸护胃、维持电解质平衡、促进血小板及血红蛋白生成、肾衰一体化等对症治疗，经上述治疗后情况好转并出院。出院后维持气管套管给氧，留置胃管，定期血液透析，近 1 周患者仍有气促不适，现为求进一步系统诊治，今日至门诊就诊，由门诊拟"心力衰竭"收入院。

2. 中医四诊

（1）望诊

望神：神志清楚，精神疲倦。

望色：面色苍白，全身皮肤黏膜及巩膜未见黄染，口唇无发绀。

望形：发育正常，营养一般，形体消瘦。

望态：被动体位，检查合作。

望舌：舌淡暗，少苔。

（2）闻诊：咳嗽咳痰，口腔无异味，未闻及异常气味。

（3）问诊：气喘气促，伴咳嗽咳痰，痰色白质稀，无胸闷胸痛，无心慌，无头晕头痛，无发热汗出，全身可见皮下瘀斑，双下肢水肿，纳眠一般，二便正常。

（4）切诊：脉细。

3. 既往史

系统性红斑狼疮病史 20 年，8 年前于某院诊断"狼疮性肾炎、血小板减少"，持续口服甲泼尼龙片 4 mg qd，曾于活动期服用羟氯喹治疗，后停用，2021 年查肌酐增高，1 个月前因肌酐较前明显升高进行规律透析治疗。高血压病史 20 年，收缩压最高为 160 mmHg，现口服氨氯地平片 5 mg qd 控制血压。5 年前患"急性脑梗死"，现遗留左侧肢体偏瘫。否认结核、肝炎等传染病病史。否认手术史以及重大外伤史。否认输血史。预防接种史不详。

4. 过敏史

否认其他药物及食物过敏史。

5. 其他情况（个人史、月经史、婚育史、家族史等）

个人史：生长于原籍，生活条件可。否认嗜烟、嗜酒等其他不良嗜好。

婚育史：已婚已育，家人体健。

家族史：否认家族性遗传病病史。

6. 中医诊断

心水病（气阴亏虚）。

7. 西医诊断

①心力衰竭；②呼吸衰竭（声门水肿，气道梗阻，喉梗阻）；③慢性肾脏病 5 期（狼疮性肾炎）；④系统性红斑狼疮；⑤肺部感染（双侧少量胸腔积液）；⑥中度贫血；⑦高血压 2

级（很高危）；⑧动脉硬化（多发）；⑨脑梗死后遗症。

8. 主要中医治疗方案

桂枝 15 g，白芍 25 g，甘草 15 g，五指毛桃 30 g，砂仁 15 g，熟地 20 g，麦冬 10 g，蛇莓 20 g，金钗石斛 3 包。

9. 复查及复诊

（二诊）神志清楚，精神疲倦，气喘减少，时有咳嗽咳痰，痰色白质稀，无胸闷胸痛，无心慌，无头晕头痛，无发热汗出，全身可见皮下瘀斑，双下肢水肿，纳眠一般，二便正常。舌淡暗，少苔，脉细。

（再次复查）急诊 B 型脑钠肽前体 6471.0 pg/mL，纤维蛋白原 5.22 g/L，凝血酶原活动度 118.1%，凝血酶原时间 10.3 s，D - 二聚体定量 12.69 mg/L，降钙素原检测 0.54 ng/mL。生化检查：钙 2.07 mmol/L，氯 97.4 mmol/L，钠 131.4 mmol/L，钾 4.53 mmol/L，肌酐 674.5 μmol/L。肾小球滤过率估算值 5.53 mL/（min·1.73 m²），白细胞计数 11.97 × 10⁹/L，红细胞计数 1.78 × 10¹²/L，血红蛋白量 57.0 g/L，血小板计数 87.0 × 10⁹/L。尿微量白蛋白 793.4 mg/L，尿微量白蛋白/尿肌酐 3130.3 mg/g，尿肌酐 2243.0 μmol/L。

桂枝 20 g，白芍 30 g，黄芪 50 g，金钗石斛 5 包，熟地 20 g，炙甘草 20 g，砂仁 20 g，盐山茱萸 30 g，五指毛桃 30 g。

按语：本案患者为红斑狼疮导致的心力衰竭，治以黄芪桂枝五物汤加减，黄芪桂枝五物汤出自《金匮要略·血痹虚劳病脉证并治第六》："血痹病从何得之？师曰：夫尊荣人，骨弱肌肤盛，重因疲劳汗出，卧不时动摇，加被微风，遂得之。但以脉自微涩在寸口，关上小紧，宜针引阳气，令脉和紧去则愈。"另一条经典方证的记载是："血痹，阴阳俱微，寸口关上微，尺中小紧，外证身体不仁，如风痹状，黄芪桂枝五物汤主之。"

心力衰竭素体虚弱或久病，气虚营弱，经脉失温，或又风寒侵袭所致而产生一系列病理变化。结缔组织病的血管改变属于"血痹"范畴，黄芪桂枝五物汤为治疗血痹的代表方。方中黄芪为君，甘温益气，补在表之卫气。桂枝散寒而温经通痹，与黄芪配伍，益气温阳，和血通经。桂枝得黄芪益气而振奋卫阳，黄芪得桂枝而不致留邪。白芍养血和营而通血痹，与桂枝合用，调营卫而和表里，两药为臣。全方共奏益气温经、和血通痹之效。现代医学中凡辨证属于气血不足、营卫不和、寒凝经脉者，皆可用黄芪桂枝五物汤主之。黄芪桂枝五物汤不仅是临床常用方，而且是非常有效、应用非常广泛、行之有效的好方。应用黄芪桂枝五物汤治疗痹证，要辨证用药且不要拘于原方的用法、用量，根据病变不同的部位采用不同引经药物。初诊中使用蛇莓是取其治疗系统性红斑狼疮导致血液病之用。根据辨证，患者长期耗气伤阴，故加以补阴之用药，待后期稳定后继续加以滋阴补肾之药，从根源滋补。

病案 2

黄某，女，43 岁，因"发作性气促胸闷 2 年，再发加重 1 周"于 2023 年 1 月 24 日入院。

1. 现病史

患者 2 年前活动中出现胸闷气促不适，自觉活动耐力下降，步行 500 m 左右即感气促明显，无胸痛及放射痛，无咳嗽咳痰，无畏寒发热，无皮肤皮疹，无关节肿痛，无头痛头昏，无腹痛腹胀，症状持续数十分钟，休息后可逐渐恢复，但反复发作，与活动相关，就诊于某三甲西医院，查心脏彩超提示右心扩大，肺动脉增宽，肺动脉高压（重度），肺动脉收缩压85 mmHg，诊断为"特发性肺动脉高压"，建议患者行左右心导管检查，但患者拒绝，后出院后服用"西地那非、贝前列素"，未规律服药，仍间断感胸闷气促。曾多次于我科就诊住院治疗，后诊断为"①急性心力衰竭；②HCV感染相关血管炎；③肺动脉高压重度；④三尖瓣关闭不全（重度）；⑤右室扩大；⑥右房扩大；⑦肺部感染；⑧Ⅰ型呼吸衰竭"。出院后规律服药，症状仍有反复。近1周患者自觉气促症状加重，伴双下肢浮肿，症状呈持续性，伴咳嗽，间中有胸闷，无咳痰，无恶心呕吐，无腹痛腹胀，为此就诊于广东省中医院珠海医院门诊，拟"心力衰竭"收入院。

2. 中医四诊

（1）望诊

望神：神志清楚，精神可。

望色：面色红润，全身皮肤黏膜及巩膜未见黄染，口唇无发绀。

望形：发育正常，营养中等，形体适中。

望态：自动体位，检查合作。

望舌：舌淡，少苔。

（2）闻诊：咳嗽，无咳痰，未闻及其他异味。

（3）问诊：持续气促，活动后加重，休息后缓解，伴双下肢浮肿，间中有胸闷症状，咳嗽，无咳痰，呈持续性，畏寒，无胸痛及放射痛，无恶心呕吐，无黑蒙晕厥，无头痛头昏，无腹痛腹泻，无发热，无意识障碍，无口干口苦，纳差，眠一般，小便少，大便5~7天1次。

（4）切诊：脉弦细。

3. 既往史

有丙肝病史3年余，曾于外院正规治疗后转阴。否认糖尿病、高血压、冠心病病史。否认肝病、肾病等重大内科病史。否认乙肝、结核等其他传染病病史，否认手术史、外伤史、输血史，预防接种史不详。

4. 过敏史

自诉对左氧氟沙星类过敏，否认其他药物及食物过敏史。

5. 其他情况（个人史、月经史、婚育史、家族史等）

个人史：出生于原籍，生活居住条件可，长期居住在珠海，否认疫区旅居史，无不良烟酒嗜好。

婚育史、月经史：未婚未育。经期正常。

家族史：父母健康状况不详，否认家族性遗传病病史。

6. 中医诊断

心水病（气阴亏虚）。

7. 西医诊断

①心力衰竭；②肺源性心脏病；③肺动脉高压（重度）；④HCV感染相关血管炎；⑤三

尖瓣关闭不全（重度）；⑥心脏扩大（右房、右室扩大）；⑦高血压1级。

8. 主要中西医方案

长期医嘱：盐酸氨溴索分散片5 mg po tid；地高辛0.125 mg po qd；螺内酯片20 mg po qd；呋塞米片20 mg po qd；复方甲氧那明胶囊2粒 po tid；孟鲁司特钠片10 mg po qn；泼尼松5 mg po qd；吸入用复方异丙托溴铵溶液2.5 mL雾化qd；他达拉非片5 mg po qd；波生坦62.5 mg po bid；羟氯喹0.4 g po qd；铝碳酸镁0.5 mg po tid；雷贝拉唑钠肠溶胶囊20 mg po qd。

临时医嘱：去甲肾上腺素持续升压；去乙酰毛花苷注射液0.2 mg iv 2次（缓慢推注）；冻干重组人脑利钠肽持续静脉泵入。

黄芪50 g，桂枝15 g，白芍30 g，生姜10 g，大枣10 g，乌梅20 g。

9. 复查及复诊

（二诊）神志清楚，精神可，仍有气促，休息后缓解，伴双下肢水肿缓解，间中有胸闷症状，咳嗽、恶寒改善，无胸痛及放射痛，无恶心呕吐，无黑蒙晕厥，无头痛头昏，无腹痛腹泻，无发热，无意识障碍，无口干口苦，纳眠改善，小便多，大便调。舌淡红，少苔，脉弦细。

（再次复查）血常规（五分类）：白细胞计数9.71×10^9/L，血红蛋白量99 g/L。急诊生化检查（急，干化学）：钠133.8 mmol/L，氯97.5 mmol/L，尿素11.94 mmol/L，肌酐115.5 μmol/L，尿酸841.4 μmol/L。

效不更方，继续同前，后患者症状好转出院，门诊继续复诊。

（门诊，六诊）神志清楚，精神可，无明显气促，无双下肢水肿，偶有咳嗽，无胸痛及放射痛，无恶心呕吐，无黑蒙晕厥，无头痛头昏，无腹痛腹泻，无发热，无意识障碍，无口干口苦，纳眠一般，而便调。舌淡红，苔薄白，脉弦。

桂枝10 g，瓜蒌皮10 g，葶苈子10 g，熟附15 g，大枣10 g，白芍20 g，乌梅15 g，桃仁10 g。

按语：本案患者为免疫系统疾病的血管炎导致肺动脉高压，最终发展成肺心病、心力衰竭，治宜用黄芪桂枝五物汤加减，在滋阴益气后，患者病情稳定，患者六诊时仍有咳嗽，故加以宣肺之药，仍以调和营卫为根本治法。

第三节　心力衰竭合并糖尿病

1974年就有研究发现心力衰竭发病率与糖尿病相关，目前，多国指南已说明糖尿病是心力衰竭的独立危险因素，心力衰竭与糖尿病常同时存在，相互增加发生风险。

一、发病机制

糖尿病可导致动脉粥样硬化加重，增加缺血性心脏病患者心力衰竭的风险，糖尿病本身也可能引起糖尿病心肌病，后期也可能引起心脏收缩功能障碍。糖尿病心肌病的发生独立于动脉粥样硬化性心血管疾病，常因心肌纤维化致心肌顺应性减低，最终导致心脏舒张功能异常。糖尿病心肌病的病理生理机制复杂，涉及心肌胰岛素信号受损、线粒体功能障碍、内质网应激、钙稳态失调、冠状动脉微循环异常、交感神经系统激活、肾素－血管紧张素－醛固酮系统激活和不良免疫反应等过程，这些病理生理变化与氧化应激、心肌纤维化、心肌细胞肥大、心脏舒张功能障碍有关，可进一步引起心脏收缩功能障碍，最终导致心力衰竭。

二、治疗药物

对心力衰竭合并糖尿病的患者应逐渐、适度控制血糖，目标应个体化，尽量避免低血糖事件，因其可降低恶性心律失常阈值、增加猝死风险。肾素－血管紧张素－醛固酮系统拮抗剂和β受体阻滞剂的应用降低了糖尿病患者的不良心脏事件，而常用降糖药物为双胍类、磺脲类、胰岛素、胰高血糖素样肽－1受体激动剂、钠－葡萄糖协同转运蛋白2抑制剂等（具体药物用法用量不做详细介绍）。噻唑烷二酮类药物与液体潴留和心力衰竭发生率增加有关，而已有多个随机对照试验证实噻唑烷二酮类药物、二肽基肽酶－4抑制剂会增加心力衰竭患者心血管事件的影响。

三、中医治疗

心力衰竭是糖尿病最重要的远期并发症之一，包括糖尿病心脏微血管病变、大血管病变、心肌病变、心脏自主神经功能紊乱等。其中微血管病变指心肌内微小血管的病变，即所谓的糖尿病心肌病；大血管病变指心脏表面、心肌外冠状动脉病变，即所谓的糖尿病冠心病；其他还有自主神经功能紊乱所致的心律及心功能失常。糖尿病心脏病指的是糖尿病患者发生的心脏病，其病因、发病机制、病理生理和临床表现等与一般人发生的心脏病不同。中医学中无糖尿病心脏病的名称，糖尿病属于中医"消渴病"范畴，但不全等同于消渴，心力衰竭合并糖尿病患者主要病机为肺脾肾阴虚燥热，不断耗气伤阴，致心脏气阴耗伤，心脉瘀阻，心神不安，遂形成阴阳两虚。心力衰竭一般为糖尿病心脏病的后期，其病理病机为气血阴阳俱虚，主要是心肾阳虚，水饮凌心犯肺，多见于心力衰竭的阶段。病变后期，心阳虚衰，温运无力，可见心悸、怔忡、胸闷、气短；阳虚生内寒，寒凝心脉，可见心痛。同时，肾阳亏虚，不能温煦心阳，日久可形成心肾阳衰之证。心肾阳虚，开阖失司，水湿内停，水气上凌心肺，则见心悸气短、咳逆气急、喘息不得平卧，甚则气喘鼻煽、张口抬肩、小便不利、肢体浮肿；更甚则心阳暴脱，见冷汗淋漓、四肢厥冷、面唇青灰、脉微欲绝等危重症。消渴病心病后期，多个脏腑受损，气血阴阳俱虚，主要以心肾虚衰为主，而后以脏腑功能衰竭、虚脱昏迷为危重阶段。

目前，心力衰竭合并糖尿病六经辨证以少阴病变为主，其次为太阴病，临床上多表现为虚实寒热之证候，少阴之为病的寒化热化之候可以充分表现在糖尿病心脏病上，而太阴脾病与糖尿病心脏病的关系也是密切的。经方在心力衰竭合并糖尿病中的应用也越来越多，如六君子汤、生脉散、丹参饮、补中益气汤、四物汤、消渴方、瓜蒌薤白半夏汤、二陈汤、四妙散、桃核承气汤、越鞠丸、失笑散、天王补心丹、真武汤、苓桂术甘汤、五苓散等。

第四节　心力衰竭合并消化道出血

目前心力衰竭无法痊愈，但积极的干预措施能延缓患者的病情进展，减轻其症状，改善其生活质量。上消化道出血是消化系统常见病，症状较轻的患者通过及时、正规的治疗后出血基本可以控制。但对于发病较急、症状较重的患者，因高龄和本身合并严重疾病，若不及时治疗可出现严重的并发症，甚至危及生命。作为一特殊群体，心力衰竭患者同时存在上消化道出血其心血管事件风险明显增加，加上这类患者处于失血的不利状态，其临床预后不佳。

一、发病机制

（1）右心心力衰竭时体循环淤血及全身缺氧导致胃黏膜缺血、缺氧，屏障功能减弱，发生糜烂、出血。

（2）心力衰竭时交感神经兴奋性增高，血儿茶酚胺浓度也增高，使胃黏膜微循环发生障碍，削弱了黏膜的防御能力。

（3）严重长期心力衰竭时细胞的能量代谢可发生障碍，酸性产物增多，也导致黏膜坏死糜烂、出血。

（4）使用抗血小板聚集药物、抗凝药物或者在冠状动脉介入时使用相关药物可使胃酸分泌增多，破坏胃黏膜屏障及抑制黏膜分泌，尤其在以上药物2种以上配伍或长期使用时，可加重应激性溃疡，造成消化道出血。

（5）心力衰竭的患者常伴有肝淤血，引起肝功能减退，蛋白合成减少，影响胃肠黏膜的修复能力。

（6）老年心力衰竭患者肝肾功能降低，对药物的代谢功能降低，药物的浓度上升，进而可增加消化道膜损伤及消化道出血的危险性。

二、临床治疗难点

心力衰竭合并上消化道出血往往由于原发病危重或早期出血征象不典型，特别是单纯黑便者，而易被原发病掩盖，出血后使原发病加重，反过来又加重出血，形成恶性循环。心力衰竭合并消化道出血患者需停用抗血小板聚集药物、抗凝药物，这会加重动脉粥样硬化、冠状动脉粥样硬化性心脏病、心房颤动等导致心力衰竭的原发疾病，且单纯止血效果不佳。故应积极治疗原发病，尽快控制心力衰竭，从而改善胃黏膜缺血、缺氧状态，与此同时应治疗其他并发症，当心力衰竭患者出现血红蛋白急剧下降时，输血治疗能够增加氧的供给，改善预后。但储存于红细胞内的一氧化氮半衰期较短，一氧化氮一旦耗竭后易致血管收缩、血小板聚集和氧输送效能下降，使得红细胞对氧的亲和力增加，影响氧的释放，且输血的同时还输入大量的炎症介质或因子、加大扩容补液量，这使心力衰竭进一步恶化。失血性休克治疗原则与心力衰竭的补液原则十分矛盾。同时心力衰竭患者急性发作时对用胃镜检查、止血多不能耐受。

对于心力衰竭合并上消化道出血应积极使用质子泵抑制剂，对于使用抗凝药物心力衰竭患者应定期予 HAS-BLED 评分评估（表6-1），对于已有上消化道出血且不适合胃镜患者，应用 Blatchford 评分评估（图6-2）。止血后在应用质子泵抑制剂的保护下重新应用抗血小板聚集治疗是相对安全的。但应用质子泵抑制剂会导致氯吡格雷的抗血小板聚集作用减弱，所以应选择与氯吡格雷相互作用较小的质子泵抑制剂。

表6-1　HAS-BLED 评分方法

缩写	危险因素	分值
H	高血压（收缩压 >160 mmHg）	1
A	肝/肾功能不全（各1分）	1/2
S	卒中史	1
B	出血史	1
L	异常 INR 值	1
E	老年（年龄 >65岁）	1
D	服用增加出血倾向的药物或饮酒过量（各1分）	1/2
	最大分值	9

三、中医治疗

中医临床上，根据仲景的审证求因，心力衰竭合并消化道出血证治认为与湿、热、瘀、阴虚、阳虚有关，在病位方面涉及脾、胃、肝、肾、大肠、小肠、少阴、厥阴等诸多的脏腑经络，通过整体观念、辨证审因分析调理全身，据脉证鉴别疾病，辨病寒、热、虚、实而确立理法方药，非一般的见血止血，具有立论辨证新颖、煎服方法全面周到、治疗手段较为全面不拘泥单单服用汤药的特点，仲景经方论治血证内涵主要包括出血证和瘀血证两大类方剂。从现代临床的消化道出血的常见中医证候入手，依据中医学特色辨证论治规律，参考中医学常用"法随证出""方从法出"的方证研究规律法则，再经过充分的文献调查研究以及专家咨询，综合各方面因素，从消化道出血的仲景经方方证中比较经典的赤小豆当归散、白头翁汤、白头翁加甘草阿胶汤、桃核承气汤、抵当汤、大黄牡丹汤、黄土汤、桃花汤、硝石矾石散等，进行全面综合筛选，虽然桃核承气汤、白头翁汤、大黄牡丹汤、桃花汤等方证也有诸多出血证疾病报道，但是综合来说实质上是以痢疾、阑尾炎等其他疾病为主，兼见出血证。参考消化道出血现代医学生理病理认识，从单纯血证的消化道出血来说，消化道出血的仲景经方方证有泻心汤、黄土汤。心力衰竭患者阳虚为本，郑钦安认为"失血之人正气实者少也，正气一衰，阴邪上逆，十居八九，邪火所致十仅一二"；"宜苦（寒）者，十仅一二，宜平（热）者十居八九"，心力衰竭阳虚即阴火引起的血证多见，在用凉药止血时也要掌握分寸，适可而止，切不可一凉到底，免伤元气。更有配合针灸等多种疗法，比如《伤寒论》第308条："少阴病，下利便脓血者，可刺。"虽然有便脓血，而且寒热难辨，但是观其脉证，可用针刺治疗，发挥针刺泄邪、固摄的双重作用。

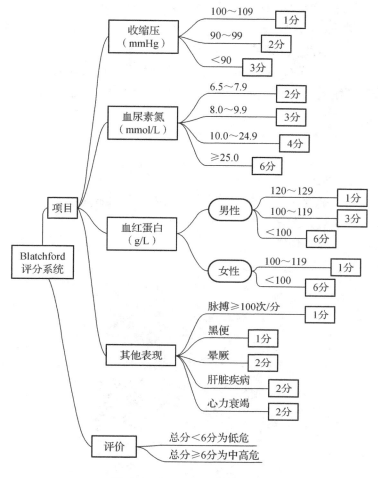

图6-2 Blatchford评分系统

四、相关医案

李某，男，82岁，因"反复胸闷痛、头晕11年余，加重伴黑便2周"于2022年6月25日入院。

1. 现病史

患者于11年余前开始出现胸闷头晕，曾于当地医院住院治疗（具体不详），病情好转出院，此后胸闷头晕症状反复发作。后于2020年7月29日送介入室在局部麻醉下行冠状动脉支架植入 + PTCA术，提示：冠脉呈右优势型，左冠状动脉主干正常，左前降支近段约80%狭窄，中段次全闭塞，远段TIMI血流1级，第一对角支粗大，第一对角支近段约90%狭窄，左回旋支中段弥漫性长狭窄，最窄处约80%，远端TIMI血流3级，右冠状动脉近中段长狭窄约80%，远段95%狭窄，远端TIMI血流3级。于右冠状动脉近段狭窄处植入3.0 mm×29 mm心跃支架一枚，于右冠状动脉中段狭窄处植入3.0 mm×19 mm心跃支架一枚。术后予控制血压、扩张冠状动脉、调脂稳斑、抑酸护胃、抗血小板聚集等对症治疗后，病情好转出院。2周前患者服用中药及早餐后出现腹胀痛，持续约2小时，伴腹泻，泻后痛减，解黑烂便5~6次/天，伴反酸，纳差，无发热恶寒，无恶心呕吐，自诉服用护胃药后症状减轻，伴头晕，步态不稳，无黑蒙晕厥，无天旋地转感，无头痛，活动后气促，无夜间阵发性呼吸困难，无双下肢水肿，少许胸闷痛，位于胸骨后，性质同前，小便减少。遂至门诊就诊，门诊医师建议住院进一步诊治，由门诊拟"心力衰竭、急性消化道出血待排"收入院。

2. 中医四诊

（1）望诊

望神：神志清楚，精神疲倦。

望色：面色苍白，全身皮肤黏膜及巩膜未见黄染，口唇发绀。

望形：发育正常，营养中等，形体一般。

望态：自动体位，检查合作。

望舌：舌淡暗，苔薄黄（图6-3）。

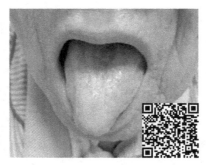

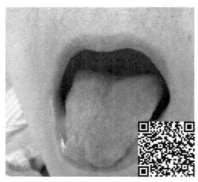

图6-3 患者治疗前后舌象对比

（2）闻诊：未闻及咳嗽及特殊气味。

（3）问诊：全身乏力，活动后胸闷，位于胸骨后，休息数分钟缓解，上腹胀痛，时腹泻，泻后痛减，解黑烂便，伴反酸，纳差，无恶心呕吐，伴头晕，步态不稳，无黑蒙晕厥，无天旋地转感，无头痛，活动后气促，无夜间阵发性呼吸困难，无双下肢水肿，无咳嗽咳痰，无发热恶寒，口干，眠差，小便减少。

（4）切诊：四肢肤温冷，脉涩。

3. 既往史

2010 年患者于三甲西医院住院期间，诊断为梗阻性肾病、颈动脉硬化并斑块。否认糖尿病等病史。否认肝炎、结核等传染病病史。否认外伤史及输血史，2000 年于当地医院因"双侧肾结石"行手术治疗，2012 年于广东省中医院珠海医院因"右侧输尿管结石"行激光碎石术治疗，2017 年 4 月因"慢性硬膜下血肿（双侧额顶部）"于广东省中医院珠海医院行硬膜下穿刺引流术（双侧额颞顶部）。预防接种史不详。

4. 过敏史

否认药物及食物过敏史。

5. 其他情况（个人史、婚育史、家族史等）

个人史：出生于原籍，生活居住条件可，吸烟史 50 余年，10 支/天，无饮酒等其他不良嗜好。否认疫区旅居史。

婚育史：适龄婚育，育有 4 个子女。

家族史：否认家族性遗传病及肿瘤病史。

6. 体格检查

T：36.3 ℃；P：86 次/分；R：20 次/分；BP：96/64 mmHg。

一般情况：发育正常，营养中等，平车入院，端坐呼吸，急性病容，表情自然，言语流利，对答切题，神志清楚，查体合作。

皮肤黏膜：全身皮肤及黏膜正常，无皮疹，未见皮下出血。皮肤状况：正常，弹性正常，无水肿，无肝掌，无蜘蛛痣及其他。

淋巴结：全身浅表淋巴结未触及肿大。

头部及器官：头颅外观正常，毛发分布正常。眼球无凸出及凹陷，双眼睑无水肿，睑结膜未见充血，巩膜无黄染。角膜透明，无溃疡。双侧瞳孔等大形圆，直径 2.5 mm 左右，双侧对光反射灵敏，调节反射正常。眼颤阴性。耳郭未见畸形，乳突无压痛，外耳道通畅，无分泌物。鼻外形正常，各鼻旁窦区无明显压痛，无鼻翼煽动。口唇红润，口腔黏膜光滑，悬雍垂居中，咽部充血，双侧扁桃体无肿大，表面未见脓点。

颈部：颈软，无抵抗感。颈动脉搏动正常，双侧颈静脉正常，肝－颈静脉回流征阴性，气管正中。甲状腺整体正常，质软，无压痛，活动度良好，局部皮肤未见明显红肿，未触及明显震颤，未闻及明显血管杂音。

胸部：胸廓正常，呼吸节律规则，双侧呼吸动度一致，胸壁无结节及肿块，无胸骨叩痛。

肺部：①视诊，各肋间隙正常，呼吸频率正常。②触诊，胸部未触及胸膜摩擦感，未触及皮下捻发感。③叩诊，双肺叩诊呈清音。④听诊，双肺呼吸音粗，未闻及慢性干湿啰音，未闻及胸膜摩擦音，语音传导未及明显异常。

心脏：①视诊，心前区无隆起，未见异常心尖搏动，心尖搏动位于左锁骨中线与第 5 肋外 1.0 cm。②触诊，各瓣膜区未触及震颤，无心包摩擦感及抬举性心尖搏动。③叩诊，心浊音界少许扩大。④听诊，心律齐，心音有力，各瓣膜区未闻及病理性杂音，未闻及心包摩擦音。

腹部：①视诊，腹部平坦，无腹壁静脉曲张，无胃肠型及蠕动波。②触诊，无液波震荡，无震水声。上腹部少许压痛，无反跳痛及肌紧张。肝未触及，墨菲征阴性。脾未触及。肾区无压痛，麦氏点压痛阴性。③叩诊，肝浊音界存在，移动性浊音阴性，无明显肾区叩痛。④听诊，肠鸣音正常，无气过水声。

脊柱四肢：发育正常。四肢活动自如，无畸形。无杵状指、趾。双下肢无明显水肿。会阴及外生殖器官：未查。

神经系统：腹壁反射存在，双侧膝腱反射正常，双侧肱二头肌腱反射正常。四肢肌力 V 级，肌张力正常。病理征未引出。

7. 辅助检查

急诊血常规（五分类）：白细胞计数 $14.04 \times 10^9/L$，中性粒细胞百分比 76.2%，红细胞计数 $2.14 \times 10^{12}/L$，血红蛋白量 73 g/L，血细胞比容 22.9%，平均红细胞体积 107.0 fL，平均红细胞血红蛋白含量 34.1 pg，平均红细胞血红蛋白浓度 319 g/L。D - 二聚体定量 1.45 mg/L。红细胞沉降率 38 mm/h。急诊血气分析：酸碱度 7.311，二氧化碳分压 29.6 mmHg，血氧分压 102.0 mmHg，标准剩余碱 - 10.5 mmol/L。急诊 B 型脑钠肽前体 5452.2 pg/mL。急诊血清肌钙蛋白 + 肌红蛋白：肌红蛋白 116.7 ng/mL，肌钙蛋白 T 测定 33.03 pg/mL。急诊淀粉酶 + 脂肪酶：淀粉酶 113.2 U/L，脂肪酶 305.8 U/L。急诊生化检查（急，干化学）：钾 5.93 mmol/L，氯 120.8 mmol/L，钙 2.01 mmol/L，尿素 10.59 mmol/L，肌酐 254.5 μmol/L，尿酸 676.6 μmol/L，肾小球滤过率估算值 19.43 mL/（min·1.72 m²）。心肌酶、快速 C - 反应蛋白、急诊凝血 4 项未见明显异常。心电图：窦性心律不齐，异常 Q 波（Ⅱ、aVF 导联），电轴左偏。肺部 CT（对比 2021 年 6 月 8 日 CT）：①右肺上叶前段、中叶内侧段及双肺下叶纤维条索灶，考虑陈旧性病变。左肺上叶下舌段局限性肺不张。②心脏增大，升主动脉增宽，请结合超声检查。③主动脉及冠状动脉硬化。冠状动脉支架术后改变。主动脉瓣钙化。④胸椎退行性改变。右侧第 3 肋骨岛形成。以上情况较前片相仿，请结合临床。全腹部 CT（对比 2021 年 6 月 8 日全腹部 CT）：①肝实质类圆形低密度灶，性质待定，建议进一步检查。②双肾体积缩小，肾皮质萎缩，请结合临床。双肾实质低密度灶，肾囊肿（？），建议进一步检查。③双肾盂肾盏少许积液。双肾盏钙化灶，不除外部分为结石。④前列腺增大。膀胱前壁稍增厚，慢性膀胱炎改变（？），请结合临床。⑤左侧腹股沟疝。⑥盆腔多发静脉石。⑦腹主动脉及髂动脉硬化，腹主动脉局部钙化带内移，建议进一步检查。⑧腰椎退行性改变，第 5 腰椎椎体双侧椎弓峡部裂并椎体Ⅰ度向前滑脱。以上情况较前片大致相仿，建议行全腹部 CT 增强扫描除外隐匿性病变。心脏彩超：考虑冠心病心脏超声改变。左房（50 mm）、左室（舒张末 54 mm）增大，右房稍大（57 mm×36 mm）。左室舒张功能减退（E/A = 1，e′/a′ < 1）。升主动脉硬化、扩张。主动脉瓣退行性改变并反流（主动脉瓣反流面积 10.3 cm²，重度），二尖瓣反流（二尖瓣反流面积 6.9 cm²，中度），三尖瓣反流（轻度）。射血分数 59%。

8. 中医诊断

心衰病（气血不足）。

9. 西医诊断

①心力衰竭；②冠状动脉粥样硬化性心脏病（三支病变）；③冠状动脉支架植入后状态；④腹痛（查因）；⑤消化道出血（急性?）；⑥脑出血个人史；⑦肾功能不全。

10. 主要中西医治疗方案

硫酸氢氯吡格雷片 50 mg po qd；注射用奥美拉唑钠 40 mg iv bid；阿托伐他汀钙片 20 mg po qn；5% 葡萄糖注射液 + 普通胰岛素螺内酯片 10 mg po qd；呋塞米片 10 mg po qd。

当归 10 g，熟地 15 g，附子 10 g，白术 20 g，黄芩 15 g，川芎 10 g，白芍 10 g，炙甘草 10 g，砂仁 15 g，救必应 10 g，阿胶 10 g，赤石脂 10 g。

11. 复查及复诊

（再次复查）血常规（五分类）+ 网织红细胞：白细胞计数 11.44×10^9/L，中性粒细胞百分比 81.5%，红细胞计数 2.17×10^{12}/L，血红蛋白量 74 g/L，网织红细胞绝对值 49.3×10^9/L。急诊 B 型脑钠肽前体 1040.0 pg/mL。急诊生化检查（急，干化学）：钾 5.65 mmol/L，氯 112.2 mmol/L，钙 2.01 mmol/L，尿素 7.18 mmol/L，肌酐 210.8 μmol/L，尿酸 649.5 μmol/L，肾小球滤过率估算值 24.40 mL/(min·1.73 m²)。糖化血红蛋白 6.2%。胃肠镜：慢性非萎缩性胃炎伴糜烂，十二指肠球炎。所见全大肠黏膜未见明显器质性病变，痔疮。

（二诊）患者神志清楚，精神改善，上腹胀痛改善，无胸痛胸闷，无黑便，偶有反酸，无恶心呕吐，少许头晕，无步态不稳，无黑蒙晕厥，无天旋地转感，活动后少许气促，无夜间阵发性呼吸困难，无双下肢水肿，口干，胃纳改善，眠差，小便正常。舌淡暗，少苔，脉涩（图 6-3）。

当归 10 g，熟地 15 g，党参 10 g，白术 20 g，茯苓 15 g，川芎 10 g，白芍 10 g，炙甘草 10 g，砂仁 15 g，救必应 10 g，百合 10 g。

（三次复查）急诊血气分析：酸碱度 7.368，吸入氧含量 37.0%，二氧化碳分压 28.6 mmHg，血氧分压 108.0 mmHg，标准剩余碱 - 8.2 mmol/L。血常规：白细胞计数 6.02×10^9/L，中性粒细胞百分比 65.5%，血红蛋白量 82 g/L，血细胞比容 22.6%，平均红细胞体积 106.6 fL，平均红细胞血红蛋白含量 34.0 pg，平均红细胞血红蛋白浓度 319 g/L，红细胞体积分布宽度 14.8%。淀粉酶 107.6 U/L，脂肪酶 225.4 U/L。尿液分析 + 尿沉渣定量：尿白细胞（WBC 酯酶）（+），尿白细胞镜检计数 4.9 个/HP，尿透明管型计数 0.6 个/HP。肝功能 8 项：白蛋白 28.4 g/L。电解质 4 项：钾 4.16 mol/L，氯 106 mmol/L，钙 2.05 mmol/L。

守前方，患者病情较前好转稳定出院。

按语：本案患者为心力衰竭合并慢性消化道出血，运用黄土汤合并四物汤后，结合西医治疗手段，好转可顺利出院。

黄土汤用灶心黄土温中止血为君；白术、附子温脾阳而补中气，助君药以复统摄之权为臣；出血量多，阴血亏耗，而辛温之术、附又易耗血动血，故用生地、阿胶滋阴养血，黄芩清热止血为佐；甘草调药和中为使。诸药配合，寒热并用，标本兼治，刚柔相济，温阳而不伤阴，滋阴而不碍阳，为仲景温阳健脾、养血止血代表方剂。两方剂一寒一热，一补一泻。

黄土汤出自《金匮要略》，主治"下血，先便后血"之远血证，方中主药灶心土今已难得，近代医家多用赤石脂代替。赤石脂甘涩性温，归脾、胃、大肠经，组成成分与灶心土相近，均含有硅酸铝、氧化铁、氧化镁、氧化钙等，能吸附消化道内的有毒物质、细菌毒素及食物异常发酵的产物，保护消化道黏膜，对胃肠道有止血作用，在灶心土药源缺乏的情况下，以之代替灶心土较为贴切。其中患者合并使用四物汤，四物汤药方最早记载于唐朝蔺道人著的《仙授理伤续断秘方》，应用较为广泛的药方则是取自《太平惠民合剂局方》。后期消化道出血稳定后应加强补血，患者本为脾胃虚寒，加之心之衰弱，四物汤具有调血补血之功效，在配伍上具有"补而不滞，温而不燥，补血而不留瘀，行血而不伤血"的特点。

参 考 文 献

1. PROSEN G, KLEMEN P, ŠTRNAD M, et al. Combination of lung ultrasound（a comet-tail sign）and N-terminal pro-brain natriuretic peptide in differentiating acute heart failure from chronic obstructive pulmonary disease and asthma as cause of acute dyspnea in prehospital emergency setting［J］. Criti Care, 2011, 15（2）: R114.

2. GÜDER G, BRENNER S, STÖRK S, et al. Chronic obstructive pulmonary disease in heart failure: accurate diagnosis and treatment［J］. Eur J Heart Fail, 2015, 16（12）: 1273 – 1282.

3. YOO B W. Embarking on a career in Cardio-Rheumatology［J］. J Am Coll Cardiol, 2020, 75（12）: 1488 – 1492.

4. QIN L, LI F, LUO Q, et al. Coronary heart disease and cardio vascular risk factors in patients with idiopathic inflammatory myopathies: a systemic review and meta-analysis［J］. Front Med（Lausanne）, 2022, 8: 808915.

5. KURMANN R D, MANKAD R. Atherosclerotic heart disease in women with autoimmune rheumatologic inflammatory conditions［J］. Can J Cardiol, 2018, 34（4）: 381 – 389.

6. DHAKAL B P, KIM C H, AL-KINDI S G, et al. Heart failure in systemic lupus erythematosus［J］. Trends Cardiovasc Med, 2018, 28（3）: 187 – 197.

7. 任昊, 许顶立. 系统性红斑狼疮合并心力衰竭研究进展［J］. 中国实用内科杂志, 2018, 38（8）: 762 – 765.

8. 张翠. 结缔组织病与心力衰竭［J］. 心血管病学进展, 2018, 39（4）: 677 – 681.

9. GENERALI E, FOLCI M, SELMI C, et al. Immune-mediated heart disease［J］. Adv Exp Med Biol, 2017, 1003: 145 – 171.

10. FERNÁNDEZ-CODINA A, SIMEÓN-AZNAR C P, PINAL-FERNANDEZ I, et al. Cardiac involvement in systemic sclerosis: differences between clinical subsets and influence on survival［J］. Rheumatology International, 2017, 37（1）: 75 – 84.

11. LIU C, WEI Y, WANG J, et al. Carbonic anhydrases Ⅲ and Ⅳ auto-antibodies in rheumatoid arthritis, systemic lupus erythematosus, diabetes, hypertensive renal disease, and heart failure［J］. Clin Dev Immunol, 2012: 354594.

12. WRIGHT K, CROWSON C S, GABRIEL S E. Cardiovascular comorbidity in rheumatic diseases: a focus on heart failure［J］. Heart Fail Clin, 2014, 10（2）: 339 – 352.

13. FRANCIS M L. A failure of heart in rheumatoid arthritis［J］. J Rheumatol, 2011, 38（8）: 1541 – 1543.

14. MACKIEWICZ Z, HUKKANEN M, POVILENAITE D, et al. Dual effects of caspase-1, interleukin-1β tumour necrosis factor-α and nerve growth factor receptor in inflammatory myopathies［J］. Clin Exp Rheumatolog,

2003, 21 (1): 41 – 48.

15. 谷丽红，梁再赋，张士发. 多发性肌炎/皮肌炎患者血清肿瘤坏死因子 α 水平及临床关系的观察 [J]. 中华皮肤科杂志，1998, 31 (1): 20 – 21.

16. MAVROGENI S, KOUTSOGEORGOPOULOU L, DIMITROULAS T, et al. Complementary role of cardiovascular imaging and laboratory indices in early detection of cardiovascular disease in systemic lupus erythematosus [J]. Lupus, 2017, 26 (3): 227 – 236.

17. KAYA Z, LEIB C, KATUS H A. Autoantibodies in heart failure and cardiac dysfunction [J]. Circ Res, 2012, 110 (1): 145 – 158.

18. MANDELL B F. Cardiovascular involvement in systemic lupus erythematosus [J]. Semin Arthritis Rheum, 1987, 17 (2): 126 – 141.

19. 汪汉. 生物制剂在心血管疾病中的应用 [M]. 成都：电子科技大学出版社，2020.

20. KIM C H, AL-KINDI S G, JANDALI B, et al. Incidence and risk of heart failure in systemic lupus erythematosus [J]. Heart, 2017, 103 (3): 227 – 233.

21. HAHN B H, MCMAHON M A, WILKINSON A, et al. American College of Rheumatology guidelines for screening, treatment, and management of lupus nephritis [J]. Arthritis Care Res (Hoboken), 2012, 64 (6): 797 – 808.

下篇

第七章　心力衰竭的预防及中医护理

第一节　经方在心力衰竭康复的应用

《灵枢·逆顺》云"上工治未病，不治已病，此之谓也"，仲景之《伤寒杂病论》继承了前人的理论，《金匮要略·脏腑经络先后病脉证并治第一》首先提出了内养正气、外慎邪风的疾病预防观点，并且遵循《难经》思想提出"见肝之病，知肝传脾，当先实脾"。

随着中国经济的高速发展，人们的生活方式发生了巨大变化。高脂、高热量的欧美化饮食结构，快节奏、高强度的生存竞争压力，久坐上网、以车代步缺少运动的生活方式，使中国心血管疾病的患病率持续上升。中国正快速进入老龄化社会，心力衰竭患者增多，使心脏康复/预防的需求日益加大。而心脏康复和预防，使得心力衰竭患者不再是单纯接受医学模式，而是从心理、生物和社会多方面获得支持。

在临床上，心力衰竭患者需要正确的调护，民间也有"三分治七分养"之说。老年心力衰竭患者，因为机体生理功能的退化，免疫力减低，消化能力减弱，病后机体功能恢复相应较慢，病后也容易发生反复，或缠绵难愈，因此在治疗过程中要特别注意调护工作。早在《黄帝内经》就提出预防疾病变化的理论，《素问·热论》有明确论述："伤寒一日，巨阳受之……二日阳明受之……三日少阳受之……四日太阴受之……五日少阴受之……六日厥阴受之。"《难经》则明确提出这一观点，并且明确提出了防传、防变的原则。

仲景继承了《黄帝内经》《难经》中既病防变的思想，不拘于《黄帝内经》关于伤寒传变的论述，而是密切结合患者临床表现，常以一脉一症之征，测知病情是否传变，如"伤寒一日，太阳受之，脉若静者，为不传；颇欲吐，若躁烦，脉数急者，为传也"。又如"寸脉沉大而滑，沉则为实，滑则为气，实气相搏，血气入脏即死，入腑即愈，此为卒厥"。又如"伤寒六七日，无大热，其人躁烦者，此为阳去入阴故也"。又如《伤寒论》第8条"欲作再经者，针足阳明，使经不传则愈"。"欲作再经"说明太阳之邪未衰，病情有继续向里传变的趋势，"针足阳明"不但能调和阳明经气，先安未受邪之地，而且对由太阳传来之邪迎而夺之，以削减邪气内攻之势，阻其传变。可见，仲景提出的"防止疾病由表及里的传变"的思想，不单单适用于急性心力衰竭、慢性心力衰竭急性加重患者，所有疾病皆需重视。

同时，在《伤寒论》中指出"病患脉已解……脾胃气尚弱"，若起居作劳，或饮食不节，就会发生劳复、食复之变。并且针对不同的病因、症状、体征提出了防治原则与方药。疾病初愈，虽然症状消失或减轻，但此时邪气未尽，正气未复，气血未定，阴阳未平，必待调理方能渐趋康复。心力衰竭患者的心脏结构和功能已经有着不可逆的损伤，若诱发心力衰竭因素（感染、心律失常、血容量增加、过度体力消耗、情绪激动、原有心脏病加重或并发其他疾病、自行停药或改变剂量）持续存在，则出现反复住院的情况。所以在病愈后，需适当用药物巩固疗效，同时配合饮食调养，注意劳逸得当，生活起居有规律，从而避免疾病的复发。否则，此时若适逢新感病邪，饮食不慎，过于劳累，均可助邪伤正，使正气更虚，余邪复盛，引起疾病复发。

心脏康复/预防是一个全面的和全程的团队医疗作业过程。五大处方——药物处方、运动处方、营养处方、心理处方（含睡眠管理）、患者教育（危险因素管理和戒烟）的联合作用，为心血管疾病患者在急性期、恢复期、维持期，直至整个生命过程提供心理、生物和社会等多方面长期综合的管理服务和关爱，减少猝死率、再发病率、再入院率，提高运动耐量和肌肉功能，改善心功能和肺功能，控制危险因素，改善自主神经功能，改善末梢循环，改善炎症指标，解除焦虑、抑郁等心理压力，提高生活质量，提高社会复职回归率，全面改善生命预后。

心脏康复分为三期，即Ⅰ期康复（院内康复期）、Ⅱ期康复（门诊康复期）、Ⅲ期康复（院外长期康复），主要包括九大部分：运动康复、营养支持、呼吸锻炼、疼痛管理、二级预防用药、心理疏导、睡眠管理、戒烟指导、中医药干预管理。心脏康复适用人群为所有成人及儿童心血管病患者，包括冠状动脉性心脏病（冠心病）及支架/搭桥术后、心脏瓣膜置换术后、心力衰竭、心肌病、心律失常、心脏移植术后、大血管及外周血管手术后、先天性心脏病等，均应接受心脏康复治疗，只是由于耐受及疾病限制选择性进行运动康复及呼吸锻炼。

一、前期评估

心力衰竭康复患者首先进行全面的评估，这一过程应该从首次接触患者开始，贯串康复的全过程，是心脏康复的首要且重要内容。

中医的评估则以四诊合参为准。

心力衰竭患者望诊以望神及面色为主。望神就是观察人体生命活动的外在表现，即观察人的精神状态和功能状态。神是以精气为物质基础的一种功能，是五脏所生之外荣。望神可以了解五脏精气的盛衰和病情轻重与预后。望神应重点观察患者的精神、意识、面目表情、形体动作、反应能力等，尤应重视眼神的变化。望面色需观察患者面部颜色与光泽，同时需评估眼面是否有水肿。

闻诊需注意患者有无痛苦呻吟、音哑与失音、呼吸异常与咳嗽、呕吐嗳气与呃逆，语言逻辑顺序是否异常，鼻鼾声者需排除阻塞性睡眠呼吸暂停低通气综合征。若室内有腐臭气味多有浊腐疮疡，室内有尿臊气多见于肾脏病晚期，室内有烂苹果气味需排除糖尿病酮症酸中毒的可能。

问诊在采集时除一般情况、基本情况、目前症状外，需注意：了解患者的心血管疾病病史和其他脏器病史；了解患者是否有胸痛和心力衰竭症状，评价胸痛和心力衰竭症状是否与心肌缺血和心力衰竭相关，注意发现患者非心源性胸痛的证据；了解是否有明确的抗心律失常治疗史、是否有心律失常的症状或心搏骤停。

切诊中的脉诊详见第九章，按诊则需探明全身肌表的寒热肿胀、按胸胁等情况。按肌肤能明确心力衰竭的干湿冷热分型来指导用药。皮肤干燥者，尚未出汗或津液不足，干瘪者，津液不足；湿润者，身已汗出或津液未伤；皮肤甲错者，伤阴或内有干血。按压肿胀，可以辨别水肿和气肿。按之凹陷，放手即留手印，不能即起的，为水肿；按之凹陷，举手即起的，为气肿。下肢水肿程度可评估患者心力衰竭时体循环障碍情况。按虚里：虚里位于左乳下心尖搏动处，为诸脉所宗。探索虚里搏动的情况，可以了解宗气的强弱，病之虚实，预后之吉凶。古人对此至为重视。虚里按之应手，动而不紧，缓而不急，为健康之征。其动微弱无力，为不及，是宗气内虚。若动而应衣，为太过，是宗气外泄之象。若按之弹手，洪大而博，属于危重的证候。按胸胁：前胸高起，按之气喘者，为肺脏证。胸胁按之胀痛者，可能是痰热气结或水饮内停。同时可触及心尖搏动、心包摩擦感、胸膜摩擦感。

西医的评估方法包括：

标准病史的评估：病史一般资料采集登记表；运动能力的评估：身体活动能力评估包括肌力评估、国际体力活动量表评估、身体平衡能力评估、步行速度测定、柔韧性测定、日常生活能力评估；营养、睡眠、心理、戒烟的评估：建议应用营养及日常活动评估表、匹兹堡睡眠质量指数、心理精神状态评估表、尼古丁依赖量表，PSQI评分 >7 分时，应用睡眠脑电图监测再次评估；呼吸功能、心功能评估：心肺运动试验、肺功能测定、6分钟步行距离试验、呼吸肌力量评估、代谢当量与活动能力对照表、超声心动图、静息心电图、动态心电图、动态无创心排量、无创动脉硬化测定评估。

病史一般资料包括体重、肥胖、血脂异常、糖代谢异常、血压水平。

成年人正常体重指数为 18.5～23.9 kg/m，成年人正常腰围 <90/85 cm（男/女）。减重速度因人而异，通常以每周减重 0.5～1.0 kg 为宜。心力衰竭患者在体重增长过快，3天内增长 >2 kg（排空大小便后同一时间、同一服装、同一个体重计、同个位置）时，就要考虑有水钠潴留的可能。

根据血脂异常指南进行调脂治疗以降低心力衰竭发生的风险。血糖和心血管预后之间存在 J 形或 U 形曲线关系，即低血糖和高血糖都会产生负面影响。血糖升高是心力衰竭患者预后不良的危险因素，低血糖可诱导儿茶酚胺释放增多，加重心肌缺血和诱发心律失常。糖尿病患者预防心血管疾病的糖化血红蛋白目标为 ≤7%，进一步降低糖化血红蛋白的可能安全目标 <6.5%。

高血压是导致心力衰竭的重要病因，对于高血压合并心力衰竭患者，控制血压是改善心血管预后的重要措施。关于高血压合并射血分数下降的心力衰竭患者的血压控制，目前多数指南建议血压控制目标为 <130/80 mmHg。而高血压合并射血分数保留及射血分数中间值的心力衰竭患者的血压控制目标目前指南推荐意见较少，相关的循证医学证据也较为缺乏。

另外，对于心力衰竭的患者应定期监测贫血程度、脑钠肽或 N 末端脑钠肽、同型半胱氨酸、C-反应蛋白、电解质、心脏超声心动图、下肢动静脉超声、颈动脉超声，必要时评估脑动脉血管情况及是否仍有心肌缺血情况。

由于各种原因引起的呼吸肌舒缩活动不能产生维持一定的肺泡通气量所需的胸腔压力称为呼吸肌无力，其临床表现为呼吸频率加快，呼吸不同步、胸腹矛盾呼吸等。心力衰竭患者中合并出现的吸气肌无力现象尚未得到大多数心血管医务工作者关注。心力衰竭患者中正确地进行疾病的危险分层是非常重要的。呼吸状态每日依据血气结果、胸片情况、血氧饱和度及胸廓起伏、呼吸肌力量评估（使用呼吸评定器，可评估吸气时的功率/吸气肌肌力、吸气量、气流速度等）、代谢当量与活动能力对照表等评估患者呼吸功能、肺功能。运动耐量评估参数如下：6分钟步行试验中的步行距离、运动压力测试中的运动持续时间、心肺运动试验中测量峰值摄氧量、左心室射血分数或心脏康复期间计算运动训练的代谢当量。使用其他运动试验的相关参数也可帮助确定患者对心脏康复的反应。

经方方面，糖尿病及高血压诊治详见第五章、第六章。对于高脂血症中医典籍中虽无"血脂"及"高脂血症"之病名，但对脂膏的认识却源远流长。对于"脂""膏"的形成，《灵枢·卫气失常》云："膏者多气，多气者热，热者耐寒。"明代张景岳认为"津液和合为膏，以填补于骨空之中，则为脑为髓，为精为血"，阐述了膏脂来源于津液，是人体的基本物质之一。清代张志聪认为"中焦之气，蒸津液化，其精微……溢于外则皮肉膏肥，余于内则膏肓丰满"，说明膏脂来源于水谷精微，是构成人体的重要组成部分，对人体具有濡润、补益、充养的功能。血中膏脂生成、输布、代谢异常可致病。膏脂来源于津液，是人体的基本物质之一，古人已经注意到膏脂过盛对人体的危害。《医学心悟》指出"凡人嗜食肥甘，或醇酒奶酪，则湿从内受……湿生痰，痰生热，热生风，故卒然昏倒无知也"，形象说明了气血津液代谢失调，导致痰湿血瘀胶结于脉中，可使津血稠厚；而人体分清泌浊功能障碍可产生塞滞之患。

故血脂疾病当从"痰湿"和"瘀血"而论。从痰湿而论，《伤寒论》中有茯苓桂枝白术甘草汤，"伤寒，若吐若下后，心下逆满，气上冲胸，起则头眩，脉沉紧，发汗则动经，身为振振摇者，茯苓桂枝白术甘草汤主之。"此为太阳病变证，太阳病本应汗解，反行吐下之法误治，损脾胃阳气导致脾运失司，可出现一系列表现。在治疗血脂代谢异常源于脾胃受损，失于运化，或脾阳虚，导致水津代谢障碍，而内生痰浊者，即可运用仲景之苓桂术甘汤温阳健脾利水。又有太阳蓄水五苓散证，五苓散证多见太阳病表证，汗不如法，表邪入腑，或汗出过多，伤胃中津液，下焦水蓄膀胱，"太阳病，发汗后，大汗出，胃中干，烦躁不得眠，欲饮水者，少少与之，令胃气和则愈。若脉浮，小便不利，微热消渴者，此汤主之。"胃喜润恶燥，胃中津液不足，功能失常，水津亦不能行，痰浊内生。临床上可用五苓散治疗脂膏代谢中因胃中津伤，膀胱蓄水，小便不利，渴欲饮水而欲吐等症。仲景之阳明病变证中有茵陈蒿汤治疗阳黄，若患者出现脂膏代谢异常，肝失疏泄，湿热熏蒸肝胆，则发黄疸，符合茵陈蒿汤之证。"阳明病，发热汗出者，此为热越，不能发黄也，但头汗出，身无汗，剂颈而还，小便不利，渴饮水浆者，此为瘀热在里，身必发黄，茵陈蒿汤主之。"仲景阳虚水泛又有真武汤证，为太阳病发汗后，因人体质不同，有因过汗出现少阴阳虚，不能制水者。"少阴病，二三日不已，至四五日，腹痛，小便不利，四肢沉重疼痛，自下利者，此为有水气。其人或咳，或小便利，或下利，或呕者，真武汤主之。"脂膏代谢异常，有肾阳虚证者，因阳虚水泛，亦可出现真武汤证，可以仲景之经方为本辨证治疗。血脂异常患者因痰饮出现眩晕症状，除有真武汤、五苓散治之，因"支饮"而"苦冒眩"者可用《金匮要略》泽泻汤。仲景虽仅内入泽泻五两，白术二两，此二药配伍，有补有泻，升降相宜，阴阳平衡，可达运脾益气、化痰除湿之功。从瘀血而论，血脂代谢异常，瘀血日久可化热，血热与瘀互结下焦，蓄血轻证，出现"少腹集结"，即小腹疼痛、硬而拒按，可用《金匮要略》治"妇人腹中诸疾痛"之当归芍药散和"所以血不止者，其癥不去故也，当下其癥"之桂枝茯苓丸，或因瘀热上扰心神出现"其人如狂"者可应用仲景《伤寒论》中治疗太阳蓄血证之桃核承气汤来泄下瘀热。

自日本团队发现中药复方大柴胡汤有明显的降血脂和抗动脉硬化作用后，陆续有相关研究证实。目前研究表明，经方中桂枝加葛根汤、小柴胡汤、柴胡加龙骨牡蛎汤、柴胡桂枝汤、当归芍药散、茵陈五苓散、桂枝汤、桃核承气汤、大黄䗪虫丸、抵当汤、泻心汤、泽泻汤、苓桂术甘汤、葛根汤均有降血脂作用。此外红曲作为中国传统食品添加物与中药，其有降血脂功能。红曲是由红曲菌与米发酵而成，红曲在中国的使用已有千年历史，举凡酿酒、酿醋，做红糟肉、红豆腐乳，乃至医疗用途，《本草纲目》记载红曲性甘温、无毒，主治"消食活血，健脾燥胃。治赤白痢，下水谷，治女人血气痛及产后恶血不尽"。近年来研究发现红曲中分离得到的莫纳可林类化合物是主要的调脂活性物质，具有安全、低毒、高效的特点。其结构与人体内的 HMG-CoA 还原酶非常相似，而该酶是胆固醇合成过程中的限速酶。莫纳可林类化合物可与 HMG-CoA 还原酶产生竞争性抑制，从而阻止或减少内源性胆固醇的合成，达到调血脂的目的。与精制洛伐他汀相比，红曲提取物中的莫纳可林 K 生物利用度更高，降胆固醇作用更有效。

二、药物处方

心力衰竭康复患者的药物方案制定是以使用有效药物、有效剂量、治疗达标、最小不良反应和治疗依从为前提，在监测肝功能、肾功能等生化指标下，遵循指南给予药物及个体化用药方案。根据经方的用药特点，《伤寒杂病论》可将经方扶阳分为七类，分别是温经救阳法：四逆汤类方、乌头赤石脂丸；温阳利水法：真武汤、五苓散、苓桂术甘汤；温肾助阳法：麻黄附子细辛汤；扶阳益阴法：炙甘草汤；扶阳潜阳法：桂枝甘草龙骨牡蛎汤；温通心阳法：桂枝甘草汤；温经通阳法：瓜蒌薤白半夏汤类方。扶阳学派创始人郑钦安，著《医理真传》《医法圆通》《伤寒恒论》。他以重视阳气、善用附子干姜等辛热药著称。郑钦安的扶阳学派理论是立根于《周易》和《黄帝内经》，效法于《伤寒论》，形成自己的个性化理论特征，心力衰竭患者应重视阳气盛衰，故扶阳经方在心力衰竭的心脏康复中有着至关重要的作用。

同时需了解患者是否有服用治疗其他脏器疾病药物，是否有使用抗心律失常药物而出现致心律失常的情况，药物是否影响运动耐量及运动康复，是否了解药物不良反应，并了解未坚持服药的具体原因。仲景临床治疗过程中，对药物引起的不良反应更是重视，对以汗、吐、下攻击病邪的药物的使用非常谨慎，明确提出汗法、吐法、下法应用临床的适应证和禁忌证。比如在《金匮要略·痉湿病脉证并治第二》中指出"太阳病，发汗太多，因致痉""疮家，虽身疼痛，不可发汗，汗出则痉""痉病也，若发其汗者，寒湿相得，其表益虚，即恶寒甚，发其汗已，其脉如蛇"，说明汗法运用不当可引起疾病。在《伤寒论》张仲景也列举了一些不宜于运用汗法的患者，归纳起来，大致可分为两类：一类是素体阴血津液不足之人，如"淋家""疮家""衄家""亡血家""汗家""咽喉干燥"者；另一类是阳虚之人，如"有寒"者。之所以对此两类人禁汗，是因其素体已虚，再汗则犯虚虚之戒，从而加重病情或者引起别的病变。对于下法张仲景也明确提出了运用的禁忌证：①表邪未解不可下。《伤寒论》第 44 条、第 208 条均有论述，"外证未解，不可下也，下之为逆"，指出表证未解误用下法，易使邪气内陷而引起变证。②病在少阳不可下。《伤寒论》第 264 条："少阳中风……吐下则悸而惊。"少阳病为半表半里之邪，法当和解，误用吐下，势必耗伤气血，虚其中，神志虚怯，则悸而惊。③中焦虚寒不可下。《伤寒论》第 273 条："太阴之为病……若下之，必胸下结硬"，此条为太阴病虚寒证，法当温散寒邪，此时若用苦寒攻下法，更伤正气，使在上之邪下陷，而成胸下结硬。④少阴病阴虚不可下。《伤寒论》第 286 条："少阴病……尺脉弱涩者，复不可下之。"少阴病属里虚证，而尺脉弱涩为阴血虚，知命门真火衰微，肾脏津液不足，误用攻下会导致阴竭。但若少阴阴虚兼阳明燥实，真阴将竭，当用承气辈急下存阴。吐法对于人体有较明显的伤害，在《伤寒杂病论》中并不是常用的方法，仲景在应用的时候更是谨慎。比如《金匮要略·腹满寒疝宿食病脉证并治第十》中瓜蒂散的服用方法中明确指出"不吐者，少加之，以快吐为度而止。亡血及虚者，不可与之"。心力衰竭患者本身阳虚、阴血津液不足较多，故在药物使用时需格外注意，特别在经方使用方面。

另外张仲景在用一些毒性较大的中药时经常配伍有解药毒作用的药物，以降低毒性，减小药物对身体的毒害作用。比如葶苈大枣泻肺汤中的大枣，乌头方中川乌用蜜煎，大陷胸丸用白蜜，十枣汤用大枣，大黄䗪虫丸中用甘草、蜜，皂荚用蜜丸，以枣膏和汤服等，尽可能地减少药物毒性对身体的损伤。经过大量临床实践发现，某些中草药可引起人体某一系统或多系统、多脏器的损害，如乌头类（附子、川乌、草乌等）、夹竹桃、万年青、蟾酥、炙甘草等可引起心血管系统的损害；黄药子、苍耳子、苦楝皮等可引起肝脏损害；关木通、细辛、马兜铃、苍耳子等引起肾脏损害；百部、马兜铃、益母草、杏仁、桃仁等服用过量时引起呼吸系统损害；紫金丹、雄黄（均含砷）、黑锡丹（含锡）等可引起造血系统损害；马钱子过量、曼陀罗（洋金花）过量可引起神经系统损害等。

然而由于舆论宣传、国家医药监管、临床医师等多方面的原因，很多人对于中药毒副作用认识不深刻。中医药物的"治未病"对于心力衰竭康复有一定的作用，但对于中药的毒副作用，如何运用"治未病"的理论和方法安全有效地运用中药，确是当下值得思考和探索的问题。

三、运动处方

通过对患者体能及运动耐量的评估，制定一个包括有氧运动、肌力及肌耐力训练、抗阻训练、柔韧性训练及平衡功能训练的运动处方，每个部分互相关联，以无氧率、靶心率、自我感觉劳累程度等评估，需注意运动方式、运动强度、运动时间、运动频率和注意事项，并能达到提高心肺功能或骨骼肌功能、减轻体重、控制血糖、降低血脂等目的，以使患者提高生活质量。需明确心力衰竭运动的适应证及禁忌证，其中急性失代偿性心力衰竭患者禁止运动康复，而 NYHA 分级Ⅰ～Ⅲ级稳定性心力衰竭患者均应考虑接受运动康复。心力衰竭患者床旁运动康复包括关节活动度训练（床上做操、握力操）。

此外体外反搏广泛应用于心力衰竭患者康复：使血流于心脏的舒张期驱回至人体上半身，右心的静脉回流增加，达到改善心、脑等重要脏器血流灌注的目的；当心脏进入收缩期前减轻负荷，提高心脏的每搏输出量和心输出量（表7-1、表7-2）。收缩期前减轻负荷，提高心脏的每搏量和心输出量。吸气肌锻炼被认为是提升呼吸肌肌力最有效的方法之一，一般方法如下：①阻力方法，患者通过带有小孔的呼吸器进行呼吸，吸气时增加呼吸肌负荷，呼气不受影响；②过度呼吸法，患者通过一个能指示目标通气水平的重复呼吸装置，进行自主快速通气维持肺泡氧气浓度和二氧化碳浓度在生理限度内。通气水平应达到最大自主通气量的70%～90% 在慢性阻塞性肺疾病患者应达到上述范围的高限；③域值负荷法，预先设定吸气压力，当患者的吸气压力达到此域值时吸气阀开放完成吸气，如果吸气压力达不到预设压力值则无法呼吸；④其他，包括全身运动锻炼、腹式呼吸深慢呼吸、缩唇呼吸、体外膈肌起搏等。

表7-1　运动试验的绝对和相对禁忌证

绝对禁忌证

·静息心电图的最新变化表明存在明显的局部缺血、近期心肌梗死（2周以内）或者其他急性心血管事件

·不稳定型心绞痛

·未控制的心律失常

·重度主动脉瓣狭窄或其他瓣膜病

·心力衰竭失代偿

·急性肺栓塞或肺梗死

·急性非心源性疾病，影响运动锻炼或运动可使其加重（如感染、甲状腺功能亢进症）

·急性心肌炎或心包炎

·急性血栓性静脉炎

·妨碍安全和运动锻炼的身体残疾

相对禁忌证

·电解质异常

·快速性心律失常或缓慢性心律失常

·高度房室传导阻滞

·心房颤动且心室率未得到控制

·梗阻性肥厚型心肌病，静息最大左心室流出道压差 >25 mmHg

·已知的主动脉夹层

·严重静息时高血压（收缩压 >200 mmHg 且舒张压 >110 mmHg）

·精神障碍无法配合试验

表7-2 心肺耐力训练的运动处方

内容	建议
运动强度	·40%～80% 的最大储备心率或贮备摄氧量或峰值摄氧量 ·RPE 12～16，分值为 6～20 分，作为心率客观测量的辅助指标 ·下列几条相关标准应将心率控制在 100 次以下： 　○ 心绞痛或其他心血管功能不全的症状； 　○ SBP 升高或下降：SBP > 240 mmHg，DBP > 110 mmHg； 　○ ST 段压低、水平或下斜型压低 > 1 mm； 　○ 有放射性核素显示可逆性心肌缺血或超声心动图显示中度至重度的室壁运动异常； 　○ 室性心律失常频率增加； 　○ 其他心电图异常（如二度或三度房室传导阻滞、心房颤动、室性心动过速、复杂室性异位搏动）； 　○ 运动不耐受的其他体征或症状
持续时间	·每次 20～60 分钟； ·建议在一天中进行更长时间或多次运动，以增加总能量消耗，从而达到减肥的目的。每天可通过一次或多次短时间运动积累完成目标
频率	理想情况下，每周大部分时间（例如，每周 2～4 天进行心脏康复，辅以 2～4 天的居家康复）
运动种类	有节奏的、较大的肌肉群活动（步行、骑自行车、爬楼梯、椭圆机及其他可控制活动动作及保持持续运动强度的上肢或下肢功率自行车）

注：RPE 为主观用力程度分级；SBP 为收缩压；DBP 为舒张压。

《金匮要略·胸痹心痛短气病脉证并治第九》曰："夫脉当取太过不及，阳微阴弦，即胸痹而痛，所以然者，责其极虚也。今阳虚知在上焦，所以胸痹心痛者，以其阴弦故也。"慢性心力衰竭患者通过适当运动训练，可振奋心阳，心阳充足则人体气血畅通，使阴阳复归平衡、脏腑经络得以调和，从而改善心的生理及病理特点症状，促进疾病康复。临床上，部分手足欠温的心力衰竭患者通过活动肢体，使阳气达于四肢，感觉温暖。导引，就是符合动则生阳、喜则生阳、善则生阳的运动。渐进适度的处方制定原则体现在运动内容需要根据处方对象的身体状况不同设定，并视其对运动方法的掌握情况而逐渐加深、加难，并通过系统、多次的重复，使运动康复效果逐步积累。以易筋经、八段锦、太极拳等作为主要导引运动形式及内容的中医心脏运动康复充分体现了圆活柔顺、沉着稳定的运动特点和心意慢运、肢体缓随的行功节奏，具有低强度、长时间阈值下的运动特点，其可从一定程度上避免短时间剧烈运动使心脏病患者再次发生心肌缺血和心律失常等问题的风险，在内含松静、外示运动的锻炼过程中，调节自主神经的平衡，降低交感神经系统兴奋，使心率、心输出量和血压等得到适度的调整，改善人体末梢的血液循环。同时这种长时间阈值下的运动又使心脏病患者的运动强度得到保证，并在保证安全的前提下提高了患者运动预适应的能力，是临床心脏康复中安全性和强度适宜性两者的共同体现。

四、营养处方

对于心力衰竭的患者，由于入量受限，会出现体重下降、低蛋白血症等营养不良的表现，营养不良在心脏重症患者中非常常见。营养有免疫调控、减轻氧化应激、维护胃肠功能与结构、降低炎症反应、改善患者生存率等作用，因此，心力衰竭的患者更需要医学营养治疗。

首先明确营养关键原则，食物多样化，粗细搭配，低脂肪、低饱和脂肪膳食，选择不同饮食选择模式：受外部影响（自身文化、宗教信仰、经济情况）和内部影响（情绪、生理、学识）。

其次需要补充适当的能量，心衰患者的能量需求取决于目前的干重（无水肿情况下的体重）、活动受限程度及心衰的程度，一般给予 25 ~ 30 kcal/kg。既要控制体重增长、控制血压血脂血糖，又要防止心脏疾病相关营养不良发生。心力衰竭患者的能量需求取决于目前的干重（无水肿情况下的体重）、活动受限程度以及心力衰竭的程度，对于肥胖患者，低能量平衡膳食（1000 ~ 1200 kcal/d）可以减轻心脏负荷，有利于体重减轻，并确保患者没有营养不良。严重的心力衰竭患者，应按照实际临床情况需要进行相应的营养治疗。应根据营养风险评估评分，决定是否进行积极的肠内肠外营养支持。根据水钠潴留和血钠水平，适当限钠（每天食盐摄入量不超过 6 g），使用利尿剂者则适当放宽。对于血糖高患者，减少葡萄糖类食物摄入。摄入不足、丢失增加或利尿剂治疗等可出现低钾血症，此类人群应摄入含钾高的食物（使钾/钠 =1）。同时应监测使用利尿剂者是否缺乏镁，并给予治疗。如因肾功能减退，出现高钾、高镁血症，则应选择含钾、镁低的食物。另外，给予适量的钙补充在心力衰竭的治疗中有积极的意义。多液体量可加重循环负担，故主张成人液体量为 1000 ~ 1500 mL/d，包括饮食摄入量和输液量。低脂膳食、充足的优质蛋白质，应占总蛋白的 2/3 以上。少食多餐，食物应以软、烂、细为主，易于消化。适当补充 B 族维生素。

《伤寒论》第 396 条："大病瘥后，喜唾，久不了了，胸上有寒，当以丸药温之，宜理中丸。"第 398 条也指出："病人脉已解，而日暮微烦，以病新差，人强与谷，脾胃气尚弱，不能消谷，故令微烦，损谷则愈。"强调了病后初愈，中气馁弱，"人强与谷"，使中焦阻塞，内生积热，与余邪相合而病复这一病机。后世将食复之因归结为"脘胃虚弱""纳谷太骤"两大因素，一致将"节制饮食以养脾胃"作为预防食复的原则，但因其进食种类、数量、时间不好掌握，故前人有"伤寒新瘥，进食最难"之叹。仲景在《伤寒杂病论》中广泛使用食品，体现出注重以食施治的思想，共使用食品 62 种，食品使用频率占总药物的 29%。《金匮要略·禽兽鱼虫禁忌》提出五脏病禁的原则性要求，"肝病禁辛，心病禁咸，脾病禁酸，肺病禁苦，肾病禁甘"，说明因五脏疾病的性质不同，患病期间应选用适当的饮食调养，协助患者恢复正气；同时应避免"所不喜"之食物，以防疾病生变或加重。仲景于患者服药后，常以糜、粥等易消化、不致增加脾胃负担之品，助药祛邪，且借水谷之气以培土和中，使邪去而不伤正。《伤寒论·伤寒例第三》："凡得病，反能饮水，此为欲愈之病。其不晓病者，但闻病饮水自愈，小渴者乃强与饮之，因成其祸，不可复数。"因胃气尚弱，饮不能多者不可与之，大渴欲大饮者只能少与之，切忌多饮，尤忌暴饮冷水，以免更伤胃中阳气而致他病。对于心力衰竭患者，食物营养的调控，恰恰是恢复脾胃功能的关键。清代陈耕道提出，初瘥进食"此际全以验舌苔为主"，清代王士雄也强调"瘥后必小便清，舌苔净，始可吃粥饭……必解过坚矢新粪，始可渐渐而进，切勿欲速，以致转病"。另外，临证还应根据心力衰竭患者的体质、阴阳偏颇、胃气强弱及嗜食习惯"辨证施食"。合理饮食可使机体正气旺盛，抵御外邪的力量提高，对自然界变化的应变能力得以加强，有效地避免复病的发生。

五、精神心理睡眠处方

心力衰竭患者在医院中经历的急救、手术、病友的死亡等打击，以及患病后多种不适应，再加上对疾病预后的不了解、不知情，会导致心灵的创伤，产生睡眠障碍或抑郁、焦虑等精神心理障碍，导致加重预后、恶化生活质量等。遂临床上出现双心医学这一概念，自1995年由胡大一教授提出以来，双心医学的目的是将"精神心理因素"作为"心脏病整体防治体系"的组成部分，对心血管疾病受到来自精神心理因素的干扰或表现为类似心脏症状的单纯精神心理问题进行必要、恰当的识别和干预。已经有许多研究表明，精神心理问题是心血管疾病的危险因素。

精神治疗前应评估心脏器质性病变导致症状。精神治疗常用的评估量表包括：认知功能评估（简易精神状态量表），生命质量评估（世界卫生组织生活质量测定量表及简表、健康调查简表（SF-36）、欧洲五维健康量表、西雅图心绞痛量表、中国心血管病人生活质量评定问卷），精神心理评估（抑郁自评量表、广泛性焦虑障碍量表、综合医院焦虑抑郁量表、焦虑自评量表、躯体化症状自评量表），睡眠质量评估（匹兹堡睡眠质量指数量表）。患者心理精神方面治疗可分为药物与非药物治疗，非药物主要以心理精神疏导及运动疗法，药物治疗根据个体化情况适当给予单胺氧化酶抑制剂、三环类抗抑郁药和四环类抗抑郁药、选择性5-羟色胺再摄取抑制剂、5-羟色胺受体拮抗剂和再摄取抑制剂、5-羟色胺和去甲肾上腺素再摄取抑制剂、去甲肾上腺素和特异性5-羟色胺受体拮抗剂、多巴胺和去甲肾上腺素再摄取抑制剂、氟哌噻吨美利曲辛复合制剂。睡眠障碍方面，心力衰竭患者在发生睡眠障碍的急性期可尽早使用镇静安眠药物，要短程、足量、足疗程，包括苯二氮䓬类、非苯二氮䓬类或5-羟色胺再摄取抑制剂。苯二氮䓬类药物连续使用不超过4周。

精神心理及睡眠方面，中医均将其病归纳于"神志病"范畴，《伤寒杂病论》的神志病包括郁证、不寐、脏躁、梅核气、奔豚气、百合病等，但又不完全等同于精神心理或睡眠障碍等疾病。比如就"郁证"而言，并不单单指现代抑郁疾病。证者，证候也，是疾病过程中某一阶段或某一类型的病理概括，一般由一组相对固定的、有内在联系的、能揭示疾病某一阶段或某一类型病变本质的症状和体征构成，是病机的外在反应，具有时相性和空间性的特征。郁证是指一个证候或者一种证型，可见于多种疾病的某个阶段。现代的郁证强调情志为主要病因，指出郁证的产生大多有忧愁、悲哀、焦虑、恐惧、愤懑等情志内伤的病史，其病情反复亦与情志因素密切相关，此为狭义的郁证，主要强调情志致郁。从郁之本义出发，结合《伤寒杂病论》之成书年代及背景，可知仲景所论之郁证为广义的郁证，其包含人体脏腑经络、气血津液、饮食情志等多方面的壅滞、痞塞、蓄积、瘀结、失舒、失畅，为病机的概念。中医学的"郁"最早见于《黄帝内经》，《黄帝内经》的郁证理论包括五郁论和情志致郁。《素问·六元正纪大论》论述了五运之气太过与不及导致土郁、金郁、水郁、木郁、火郁的情况。五郁论把自然界气候的变化和人体发病的规律统一起来，根据天人相应的观念，运用取类比象的认识方法，探识了五运六气引起人体脏腑功能改变而发生各种疾病。另外，在该篇中"郁"也指闭塞不通的病机，如"其病热郁于上，咳逆呕吐，疮发于中，胸嗌不利，头痛身热，昏愦脓疮"。伤寒六经病，无论三阳病还是三阴病均可从"郁"论述，均可看作寒邪伤人，郁遏人体阳气。伤寒三阳病人体正气盛邪气实，由于外邪郁遏人体阳气的升降出入运动而发，三阳病的划分，就是根据不同部位的阳气郁遏进行的。三阴病以正气损伤为主要矛盾，一方面正气损伤；另一方面邪气的存在势必影响气的升降出入，所以机体由于正气的受损运行无力也可造成机体的郁堵。后世医家受《黄帝内经》《伤寒杂病论》之影响，元代朱丹溪从病机角度出发，开拓了专题研究郁证论治的先河。他首先强调气血壅塞是郁证发生的关键，同时认为机体内的一切物质发生传化失常均可导致郁证的发生，阐发了气郁、湿郁、痰郁、热郁、血郁、食郁之六郁论，并详细描述了六郁的症状特点。而睡眠障碍方面，清代黄元御对睡眠障碍本质病机的阐发"神胎于魂而发于心，而实根于坎阳；精孕于魄而藏于肾，而实根于离阴。阴根上抱，是以神发而不飞扬；阳根下蛰，是以精藏而不驰走。阳神发达，恃木火之生长，而究赖太阴之升；阴精闭蛰，资金水之收藏，而终籍阳明之降。太阴阳明，所以降金水以吸阳神，升木火以嘘阴精者也"认为睡眠障碍缘于阳神不秘藏，而阳神不藏归咎于阳明不降。

《伤寒杂病论》治疗精神心理及睡眠障碍疾病，应从伤寒六经及杂病两方面论治。

太阳病，营卫不和为主。太阳病出现的心脏、心神相关症状有第 64 条"叉手自冒心，心下悸，欲得按"，第 67 条"心下逆满，气上冲胸，起则头眩"，第 112 条"惊狂，卧起不安"，第 117 条"气从少腹上冲心"，第 118 条"因烧针烦躁"等。焦虑、抑郁常见的躯体症状有第 1 条"头项强痛"，第 14 条、第 31 条"项背强几几"，第 32 条"下利"，第 39 条"身不疼，但重，乍有轻时"，第 54 条"时发热、自汗出而不愈"等。清代柯琴在《伤寒论翼》云："伤寒最多心病。"究其原因有二：其一，营卫与心息息相关，营行脉中，卫行脉外，二者相辅相成，鼓动心血运行，未有营卫病而心脉无病者，故《难经·十四难》有云："损其心者，调其营卫。"其二，太阳经与心有经脉相连，《灵枢·经脉》记载，足太阳之别脉"当心入散"，手太阳之脉"入缺盆，络心"，手太阳之别脉"入腋走心"。太阳病以发汗为治法，汗为心之液，若汗出过多，易导致心悸、怔忡之症；若汗出不利，则会出现水饮内停之变。用方当以桂枝汤类为主，在桂枝汤调和营卫的基础上灵活化裁，兼以温阳、利水、健脾、化痰、活血、潜镇等治法，如桂枝甘草汤、桂枝加桂汤、桂枝甘草龙骨牡蛎汤、桂枝去芍药加蜀漆牡蛎龙骨救逆汤、苓桂术甘汤等。阳明病，邪热扰心为主。阳明病出现的心脏、心神相关症状有第 76 条"虚烦不得眠""心中懊侬"，第 77 条"烦热，胸中窒"，第 169 条"口燥渴，心烦，背微恶寒"，第 134 条"短气躁烦，心中懊侬"，第 214 条"谵语"，第 221 条"心愦愦反谵语""必怵惕，烦躁不得眠"等。《伤寒论·辨脉法》云："中焦不治，胃气上冲，脾气不转，胃中为浊，营卫不通，血凝不流。"营卫出于中焦，脾胃升降失常则营卫不利，血流不行，即可发为心脏疾病。阳明经又是多气多血之经，胃经热盛最易循经上扰心神。太阳病误下，导致胃中空虚，邪热入里，郁于胸膈，出现心烦懊恼、不寐、胸中结痛等，方用栀子豉汤、栀子厚朴汤；痰热结于胸膈、心下，心下痛、心烦者，用小陷胸汤清化痰热；心窍因而闭塞，浊气扰神，则见神昏、谵语、狂躁等症，可用承气汤加减化裁。少阳病，枢机不畅为主。少阳病出现的心脏、心神相关症状有第96条"胸胁苦满，嘿嘿不欲饮食，心烦喜呕"，第107条"胸满烦惊""谵语，一身尽重"第142条"或眩冒，时如结胸，心下痞硬"，第146条"肢节烦痛，微呕，心下支结"，第147条"胸胁满微结""心烦"，第171条"心下硬，颈项强而眩"，第264条"胸中满而烦"等。"血弱气尽腠理开，邪气因入"，少阳病以正气受伤，邪气内陷，枢机不利，营卫不通为特点。阳气郁而不达，则神情默默、心神不振；少阳郁而化火，扰乱心神又会出现心烦、惊悸。临床常见到焦虑、抑郁患者，情绪波动大，甚至呈双相性，与少阳病正邪相争、往来寒热的机制颇有相通之处。小柴胡汤被广泛应用于抑郁症等精神心理障碍，在柴胡类方基础上进行化裁，仲景变化出柴胡加龙骨牡蛎汤、柴胡桂枝干姜汤、柴胡桂枝汤、四逆散等。太阴病，诸阳亏虚为主。太阴病提纲包含了焦虑、抑郁常见的躯体症状，第102条"心中悸而烦"、第273条"腹满而吐，食不下，自利益甚，时腹自痛"。太阴病主要病机是脾阳不足，寒湿内停，中焦升降失常。脾阳不足则清阳不升，胸中阳气不足。脾藏意，在志为思，在情志活动中占有重要的地位，脾阳不足易导致患者出现忧愁、悲伤等负性情绪，宜服四逆汤、人参汤之类的方剂以温中散寒，或用小建中汤、附子理中丸补益温阳、培土健脾。少阴病，心肾不交为主。少阴病出现的心脏、心神相关症状有第82条"心下悸，头眩"，第310条"胸满，心烦"，精力减退、精神萎靡和睡眠障碍尤为突出，如第61条"昼日烦躁不得眠，夜而安静"、第281条"但欲寐"、第282条"心烦，但欲寐"、第300条"但欲卧"、第303条"心中烦，不得卧"等。少阴为心肾所属，心属火而主神，肾属水而藏精，心、肾的关系表现为水火相济，精神互用。少阴虚寒证主方四逆汤，可治疗"膈上有寒饮"；或用真武汤能用来缓解抗精神病药物在治疗过程中引起的肌肉跳动、心悸、眩晕等锥体外系不良反应。心烦常见于心脏病患者，也见于焦虑抑郁患者，热邪灼伤肾阴，同时兼有实热，导致心火独亢者，方用黄连阿胶汤以清热除烦、滋阴降火。厥阴病，郁热扰心为主。厥阴病的心脏、精神心理症状体现在提纲证第209条"烦躁欲死"、第326条"气上撞心""心中疼热"，以及第338条因"藏寒"所致的"病者静，而复时烦"。精神心理疾病的患者往往症状繁杂，寒热并见，此多与厥阴肝的失常有关，《灵枢·邪客》更是提出了心包代心受邪的认识，是故厥阴病本寒标热，心包感受热邪也可导致心中疼热、烦躁症状。厥阴肝气不畅，郁热上冲心胃，见消渴，善饥而不欲食，气上撞心，静而复时烦，选用寒热并用之方乌梅丸加减化裁。

　　杂病方面，可见梅核气、奔豚、百合病、脏躁等。半夏厚朴汤见于《金匮要略·妇人杂病脉证并治第二十二》："妇人咽中如有炙脔，半夏厚朴汤主之。"仲景根据妇人咽中痰凝气滞的病理特点开创了行气开郁、降逆化痰之方。甘麦大枣汤治脏躁出自《金匮要略·妇人杂病脉证并治第二十二》："妇人脏躁，喜悲伤欲哭，象如神灵所作，数欠伸，甘麦大枣汤主之。"酸枣仁汤出自《金匮要略·血痹虚劳病脉证》"虚烦虚劳不得眠，酸枣仁汤主之"，有共奏养血安神、清热除烦之功。奔豚最早见于《黄帝内经》，是指患者自觉有气从少腹上冲胸咽的一种病证。西医的神经官能症、冠心病等有类似症状。仲景在《金匮要略·奔豚气病脉证并治第八》载："师曰：病奔豚，有吐脓，有惊怖，有火邪，此四部病，皆从惊发得之。师曰：奔豚病，从少腹起，上冲咽喉，发作欲死，复还止，皆从惊恐得之。"指出奔豚、吐脓、惊怖、火邪等病的发病都与心有关，治疗用奔豚汤。百合病首见于《金匮要略·百合狐惑阴阳毒病脉证并治第三》，是以神志恍惚、精神不定为主要临床表现的情志病。病机上，张仲景指出"百合病者，百脉一宗，悉治其病也"，并对其临床表现描述为"意欲食复不能食，常默默，欲卧复不能卧，欲出行复不能行，或有美食时，或恶闻食臭时，如寒无寒，如热无热，口苦，小便赤，诸药不能治，得药则增剧吐利，如有神灵者，身形如和，其脉微数"。这些症状与抑郁症的精神状态、饮食睡眠、言语行为、感知觉等失调均有相似之处。对于本病的病机及治法方药，仲景在其《金匮要略·百合狐惑阴阳毒病脉证并治第三》中指出其病邪少虚多，属阴虚内热之证，治以补虚清热、养血凉血用百合地黄汤，亦可选用百合知母汤、百合鸡子汤、百合滑石散等。

六、教育及危险因素处方

危险因素包括体力活动不足、血脂异常、糖尿病、吸烟、高血压、超重和肥胖、社会心理问题、环境因素。提高患者治疗依从性和自我管理能力的患者教育。其中大部分康复措施前文已阐述，而健康教育及吸烟处方如下。

《伤寒论》第393条云："大病差后劳复者，枳实栀子豉汤主之。"清·钱天来曰："夫劳复者，如多言多虑，多怒多哀，则劳其神，梳洗澡浴，早坐早行，则劳其力，皆可令人重复发热，如死灰之复燃，为重复之复，故谓之复。"《伤寒贯珠集》云："大病新瘥，血气未复，余热未尽，而强力作劳，因复发热者，名曰劳复。"《伤寒论类方汇参》云："伤寒差后，元气未复，余邪未清，稍加劳动，其热复作。即多语、梳头、洗面、更衣之类，皆能致复。"说明病后初愈需修心静养，增加对心力衰竭患者的日常生活活动能力及工具性日常生活活动评定是必然趋势，健康教育与院外随访则是主要方法之一。

吸烟是心血管疾病强大的独立危险因素，戒烟可降低心力衰竭发病和死亡风险，因此需要询问患者吸烟状态，评估其对烟草依赖状态和是否有意愿戒烟。烟草难以完全戒断的一个重要原因在于"心瘾"，从心理学角度其定义为一种心理依赖，是吸烟者长期吸烟行为所致的潜在的无意识的心理偏好，由于根植于吸烟者主观意念中，在特定的情境下，会受到远离现实的自动化反应，因而使吸食者进入吸烟—戒烟—复吸的恶性循环中。常见戒烟综合征症状有头晕、失眠、烦躁、胸闷、食欲不振等，有研究从其常见主症方面进行方药与关联症状的总结，并突出经方所对应症状的鉴别要点，运用时根据具体临床症状予以鉴别使用。如以头晕为主症，《伤寒杂病论》有31处提到"目眩""头眩"，涉及病因病机较为广泛，主要以大小柴胡汤、白虎加人参汤及承气汤类解少阳、阳明病位之邪；以真武汤、苓桂术甘汤、小半夏加茯苓汤及五苓散化饮消痰；以泻心汤直击邪热及黄芪建中汤补益气血。从虚实辨证来看，戒烟综合征出现"烦躁"及"失眠"，其虚者多因阴血不足而心神失养，实证则属火扰心神，治疗常以补虚泻实、调整气血并辅安神定志为要，以大小柴胡汤、白虎汤加人参汤、调胃承气汤梳理少阳阳明之邪，栀子豉汤涤胸中邪热，黄连阿胶汤养阴泄热除烦为主。戒烟综合征出现"不欲食"，其病因病机主要为邪热扰胃使其不安、脾胃气损且痰湿蕴阻使脾胃运化失常，其治疗原则为涤热邪、健脾化痰湿。其他如"寒邪客胃""食滞伤胃"亦可导致"不欲食"，然与烟毒致病不符合。仲景对"不欲食"在少阳病、阳明病、厥阴病、太阴病及痰饮病中均有论述。若戒烟者本为太阴脾寒体质，见饥不欲食证，仍属乌梅丸证。另据阳明病"不欲食"的描述"阳明病……不能食，名中寒"，可知阳明中寒邪也可不欲食，但此与烟毒性热的特点不相符。烟毒入少阳病亦可致"嘿嘿不欲饮食"，若伴胸闷或口苦则属小柴胡汤证。"消痰饮、令能食"予茯苓饮治之，烟草之毒常可导致痰饮内生，故临床中若见不欲食兼舌苔厚腻者为茯苓饮证。

七、总结

心力衰竭的安全、运动、教育策略见表7-3。

表7-3 美国心脏康复项目指南（2021年）心力衰竭的安全、运动、教育策略

安全性	运动	教育
·失代偿性心力衰竭是启动运动方案的禁忌证；心力衰竭失代偿是终止运动方案的原因 ·每次康复随访中，患者全身检查应当作为运动前生命体征评估的一部分 ·作为初步评估的一部分，应当要求患者预立遗嘱；遗嘱的副本应放入患者的记录中	·运动负荷试验应尽可能包括代谢评估，应用谨慎的升级方案进行（例如，每级增加1~2 MET） ·患者发生室性心律不齐和代偿失调的风险较高 ·运动方案：热身和放松的时间要长；根据需要进行间歇运动（1~6分钟）；鼓励日常生活活动能力负重训练。必要时在运动过程中使用ECG和BP监测，使用主观RPE和呼吸困难量表 ·运动后，患者通常会在当天晚些时候开始感到疲劳	·优先内容：识别症状和体征并做出反应，包括疲劳、乏力、呼吸困难、端坐呼吸、水肿、体重增加（每天称重） ·营养咨询：低钠饮食（如1500 mg/d）、心脏健康饮食 ·药物治疗：依从性监测或常规药物用药教育（如利尿剂、洋地黄、ACE抑制剂、β受体阻滞剂） ·抑郁综合征的心理咨询；心力衰竭支持团队及个人咨询 ·关于疾病进展的基本信息

心力衰竭康复治疗需要由一个全面的医疗团队施行，中西医结合的模式也是团队必不可少的一环。部分学者认为中医治疗可以作为第六大处方用于心脏康复，但无论是药物、运动、营养、心理、健康教育处方，均有中医治疗参与，且经方作为中医学中主要的组成部分之一，应融入心力衰竭康复治疗中。目前中西医结合心脏康复仍处于探索阶段，仍需不断改进相关理论与实践经验，完善循证医学指导。结合我国的国情，充分发挥中医药学及其养生康复学的优势，形成中西医结合心脏康复治疗新模式，对于进一步推动我国心血管疾病的防治具有重大意义。

第二节 经方在心力衰竭护理的应用

《伤寒杂病论》所记载的护理技能内容丰富，其中所涉及的条文多达40余条，丰富了

对 1000 多年前中医护理技术的认识。有研究中将《伤寒论》的护理内容分为观察护理、药物护理、饮食护理和禁忌护理。《仲景护理学·伤寒卷》一书对《伤寒论》的护理精华进行深入挖掘、整理，以"六经辨证"为核心，对伤寒六经病逐一分述，从病情观察、生活起居护理、情志护理、饮食护理、服药护理、针灸护理等多方面进行讲解，为中医经典护理开创了新思路。魏巍等对中医医院组建仲景护理科研团队的可行性进行了拓展。《伤寒杂病论》中有不少理论可应用于心力衰竭的护理工作中，这对现代中医护理技术的发展有着重要的意义。对于《伤寒杂病论》的护理内容，应注重对其理论和临床实践意义的进一步研究探讨，以便更好地用于实践为患者服务。

一、辨证施护

仲景创六经、脏腑经络辨证，开辨证施护之先河，应用四诊观察病情，按照六经辨证辨病，进而采取恰当的护理方法，如情志护理、饮食护理、生活起居、服药护理，以及相应的中医护理技术操作，涵盖了系统化整体护理的全过程和全方位。

二、病情观察

仲景通过对患者四诊资料的收集，及时掌握病机转化。如仲景重视阳气旺衰，细致观察阳亡及阳气回复征象。《伤寒论》第 296 条指出少阴病由吐利、四逆，发展至躁烦，为阳气亡散之象。第 317 条指出少阴病脉微欲绝，身反不恶寒，其人面色赤是阴盛格阳，治疗则在通脉四逆汤中加葱白以交通阴阳。第 288 条指出少阴病，下利已止，手足转温，则代表里和阳气来复，为向愈之兆。且仲景通过观察厥热胜复时厥热时间的长短，来判断邪正消长、阴阳进退，为判断是否属于胃气衰败的除中证，"食以索饼"加以试探。仲景重视病情的观察，以掌握疾病的发展演变及预后，从而指导心力衰竭用药及急性心力衰竭发作抢救措施。对于心力衰竭患者，护士应重视病房巡视，使用固定时间监测体重，准确记录出入量的平衡，及时发现病情变化并通知医师，其精神与仲景护理思想是一脉相承的。

三、服药时间及服药方法

仲景在服药护理方面，依据心力衰竭患者的病程长短、证候缓急、病邪性质以及患者体质强弱的不同选择最佳服药时间，服药方法灵活多变。服药时间主要有平旦服，饭前服，昼夜服 3 种。平旦服即空腹服，便于药力速行，如十枣汤宜平旦时服，以便迅速发挥峻下利水的作用。饭前服便于药物吸收。桃核承气汤逐瘀泄热、乌梅丸安蛔止痛等，要求饭前服。服药次数则根据病情需要及药性不同而各有特点。药性较缓和的药物，需要持久治疗者常用一煎分多次服用，如心力衰竭患者常服用的五苓散、黄芪桂枝汤，"日三服"。亦有病情急重或病情复杂者，为使药物在体内持续作用而昼夜兼服。急性心力衰竭发作时，病情严重，病势危急，为求解急救逆、迅速发挥药效，宜一煎大剂顿服。如破格救心汤主治急性心力衰竭阳气暴脱的危重症，采用顿服集中药力，急救回阳。服药的温度因病证不同也有区别，无特殊情况，一般宜温服。桂枝汤为解肌祛风之剂，药汁不宜过温、过凉，则适寒温服。服药量则因人、因病制宜。体质强而病情重者，虽加大剂量，但可加快祛邪速度，缩短病期。心力衰竭体虚者，不可大剂峻攻，以免伤及正气，加重病情。如攻泻之十枣汤"强人服一钱匕，羸人服半钱"。大乌头煎，主药为大毒的乌头，"微量渐加，以知为度"。

四、重视药后

服药之后，应当密切观察病情变化，判断预后，如病不尽除则需审情度势而相应地调整治疗方案和护病方法。主要有药后观汗、观吐、观二便、观矢气等。桂枝汤"若不汗，更服依前法，又不汗，后服小促役其间，半日许令三服尽，若病重者，一日一夜服"。其文中"小促役其间""半日许令三服尽"等进一步处理方法都须以药后对汗的观察为准。药后出现呕吐，一般是拒药之象，而服涌吐剂后出现呕吐，则为导邪外出。大小承气汤、桃核承气汤、泻下剂以大便通畅为见效。仲景还细致观察患者服药后的一些貌似"不正常"的表现，如白术附子汤方"三服都尽，其人如冒状"，柴胡桂姜汤方"初服微烦"，乌头桂枝汤"其知者如醉状，得呕者为中病"，治肾着之甘姜苓术汤，腰中当觉温，治风湿之防己黄芪汤，患者觉如虫行皮中，服苇茎汤后，当吐如脓等，是药后的各种正常情况，为药中病所。仲景注意对服药后效果的观察，判断药物是否对证、药量是否失宜，掌握病情转机，予以相应处理，这也是中医护理工作的重要环节。

五、起居护理

患者的起居对患者治疗和护理有着重要的影响，张仲景认为对应用"汗法"，服药后要温覆，以助汗；寒性病证，要注意保暖，用附子理中丸温补中阳，告诫要保暖，勿揭衣被，可见起居护理的重要性。且仲景重视天地阴阳变化、寒暑消长对人的影响，提出"君子春夏养阳，秋冬养阴，顺天地之刚柔也。"对患者的调护和健康指导，要顺应自然寒暑气温变化，"夏月大醉汗流，不得冷水洗着身，及使扇，即成病"，可见慎起居对于心力衰竭患者十分重要。需要进行规律的锻炼和活动，避免运动量过大，而诱发心力衰竭的加重，加重心脏的负担。避免受凉、情绪激动等诱发心力衰竭。饮食方面应该限制钠盐的摄入，应该严密地监测患者每天的进食、进水量，以及排出大便、小便的量，从而判断心功能是否达到平衡。

六、灸法应用

灸法的使用在《伤寒论》中有7条，《金匮要略》中有2条，除重复，实有7条。如第292条"少阴病，吐利，手足不逆冷，反发热者，不死。脉不至者，灸少阴七壮"，此处用灸法治疗少阴病阳回与吐利脉不至之证，取艾灸有温阳复脉之功；第304条"少阴病，得之一二日以上，口中和，其背恶寒者，当灸之，附子汤主之"论述灸法治疗阳虚寒湿证，取其有温经散寒除湿之效；如第325条"少阴病，下利，脉微涩，呕而汗出，必数更衣，反少者，当温其上，灸之"，本条论述用灸法治疗少阴下利、阳虚气陷、阴血不足证，取其有温阳举陷之效；第343条"伤寒六七日，脉微，手足厥冷，烦躁，灸厥阴，厥不还者死"，本条论述灸法治疗阴盛阳竭重证；第349条"伤寒脉促，手足厥逆，可灸之"，本条论述灸法治疗阳衰厥逆脉促者，取其有温阳散寒通脉之效；第362条"下利手足厥冷，无脉者，灸之不温；若脉不还，反微喘者，死"，叙述了灸法治疗厥阴危证，有回阳救逆之功。心力衰竭作为发病率较高的疾病之一，在疾病的影响下心功能逐渐退化，严重影响生活质量，加上疾病的病程时间长，并发症较多，给患者的生活质量带来严重的影响，至终末期会出现呼吸困难、水肿等问题，因此对于疾病需要进行及时的干预和控制。西医通过药物进行疾病控制，可不同程度地对症状进行缓解，但是药物联合使用存在多种不良反应，而一些不良反应可能威胁到生命，因此考虑中医治疗。灸法是中医针灸学中的一部分，通过刺激腧穴或特定部位激发经络、神经、体液的功能，调整机体各组织、系统的失衡状态，从而达到防病治病的目的，将其应用于心力衰竭的护理中，整体效果较为理想。

灸法可疏通经络。人体中经络存在于骨骼、肌肉和脏腑中，机体正常运行的状态下经络中气血周流不息，处于一种良性循环的状态，一旦受到风、邪、寒、湿、燥等外力的影响，气血则会处于凝滞的状态，使经络受到阻滞，不通则痛，发生疼痛和肿胀。心力衰竭患者平素体虚下，外邪易入侵加重病情，在这种情况下对经络进行灸治则可以起到疏通经络的作用，对气血进行调节，达到机体内气血平衡的状态，对于一些疾病的整体治疗效果较好。如果受到外界寒气、湿气等作用，气血则发生凝滞，直接对气血的运行造成较大的影响，遇温则散，遇寒则凝。而灸治则可以通过温气的方法实现疾病的治疗，通过有温度的艾灸条对经络进行刺激，驱除寒气、湿气，使体内气血正常运行，对于一些疾病可起到治疗的效果。且心力衰竭患者大多阳虚，《素问·厥论》所云"阳气衰于下，则为寒厥"，即机体的正常运行依赖阳气，阳气旺盛则寿命延长，阳气不足则疾病出现，阳气衰微则阴气独盛，阳气不通于手足，则手足逆冷。凡大病危疾，阳气衰微，对于这类人群，通过灸法在经络处可去除阴寒，达到一定温度实现对经络的疏通，加上艾叶自身纯阳的性质，火本属阳，两阳相得，往往可以起到扶阳固脱、回阳救逆、挽救垂危之疾的作用，对疾病的治疗作用较为理想。灸法在疾病治疗的同时，也会发挥疾病预防的作用，可温阳补虚，如在足三里、中脘进行艾灸，可使胃气常盛，则气血充盈；命门为人体真火之所在，为人之根本；关元、气海为藏精蓄血之所。艾灸上穴可使人胃气盛，阳气足，精血充，从而加强心力衰竭患者身体抵抗力，病邪难犯，达到防病保健的目的。

灸法可补益心肺、活血化瘀，并且益气养阴、活血通络，通过施灸调节脏腑功能，平衡营养，通经活络，配合系统的治疗，能改善心力衰竭患者的症状。灸的实施方法繁多，不同的灸可产生不同的作用，且不同的灸需要选取不同的穴位。配合固定的穴位实施灸法，每次每个穴位灸20分钟，可改善心力衰竭患者的心脏血流动力学，降低患者的心肌耗氧量，减轻心脏的负荷，同时，能够缓解心肌细胞肥大等问题，有效预防心力衰竭引发的其他心血管疾病或并发症，保证患者的生命安全。

（一）艾条灸

1. 温和灸

穴位选择关元、两侧涌泉和足三里，准备好艾灸温和灸，每个穴位灸20~40分钟，如患者耐受度较为理想可适当将艾灸时间延长，注意控制艾灸温度，并在艾灸过程中及时与患者进行沟通。温和灸实施之前与患者进行及时的沟通，不宜饭前空腹、饭后立即进行操作，对于穴位的定位应准确，实施过程循序渐进，掌握好刺激量，并在操作中随时询问患者的感受，及时调整艾灸的时间。如遇到晕灸患者，应立即停止艾灸，协助患者静卧。在进行艾灸的过程中，遵循先胸腹，后四肢的顺序，注意保暖，防止出现感冒。温和灸在操作的过程中，对一个穴位进行持续、温和的热刺激，从皮部到达大经，对经络和穴位的刺激较为均衡，实现温通、温补和温散的作用，起到脏腑气血调节、阴阳平衡的作用，达到疾病治疗的效果。在穴位选择中关元穴可调节气血，足三里可补益肾气，涌泉穴则起到安神的作用，通过灸法促使气血运行，使气血不断生长，对于心力衰竭的治疗具有积极作用。

2. 雷火灸

患者均采用仰卧位接受治疗，药物成分艾绒、乳香、羌活、穿山甲、人工麝香、木香、茵陈、干姜、沉香、柏树茎，在操作时将艾条一端点燃，将其固定在火灸盒内部，将其放于距离皮肤 2~3 cm 的位置，对准相关穴位，每个穴位灸 10~15 分钟，以局部皮肤发红、温热为主，至相关穴位完全灸完结束。在进行灸治的过程中，需对温度进行控制，防止发生烫伤的问题，如出现烫伤气泡，则需要在烫伤位置涂抹药膏，若水疱较大，则需注意对创面进行保护，防止感染。雷火灸利用药物燃烧时的热量，通过悬灸的方法刺激相关穴位，其热效应激发经气，使局部皮肤肌理开放，药物透达相应穴位内，起到疏经活络、活血利窍、改善周围组织血液循环的作用。其燃烧时的物理因子和药化因子，与腧穴的特殊作用、经络的特殊途径产生一种"综合效应"。心力衰竭病变在心，可通过君火进行温煦，督脉则对阳气提升具有一定作用，选择与心络相通的灵台、神门和至阳穴位，将其与命门进行联通，心脏对灸此处较为敏感，刺激该区域可调整心脏功能，对心脏经络的调理具有积极作用。

3. 隔姜艾灸

在艾灸之前准备新鲜大块生姜，最大直径厚切 3 mm，在姜片中心使用毫针进行穿刺，促使热力透彻。将清艾剪成 2 cm 的艾炷，将其放于姜片上，在两侧心俞、肺俞穴位进行轮流艾灸，至皮肤发红后轮换下一个穴位。在进行艾灸的过程中，因部分心力衰竭患者可能存在感觉迟钝，从而造成皮肤容易被烫伤，护士为患者施灸时应在穴位旁边置示指、中指，亲身体验灸疗的温度，并让患者保持舒适体位，防止其体位突然改变而烫伤皮肤。护士对患者施灸时要让患者随时说出灸疗的感受，密切观察患者神色及灸处皮肤情况，避免灼伤患者皮肤。对出现不适者应立即停止艾灸，防止发生更加严重的问题。隔姜艾灸使温和热力渗透到皮肤中对疾病进行治疗，可温经通络、活血止痛，促使局部血管扩张，并改善机体血液循环。而生姜作为一种应用较多的中药材，可通经通络，散寒发表，调理营卫，与艾灸联合使用避免操作中不好掌握分寸、留下瘢痕的缺点，充分发挥协同作用，使心力衰竭的治疗效果更加理想。

4. 温针灸

穴位选择命门穴、肾俞穴和内关穴，将一次性无菌针灸针对穴位进行针刺，采用提插补法，行针和留针的时间分别为 3 分钟、15 分钟，将品质较好的陈年艾绒包裹在针柄上，在针刺的过程中将下端点燃，每次治疗 30 分钟。温针灸要严防艾火脱落灼伤皮肤。可预先用硬纸剪成圆形纸片，并于中心剪一小缺口，置于针下穴区上。要嘱咐患者不要任意移动肢体，以防灼伤。在施灸过程中若不慎灼伤皮肤，致皮肤起透明发亮的水疱，须注意防止感染，处理方法可参照无瘢痕灸法。温针灸具有疏通经络、宣畅气血的作用，命门穴可起到连接督脉气血的作用，对心肾进行滋养，实现心神相交，保持气血通畅。肾俞穴则可实现元阴、元阳之间的交替，最大程度缓解阳气衰微导致的喘息和心悸，因此在心力衰竭治疗中发挥较好的作用。

（二）非艾条灸

1. 吴茱萸灸

取吴茱萸 100 g，研磨成细末，取一份使用醋调至糊状，使用 4 cm×4 cm 胶布，将调配好的药物放于双侧涌泉穴，每日换药 1 次。在进行操作的过程中，需注意对穴位的控制，保证穴位的准确性，并对位置进行固定，防止发生脱落。在换药的过程中，需对皮肤颜色进行观察，一旦发生过敏、发红等问题，则立即停药，进行处理。吴茱萸属辛热之品，功能散寒止痛、疏肝理气、温中止泻，在外治法中应用颇广，不仅用于寒证，也可用于某些热证。涌泉穴（足心）为肾经首穴，具有滋阴降火、开窍宁神的作用。通过天灸法进行治疗，起到温脾利湿，疏肝理气的作用，既能散寒燥湿，又能行气降逆，其性虽热，但能引热下行，而涌泉穴属于足少阴经的起穴，位于足心部，通过吴茱萸药物贴穴位的刺激作用，引热下行，引火归原，清热养阴，在心力衰竭的治疗中发挥重要的作用。

2. 五倍子灸

取五倍子适量，研成细末，用醋调如糊膏状，制成直径约 0.5 cm 厚度约 0.5 cm 扁球状，置于 4 cm×5 cm 的无菌贴敷胶布中，贴敷于上述穴位轻轻按压，在进行灸治的过程中注意对患者皮肤的观察，一旦发生过敏等问题，则立即停止给药。五倍子作用于水分、天枢穴上，通过药物不断刺激作用，调理气血，疏通经络，对气血进行一定的调节，对于心力衰竭的恢复具有积极作用。

3. 热敏灸

在心俞、至阳、膻中穴位区域对热敏点进行探查，在确定热敏点之后，使用雀啄灸对灸量进行确定，激发经气的传导，待热敏灸充分显现之后，进行温和灸，使之出现持续的感传，并询问患者是否存在热敏现象，并结合获得的信息对艾灸的方向、姿势和高矮进行调整。热敏灸采用点燃的艾条产生的艾热悬灸热敏态穴位，激发产生透热、扩热、传热、局部不（微）热远部热、表面不（微）热深部热、非热觉等热敏灸感和经气传导，并施以个体化的饱和消敏灸量，从而提高艾灸疗效。该方法通过热敏点将药性以热量方式带入人体经络内，产生热敏灸感，并循经感传于表里经络之间到达心脏，具有补火助阳、增强心脏功能、改善心力衰竭临床症状的效果。该方法提升了温和灸等治疗的有效性，属于一种新型的治疗方法，可降低艾灸过程中的风险。

中医认为心力衰竭本虚标实，以心气虚或者心阳虚为本，血瘀水停为标，可通过温阳、行水、活血进行治疗。艾灸是通过温通气血、温经散寒进行治疗，借艾条灸火的热力给人体以温热性刺激，通过经络腧穴的作用，以达到治病、防病目的的一种治疗方法，可将其应用于心力衰竭的治疗中。

参 考 文 献

1. 中华医学会心血管病学分会，中国康复医学会心脏预防与康复专业委员会，中国老年学和老年医学会心脏专业委员会，等．中国心血管病一级预防指南［J］.中华心血管病杂志，2020，48（12）：1000 – 1038.

2. ARNETT D K, BLUMENTHAL R S, ALBERT M A, et al. 2019 ACC/AHA guideline on the primary prevention of cardiovascular disease: executive summary［J］. Journal of the American College of Cardiology, 2019, 74（10）: 1376 – 1414.

3. FISHER M. Impact of hypoglycaemia on coronary artery disease and hypertension［J］. Diabetes Nutr Metab, 2002, 15（6）: 456 – 459.

4. HELLER S R. Cardiac arrhythmias in hypoglycaemia［J］. Diabetes Nutr Metab, 2002, 15（6）: 461 – 465.

5. 中国康复医学会心血管病专业委员会．中国心脏康复与二级预防指南（2018 年版）［M］.北京：北京大学医学出版社，2018.

6. UNGER T, BORGHI C, CHARCHAR F, et al. 2020 International Society of Hypertension global hypertension practice guidelines［J］. Hypertension: An Official Journal of the American Heart Association, 2020（6）: 75.

7. BUNDY J D, LI C, STUCHLIK P, et al. Systolic blood pressure reduction and risk of cardiovascular disease and mortality: a systematic review and network meta-analysis［J］. Jama Cardiology, 2017, 2（7）: 775.

8. 郑娴，王凤荣．大柴胡汤对动脉粥样硬化家兔血脂及炎性因子表达的影响［J］.中医杂志，2013，54（19）：5.

9. 左雨晴，贾秋颖．大柴胡汤合桂枝茯苓丸加减治疗高脂血症（痰瘀互结证）的临床应用体会［J］.养生保健指南，2021（33）：84.

10. 冯彦，高晓霞，秦雪梅．柴胡及其类方降脂疗效和作用机制研究进展［J］.中药材，2019（8）：5.

11. 吕晓明，宋囡，王群，等．基于网络药理学探讨桂枝加葛根汤防治血脂异常的机制研究及实验验证［J］.世界科学技术 – 中医药现代化，2021（11）：23.

12. 杨佳龙．桃核承气汤配合红曲于台湾地区高脂血症的临床研究［D］.南京：南京中医药大学，2017.

13. 王佑华，吴申，周端．经方治疗动脉粥样硬化相关研究进展［J］.中医研究，2013，26（2）：73 – 77.

14. 蒋沅岐，董玉洁，周福军，等．红曲的化学成分，药理作用及临床应用研究进展［J］.中草药，2021（23）：52.

15. XIONG Z, CAO X, WEN Q, et al. An overview of the bioactivity of monacolin K/lovastatin［J］. Food and Chemical Toxicology, 2019, 131: 110585.

16. 徐平．《伤寒杂病论》中的食疗思想及应用方法研究［D］.北京：北京中医药大学，2008.

17. 丁荣晶．双心医学研究进展［J］.四川精神卫生，2014，27（3）：5.

18. 任伟明．从六经辨证入手谈戒烟综合征以抓主证为核心的方证鉴别［J］.环球中医药，2021，14（6）：4.

第八章 经方药物的使用注意事项

第一节 经方常用药物

一、附子

附子性味辛、甘，大热；有毒。功效：回阳救逆，补火助阳，散寒止痛。

（一）经方应用

（1）温阳散寒，回阳救逆。附子生用，与干姜相伍，治疗阴寒内盛诸厥逆证，如四逆汤、通脉四逆汤、白通汤、茯苓四逆汤之类。

（2）温卫阳。附子炮用，多与桂枝相伍，治疗阳虚之恶寒汗出，如桂枝加附子汤之类。

（3）温肾阳。附子炮用多治疗肾阳虚，寒水泛滥或太少两感者，如真武汤、麻黄细辛附子汤之类。

（4）温脾阳。常附子伍白术，温化里阳，补火生土，治疗脾阳虚之呕、利、腹痛诸证，如乌梅丸、理中丸（加减法）、四逆散（加减法）。

（5）温经止痛。用炮附子，且重用2~3枚，常附子伍甘草，治疗阳虚寒凝聚之身痛骨节痛，如桂枝附子汤、甘草附子汤、附子汤等。

（二）主要成分

附子含乌头碱、新乌头碱、次乌头碱、塔拉乌头胺、和乌胺、棍掌碱氯化物、异飞燕草碱、附子宁碱、北乌头碱、多根乌头碱、去氧乌头碱、附子亭碱、准噶尔乌头碱、江油乌头碱、新江油乌头碱、去甲猪毛菜碱、附子苷等。

（三）治疗心力衰竭作用

附子作为治疗心力衰竭的常用药物，其药物成分能够改善心肌细胞能量代谢、增强心肌收缩力，从而抑制心肌细胞凋亡，改善心力衰竭症状。附子的温阳功效与现代医学理论中的强心、抗心律失常、扩张血管、增强肾上腺皮质系统的作用直接相关，其强心的物质基础主要与水溶性生物碱、钙离子、附子多糖等相关，其强心机制主要是兴奋和激动 α 受体、β 受体，释放儿茶酚胺，调节细胞内酶活性与离子浓度。可以说附子在强心及改善心力衰竭远期预后等方面作用突出。

二、人参

人参性味甘、微苦，微温。功效：大补元气，复脉固脱，补脾益肺，生津养血，安神益智。

(一) 经方应用

(1) 补脾益气。广泛运用于脾气虚诸证中，如理中丸、吴茱萸汤、炙甘草汤、厚朴生姜半夏甘草人参汤，以及中焦寒热错杂痞、呕、利诸证，如黄连汤、干姜黄芩黄连人参汤、三泻心汤等。

(2) 益气生津、养阴。运用于阳明热证，与石膏、知母相伍则益气生津，如白虎加人参汤；运用于少阴寒化证，与附子、干姜辛热之品相伍则益气养阴，如四逆加人参汤、茯苓四逆汤。

(3) 益气固脱、复脉。治疗少阴病阴盛阳亡，气血运行将绝之利止脉不出，如通脉四逆汤（加减法）。

(4) 调补血气，扶助正气。适用于少阳病正气已略有不足之证，多见于柴胡汤类方中。

(5) 补虚止腹痛。人参用量宜重，治疗因气虚而气化不行之腹中痛，如理中丸（加减法）。

(6) 宁神益智。人参用量宜小，治疗因肝郁痰热扰心之烦惊、谵语等，如柴胡加龙骨牡蛎汤。

(二) 主要成分

人参含人参皂苷、人参多糖，其中达玛烷系三萜皂苷活性最显著，为评定人参质量的主要指标，其中主要有人参皂苷 Rb_1、人参皂苷 Re、人参皂苷 Rf 及人参皂苷 Rg_1 等。

(三) 治疗心力衰竭作用

人参多糖对心力衰竭大鼠的心肌功能无明显改善作用，人参皂苷可增加左心室内压最大上升和下降速率，能明显升高平均动脉压，降低左心室舒张末压，改善心肌收缩及舒张功能。人参皂苷能降低心肌梗死后心室重构，提高左室射血分数及左室短轴缩短率，明显改善心室重构后异常血流动力学指标，改善心肌舒缩功能，对心室重构起到保护作用。人参皂苷增加心肌收缩功能，增强左室泵血功能，减缓心室壁扩张，使心室受到压力、容量超负荷刺激减小，导致心脏分泌 B 型脑钠肽减少，故血浆 B 型脑钠肽含量下降。

三、大黄

大黄性味苦，寒。功效：泻下攻积，清热泻火，凉血解毒，逐瘀通经，利湿退黄。

(一) 经方应用

(1) 泻下通腑，大黄多与芒硝或枳实、厚朴相伍，如三承气汤、大柴胡汤之类。

（2）泄热消痞，大黄多与黄连、黄芩相伍，如大黄黄连泻心汤、附子泻心汤类。泄热逐水，大黄多与甘遂或葶苈子相伍，如大陷胸汤、大陷胸丸类。

（3）通瘀破结，大黄多伍桃仁或水蛭、虻虫，如桃核承气汤、抵当汤类。破瘀退黄，大黄多伍茵陈、栀子，如茵陈蒿汤。消食导滞，大黄多伍枳实等行气消导之品。

（4）大黄后下，泻下作用强，意欲通腑泻下，则多采用此法；若以麻沸汤渍之，则重在取其轻清之气以泄热消痞。

（二）主要成分

大黄含芦荟大黄素、大黄酚、大黄素甲醚、大黄酸、大黄素等成分。

（三）治疗心力衰竭作用

大黄素能改善患者心功能，减轻左心室扩大程度，部分逆转左心室重构。其作用机制可能与降低体内炎症因子水平、抑制肾素－血管紧张素－醛固酮系统的激活有关。可能通过抑制氧化应激反应和通过抑制 NF-κB 通路激活，进而降低炎症因子表达，改善心力衰竭大鼠神经体液失调状态，抑制充血性心力衰竭的发生和发展。对心力衰竭模型大鼠心肌细胞凋亡具有抑制作用，能调节凋亡相关基因表达，减少心肌细胞凋亡，延缓心力衰竭的发展。

四、桂枝

桂枝性味辛、甘，温。功效：发汗解肌，温通经脉，助阳化气，平冲降气。

（一）经方应用

（1）配芍药，若分量相等，则解肌中寓敛汗，和营中调卫气，主治太阳中风及营卫不调。

（2）若重用芍药则温经通络，主治脾虚腹痛。

（3）若重用桂枝，则温阳平冲，主治奔豚或欲作奔豚。

（4）配麻黄，功在助其解表发汗，治太阳表实证。

（5）配柴胡或理中汤，则治在外散太阳之邪，为太少并病、太阴与太阳同病需表里双解者。

（6）配甘草（甘草须重用）则温通心阳，主治心阳虚心悸诸证。

（7）配附子则固表止汗，或通络止痛，主治阳虚漏汗及身痛证；配当归能温经散寒，治血虚寒痹。

（8）配桃仁能温经和血，治太阳蓄血。

（9）配利水之品则重在助气化，蠲痰饮，治太阳蓄水或脾胃虚寒、痰饮内停。

（二）主要成分

桂枝含挥发油。油中主要成分是桂皮醛。另含苯甲酸苄酯、乙酸肉桂酯、β－荜澄茄烯、菖蒲烯、香豆精等成分。

（三）治疗心力衰竭作用

桂皮醛可抑制主动脉 T 淋巴细胞和巨噬细胞浸润，降低循环中促炎因子的表达。桂皮醛可降低全身和血管局部炎症，以及抑制心脏炎症和心肌细胞凋亡。

五、五味子

五味子性味酸、甘，温。功效收敛固涩，益气生津，补肾宁心。

（一）经方应用

其常与干姜相伍，治疗寒饮咳嗽。如小青龙汤、小柴胡汤（加减法）、四逆散（加减法）。

（二）主要成分

五味子果实含多种木脂素和挥发油。种仁含五味子素 A、五味子素 B、五味子素 C、五味子醇 A 及五味子醇 B。另含五味子醇甲、戈米辛 A、戈米辛 D、戈米辛 E、戈米辛 N、戈米辛 O、去当归酰戈米辛 B、异五味子素、表戈米辛 O、华中五味子酯 A、α - 水芹烯、橙花叔醇、巴豆酰戈米辛等成分。

（三）治疗心力衰竭作用

五味子总木脂素主要通过抑制心肌髓过氧化物酶表达，减少缺血区心肌纤维断裂及坏死，减轻灶性出血及炎性细胞浸润，调节血清中血脂相关蛋白表达发挥作用。其机制可能与抑制中性粒细胞浸润、影响血脂代谢有关。五味子素可以通过下调炎症反应细胞因子，激活内皮型一氧化氮合酶通路，改善缺血性损伤后的心脏功能。

六、葶苈子

葶苈子性味辛、苦，大寒。功效：泻肺平喘，行水消肿。

（一）经方应用

其与牡蛎、泽泻相伍能泻肺行气以利水，如牡蛎泽泻散。若配甘遂、杏仁、大黄、芒硝则逐水化痰，治热实结胸、病位较高者，如大陷胸丸。

（二）主要成分

葶苈子含芥子苷、芥酸、异硫氰酸苄酯、异硫氰酸烯丙酯、二烯丙基二硫化合物、脂肪油、蛋白质、糖类等。另含黑芥子苷、芥子碱、芥子油苷等成分。

（三）治疗心力衰竭作用

从葶苈子中可分离得到 5 种强心苷成分，可降低血浆环磷酸腺苷浓度，下调心肌组织血管紧张素Ⅱ、血浆醛固酮和心肌羟脯氨酸含量，此可能为葶苈子发挥心脏保护作用的机制之一。抑制心力衰竭大鼠心肌细胞的凋亡，减少心力衰竭时心肌细胞的缺失，此可能是其治疗心力衰竭的作用机制之一。

七、桃仁

桃仁性味苦、甘，平。功效：活血祛瘀，润肠通便，止咳平喘。

（一）经方应用

其若与大黄、芒硝相伍，则善泄热破瘀，如桃核承气汤治疗蓄血轻证。若与水蛭、虻虫相伍，则善破血逐瘀，如抵当汤、抵当丸治疗蓄血重证。

（二）主要成分

含苦杏仁苷、野樱桃苷、2，4 - 次甲基珂阿尔廷醇、多花蔷薇苷、尿囊素、维生素 B_1、苦杏仁酶、脂肪油、脂肪酸、蛋白质等。另含 24 - 亚甲基环木菠萝烷醇、柠檬甾二烯醇、7 - 去氢燕麦固醇等成分。

（三）治疗心力衰竭作用

桃仁水煎醇沉液可使离体兔耳静脉血管流量增加，有舒张血管作用。给麻醉犬动脉注射，能增加股动脉血流量及降低血管阻力，对血管壁有直接扩张作用。舒张血管作用有可能降低中心静脉压和外周阻力，减轻心脏负荷，缓解心力衰竭症状。

八、甘草（炙）

甘草性味甘，平。功效：补脾益气，清热解毒，祛痰止咳，缓急止痛，调和诸药。炙甘草性味甘，平。功效：补脾和胃，益气复脉。

（一）经方应用

（1）生用甘草则入少阴清热解毒，如甘草汤、桔梗汤；炙用则入太阴补中益气，如桂枝人参汤。配伍有别，尽显神通。

（2）甘草伍辛温之品，如桂枝、干姜、附子则辛甘化阳，温养心、脾、肾之阳气，如桂枝甘草汤、四逆汤。

（3）甘草伍酸柔之品，如芍药，则酸甘化阴，缓急止痛，如芍药甘草汤。

（4）甘草伍人参，则益气生津，如白虎加人参汤、竹叶石膏汤；甘草伍栀子、香豉则补虚清热除烦，如栀子甘草豉汤。

（5）伍桂枝、龙骨、牡蛎则温阳补虚，除烦定惊，如桂枝甘草龙骨牡蛎汤。

（6）伍益气养阴之品则止悸复脉，如炙甘草汤。

（7）伍和中消痞之品则补中消痞，如甘草泻心汤，而运用更多者乃是取之调和诸药，约占用甘草方之 4/7 量。

（二）主要成分

甘草含甘草苷、甘草酸、丁子香烯氧化物、甘草萜醇、18α-羟基甘草次酸、异甘草次酸、甘草香豆精、刺芒柄花素、新甘草查耳酮 D、光果甘草苷元、异甘草黄酮醇、三萜皂苷、香豆素等成分。

（三）治疗心力衰竭作用

甘草酸对在心肌缺血再灌注损伤中的保护作用机制可能涉及过氧化物酶体增殖物激活受体的激活，进而抑制炎症反应，改善内皮细胞功能，可延长缺血时间、减少心肌细胞及间质水肿、减少梗死面积。

第二节　岭南特色药物

一、五指毛桃

五指毛桃味甘性平。功效：健脾补肺，行气利湿，舒筋活络。

主治：脾虚浮肿，食少无力，肺痨咳嗽，盗汗，带下，产后无乳，风湿痹痛，水肿，肝硬化腹水，肝炎，跌打损伤。

（一）主要成分

五指毛桃含氨基酸、糖类、甾体、香豆精等。五指毛桃挥发性成分以十六酸、油酸、亚油酸及乙酸乙酯为主，其乙醚提取物中还含有异补骨脂内酯及佛手苷内酯。

（二）治疗心力衰竭作用

五指毛桃的相关有效成分可能通过作用于多个靶点，调节 PI3K-AκT 信号通路、IL-17 信号通路、HIF-1 信号通路等多条信号通路，发挥抗氧化应激、抑制炎症反应、调节血管生成、改善血管内皮功能等作用，对微血管循环有一定作用，发挥心肌保护作用。研究发现，五指毛桃水提液可延长异丙肾上腺素性心肌缺氧小鼠的耐缺氧时间，提高垂体后叶素致急性心血管缺血模型小鼠血清超氧化物歧化酶，并降低小鼠血清丙二醛、乳酸脱氢酶、肌酸激酶水平。五指毛桃水提液可提高小鼠的耐缺氧能力，对心肌缺血小鼠的损伤有修复和抗氧化作用，从而减少心力衰竭发生。

二、素馨花

素馨花味苦性平。功效：行气调经止痛，清热散结。

主治：胃痛，肝炎，月经不调，痛经，带下，口腔炎，皮肤瘙痒，睾丸炎，乳腺炎，淋巴结核。

（一）主要成分

素馨花含有环烯醚萜苷（橄榄苦苷）、黄酮苷及三萜皂苷类化合物。

（二）治疗心力衰竭作用

素馨花主要化学成分橄榄苦苷可以通过抑制活性氧的释放，减弱氧化应激损伤，维持线粒体膜电位水平，使得线粒体细胞色素 C 释放进入胞质的过程受到抑制，阻止了含半胱氨酸的天冬氨酸蛋白水解酶凋亡级联反应，从而减少了心肌细胞凋亡，最终发挥了对缺血再灌注损伤心肌细胞的保护作用，减少心力衰竭。

三、广佛手

广佛手性味辛苦酸温。功效：疏肝理气，和胃止痛，燥湿化痰。
主治：肝胃气滞，胸胁胀痛，胃脘痞满，食少呕吐，咳嗽痰多。

（一）主要成分

广佛手主要有黄酮及其苷类、香豆素类、挥发油类、多糖类等。

（二）治疗心力衰竭作用

佛手醇提物能显著增加豚鼠离体心脏的冠状动脉流量和提高小鼠的耐缺氧能力；对大鼠因垂体后叶素引起的心肌缺血有保护作用，并使豚鼠因结扎冠状动脉引起的心电图变化有所改善，对氯仿－肾上腺素引起的心律失常也有预防作用，减少心力衰竭发生。

四、广东合欢花

合欢花性味温辛。功效：解郁安神，行气祛瘀，止咳止带。
主治：胁肋胀痛、乳房胀痛、疝气、癥瘕、跌打损伤、失眠、咳嗽气喘、白带过多。

（一）主要成分

广东合欢花含氧黄心树宁碱、柳叶木兰碱、木兰花碱、千金藤碱、夜合花碱、光千金藤碱、10－羟基番荔枝碱、橙花叔醇、十六酸、亚油酸、油酸等。

（二）治疗心力衰竭作用

暂无相关研究发现。

五、砂仁

砂仁性味辛温。功效：化湿开胃，温脾止泻，理气安胎。
主治：湿浊中阻，脘痞不饥，脾胃虚寒，呕吐泄泻，妊娠恶阻，胎动不安。

（一）主要成分

阳春砂种子含龙脑、乙酸龙脑酯、樟脑、柠檬烯及皂苷等。绿壳砂仁含挥发油，内有橙花叔醇、龙脑等，还含豆蔻苷等。海南砂仁挥发油含蒎烯、桉叶素等。

（二）治疗心力衰竭作用

砂仁混悬液对二磷酸腺苷诱发的血小板聚集有明显抑制作用，剂量增加，作用时间相应延长，有抗血小板聚集作用。

六、陈皮

陈皮性味苦辛温。功效理气健脾，燥湿化痰。
主治：脘腹胀满，食少吐泻，咳嗽痰多。

（一）主要成分

陈皮含有挥发油、黄酮类、生物碱、肌醇等，挥发油中主要含有柠檬烯，黄酮类主要为橙皮苷、新橙皮苷、柑橘素、川陈皮素、二氢川陈皮素等，另还含昔奈福林。

（二）治疗心力衰竭作用

陈皮 11 个药效成分作用于 PPARG、IL-1β、ICAM-1、VCAM-1、PLG、ApoB、F2、SOD1 等 32 个心血管疾病治疗靶点；参与活性氧生物合成、脂质代谢正调控、血液凝固、平滑肌细胞增殖调控、活性氮代谢、氧化还原酶活性调控、血压调节等，涉及血脂代谢、心血管调节、血凝调控、炎症、内分泌相关的 16 条通路。陈皮通过抗炎、抗氧化、抗凝、保护心肌以及调节血脂等药理作用治疗心血管疾病。

七、橘红

橘红性味辛苦温。功效：理气宽中，燥湿化痰。
主治：咳嗽痰多，食积伤酒，呕恶痞闷。

（一）主要成分

橘红含挥发油、红橘素、黄酮类（柚皮素）等。橘红挥发油的主要成分为柠檬烯，还含橙皮苷、新橙皮苷、红橘素、米橘素、5－去甲米橘素。

（二）治疗心力衰竭作用

有效成分柚皮素具有显著的抗血小板聚集、抗动脉血栓作用，其抗血小板聚集作用机制为抑制 PI3K 通路和通过升高血小板内环磷酸鸟苷水平和 PKA 信号通路来介导血管扩张刺激磷酸蛋白的磷酸化。

八、毛冬青

毛冬青性味微苦甘平。功效：活血通脉，消肿止痛，清热解毒。

主治：治风热感冒，肺热喘咳，喉头水肿，扁桃体炎，痢疾，丹毒，烫伤，中心性视网膜炎，动脉硬化性疾病（急性心肌梗死、缺血性脑卒中、冠状动脉粥样硬化性心脏病、闭塞性脉管炎），葡萄膜炎，以及皮肤急性化脓性炎症。

（一）主要成分

毛冬青主要含三萜类和酚类，此外，含有环烯醚萜苷类、苯丙素类、黄酮类、苯衍生物类、甾体类、还原糖等多种化合物。

（二）治疗心力衰竭作用

1. 促血管活性作用

毛冬青的正丁醇组织部位具有扩张血管的功能，可抑制由去甲肾上腺素诱导的去内皮动脉环的收缩，其机制可能与调节 α_1 受体，调节受体操纵性钙离子通道、介导内皮合成、释放一氧化氮、调节血管紧张素 II 及抑制内钙离子释放有关。

2. 正性肌力作用

毛冬青甲素可以促进心肌细胞的钙离子内流，同时也可加速心肌细胞内钙离子释放，这可能是毛冬青甲素具有正性肌力作用的直接原因。毛冬青甲素对平滑肌细胞膜上的电位依赖性钙离子通道和受体操纵性钙离子通道均有拮抗作用，毛冬青甲素可促进心肌细胞的钙离子外流；毛冬青甲素可提高兔心肌组织环磷酸腺苷和环磷酸鸟苷的含量，促进心肌细胞钙离子内外传递，从而具有正性肌力作用。

3. 抑制心室重构作用

毛冬青可提高心力衰竭模型大鼠射血分数和左室短轴缩短分数，同时可显著降低血清中白细胞介素 -1β 和 NF-κB 等炎症因子的水平，表明毛冬青可改善心力衰竭的心功能及减轻炎症状态。毛冬青可清热活血、利水消肿，具有利尿作用，效果与呋塞米相当，能抑制心力衰竭大鼠的心肌纤维化，改善心肌收缩力。

第九章　心力衰竭脉象论

　　"脉"是指经脉，是气血运行的通道，人体的血脉通贯全身，内连脏腑，外达肌表，运行气血，周流不休。营气与血共行于脉中，营与血不可须臾相离，脉道通畅才能使气血正常流通。《灵枢·决气》称其有"壅遏营气，令无所避"的功能，故有"血府"之称。而现代的"脉"作为一个密闭的循环系统，通过次循环系统可以把全身的血液运输到身体各处。"象"有取象的含义，中医对于"象"思维有着独到的见解，取象比类是中医理论的一种构建方法，通过把两种不同的事物或现象联系起来加以比较，指出他们的相似或相同点，从而得出一些中医理论，如人体五脏与自然界的事物有诸多相似之处，五行学说是以"木火土金水"为核心，通过取象比类将五脏、五方、五味、五色等连为一体，运用五行学说的生克制化关系来阐明五脏之间的生理联系和病理转化。《素问·生气通天论》中就借用太阳的形象说明阳气的温养，"阳气者，若天与日，失其所，则折寿而不彰，故天运当以日光明，是故阳因而上，卫外者也"。脉是以象而解，因此有脉象之称。它是人体动脉跳动节律快慢、大小、强弱、浮沉、虚实等的象征，并以此来作为断病和治疗的参考依据之一。正常的脉象是不浮不沉，中取可得，来去从容，和缓有力，节律均匀，一息四至（一呼一吸为一息），但由于年龄、性别、体质、气候等差异，成年人脉正常，小儿脉稍快，老人脉较弱，肥胖人脉稍沉，瘦人脉稍浮，女性脉较男性弱。在季节上，春多弦，夏多洪，秋多浮，冬多沉。

　　中医的脉象是由心脏射血活动引起的一种血液和血管壁振荡，脉象与心脏的活动情况（如心肌收缩、心率及节律等）、血压的高低、血管的紧张度、血管内流动血液的质和量等因素有密切联系。《伤寒杂病论》的脉法是在《黄帝内经》《难经》基础上发展起来的，如《黄帝内经》的三部九候诊法、人迎寸口诊法、少阴脉诊法，《难经》弘扬的"独取寸口"脉法。张仲景确立了"平脉辨证"的原则，简化了《黄帝内经》的三部九候诊法，发展了人迎、寸口诊法，并且提出了趺阳脉诊法。而少阴脉诊法则在《金匮要略》中常常出现："少阴脉细，男子则小便不利，妇女则经水不通。"

　　张仲景对切脉十分重视，在《伤寒杂病论》中详尽地描述了诊脉的技术、方法，提出了多种脉象，创立了平脉辨证的理论，并用于临床，常以脉象推断胃气、肾气的盛衰存亡，作为辨证论治的主要依据之一。后世医家在此影响下多面发展：西晋王叔和著《脉经》，确立了24种脉象，同时引用了很多《伤寒论·平脉法》和《伤寒论·辨脉法》的内容。隋唐孙思邈收集整理《伤寒论》后，在著作《千金要方》内详细论述了诊脉的基本方法和要求以及各种脉象的主病和属性。明代张景岳在《景岳全书》对脉神、正脉十六部、脉之常变、脉之顺逆与从舍等论述，专列"论脉"篇，认真分析其主病和内在机理，充分体现了他在诊脉方面细致入微的严谨学风以及对伤寒脉理的精深研究，"其有似紧非紧，但较之平昔，稍见滑疾而不甚者，亦有外感之症，以其邪之轻者，或以初感而未甚，亦多见此脉，是又不可不兼证而察之也，若其和缓而全无紧疾，脉虽浮大，自非外邪"，由此足见景岳对伤寒脉诊的精深造诣。明代李时珍非常重视张仲景脉学的内容，《濒湖脉学》中载脉 27 种，其中有 7 种脉象（微、紧、革、劳、弱、动、代）引用了张仲景的论述。李时珍脉学的分类方法受张仲景阴阳分类法的影响，如《伤寒论·辨脉法》曰："问曰：脉有阴阳者，何谓也。答曰：凡脉大、浮、数、动、滑，此名阳也，脉沉、涩、弱、弦、微，此名阴也。"受张仲景的影响，李时珍主张脉象分类应以阴阳为纲，将二十七脉分为阴脉、阳脉、阴中之阳脉、阳中之阴脉四类。《濒湖脉学》在引用张仲景内容的同时，也引用其他各家论述补充张仲景脉法中未涉及的病和证，如"动脉"，张仲景曰："阴阳相搏，名曰动"，李时珍则总结为"动乃数脉，见于关上下，无头尾，如豆大，厥厥动摇"，对动脉出现的部位、形态、运动形式进行了进一步的说明。对于"动"所主病症，张仲景曰："阳动则汗出，阴动则发热，形冷恶寒者，此三焦伤也。""动则为痛为惊"即寸脉出现"动"脉则汗出，尺脉出现动脉则有发热现象，并伴有恶寒肢冷的情况，这是三焦所伤。李时珍引用成无己和庞安常的说法对这句话进行了进一步的解释，金代成无己曰："阴阳相搏，而虚者动，故阳虚则阳动，阴虚则阴动"，说明张仲景所说的寸动和尺动都是虚证。

第一节　《伤寒论》脉法特点

一、诊脉全面，重视趺阳脉

《伤寒论》全书 398 条原文中，描述脉象的达 148 条，有 1/3 的条文涉及，记叙了浮、沉、迟、数、虚、实、微、细、小、洪、大、弦、长、短、紧、缓、弱、滑、芤、涩、动、促、结、代 24 种单一脉和 58 种相兼脉，分见于 104 个证候。而《金匮要略》中涉及脉象的也是 148 条条文，以浮、沉、弦、数、微等 15 种主要脉象为例。从这些脉诊的内容看，仲景既运用了"独取寸口"的诊脉方法，但也没有完全抛弃其他部位的诊法。从仲景评价他人"按寸不及尺，握手不及足，人迎、趺阳、三部不参"的言论中就可以看到，其主诊脉必须全面，其中还有诊"额上陷脉"及"趺阳脉"的记载，对寸口脉寸关尺三部尤为重视，且注意三部合参。

仲景是首先将趺阳脉诊运用于辨证论治之中的学者，提出趺阳脉在足阳明胃经上，具体部位在足大趾、次趾间上行五寸凹陷中。趺阳之常脉，仲景认为"当伏"。这里的伏，似有二层意思，一指脉道深伏筋骨，需要"极重指按之，着骨乃得"，二指脉气伏而不急不徐，从容和缓，节律一致。由于趺阳脉是足阳明胃经"原穴"，所以诊察趺阳脉气可以反映出（脾）胃后天之本的功能状况，凭借着趺阳脉的变化可了解人体脏腑气血的寒热虚实。

二、平脉辨证，讲究辨证

1982 年全国仲景学说学术年会上任应秋发表的《伤寒论脉证再探讨》一文中明确指出，平脉辨证是贯通于全论的指导思想，从而开启了学术界对平脉辨证的研究。张仲景在《伤寒论》写的是"平脉辨证","平脉"的"平"字，根据《伤寒论》的内容来分析，实际上还是"辨"，读（pián），其提出"观其脉证、知犯何逆，随证治之"，则强调了证依脉定、法随证立、方依法出的特点，体现了脉是辨证论治的灵魂，证是平脉辨证的核心。

可见张仲景辨脉和辨证是紧密结合在一起的，平脉辨证是中医认识疾病本质的过程，是临床立法论治的依据。在《伤寒论》中，一个主要汤证往往牵涉多种脉，一般可分为典型脉、可见脉、变异脉及禁忌脉。如桂枝汤证的典型脉是浮缓，可见脉是浮弱、浮数、浮虚；变异脉有洪大、迟；禁忌脉是浮紧。这是一证多脉，另有证似脉异，这种情况下，脉象成为重要的鉴别点，以使辨证正确。还有证歧脉同，这就不可拘泥于脉，而应从证以识脉。《伤寒论》一脉有一脉的主病，也有时同一脉象亦可反映出多种不同，甚至截然相反的病证，只有通常达变，把原则性和灵活性结合起来，才能通过脉象更准确、更深刻地认识疾病。仲景脉法有很多独到之处，如仲景论单一的脉很少见，大都是两种或两种以上的相兼脉，这是非常符合临床实际的。因为疾病是错综复杂的，反映疾病外在表现的脉象也相应复杂，单一的脉象很难反映疾病的本质。这些相兼脉的主病，多为各单一脉主病的总和。此外，《伤寒论》中有些脉象，并非是于这种脉象的特定概念而言，而是相对于某种脉象而言的，如太阳中风证的"浮缓脉"并非指脉跳的频率慢，因为从临床实际看，外感风寒的初期阶段，脉象多数，并非迟缓，这里的浮缓是相对于太阳伤寒证的浮紧脉而言的。

第二节 《伤寒杂病论》的脉诊作用

一、阐述病机

以脉法来提示病机，这一精神贯串《伤寒论》的全部脉法之中，它启示医者通过脉象来揣测病机，而不是孤立地就脉论脉，那就会失却仲景脉法的原旨。原文第 12 条："太阳中风，阳浮而阴弱，阳浮者，热自发，阴弱者，汗自出。"第 247 条："趺阳脉浮而涩，浮则胃气强，涩则小便数，浮涩相搏，大便则硬，其脾为约，麻子仁丸主之。"上述两条，一者以脉表明太阳表虚之理，一者以脉解释脾约之机。前者以阳浮阴弱之脉说明卫强营弱而自发热、自汗出的病机；后者以浮涩之脉说明胃热津伤脾不能转输而约束的大便难证，又如第30 条"寸口脉浮而大，浮为风，大为虚，风则生微热，虚则两胫挛"，第 225 条"脉浮而迟，表热里寒，下利清谷者，四逆汤主之。"都是只提脉象以概病机。论中此类条文，示人从脉象去领悟病机，而不能言脉不言病，不然则失去了实际意义。

二、指导治疗

仲景往往凭切脉来辨别证候的寒热虚实，尤其是当临床症状不明显时，临床表现复杂，寒热虚实辨证往往在疑似之间，脉象就显得更为重要。某些证候，表面上看可以用某种治法，但实际上却禁用这种治法，只有从脉上才体察得出。如《伤寒论》中表实证可发汗者有浮紧浮数之脉，亦有表虚不可发汗的浮弱脉，前者风寒束表，正气有力抗邪，故脉浮紧（或浮数）有力，以麻黄汤峻汗攻邪；后者风寒在表，卫外不固，营阴外泄，故脉应浮缓而弱，以桂枝汤调和营卫。此两者表证与表脉俱备，治疗当可发汗。至于不可发汗，有表实不可用桂枝汤，表虚不可用麻黄汤之禁。此外，阳气虚脉微弱，阴血虚尺中迟，乃至少阳、少阴之禁汗，均可以从脉象中获得诊断的依据。又如《伤寒论》第132条："结胸证，其脉浮大者，不可下；下之则死。"第242条："病患烦热，汗出则解，又如疟状，日晡所发热者，属阳明也。脉实者，宜下之。"第280条："太阴为病，脉弱，其人续自便利，设当行大黄芍药者，宜减之。"第286条："少阴病……尺脉弱涩者，复不可下之。"伤寒可下之症，因其热聚胃腑，脉必数实有力，故以攻下逐实法治；若虽热实，如结胸脉浮大，胃肠并无可攻之实，故不可下。少阴尺脉弱涩，为病在里，属气血亏虚之证，无疑是在禁下之列。而《伤寒论》第350条说："伤寒，脉滑而厥者，里有热，白虎汤主之。"第26条："服桂枝汤，大汗出后，大烦渴不解，脉洪大者，白虎加人参汤主之。"第170条道："伤寒脉浮，发热无汗，其表不解，不可与白虎汤。"脉皆洪大滑疾，这是热邪鼓舞，正气盛邪亦猖獗。凡阳明热盛于外，脉洪大必与大热大汗大烦渴之症并存，但亦有热伏于里，所谓"里有热"的热厥证，此时脉可见沉伏或沉而滑疾。其治皆用白虎汤达热出表。若发热无汗表不解，脉虽浮亦不可以白虎之剽悍，此为论中先表后里的定法。《伤寒论》第323条："少阴病，脉沉者，急温之，宜四逆汤。"第301条："少阴病，始得之，反发热，脉沉者，麻黄附子细辛汤主之。"第92条："病发热头痛，脉反沉，若不瘥，身体疼痛，当救其里，四逆汤方。"都表示表证病在阳经而脉沉，应发表温经以散寒，里证病在脏而脉沉，应温脏（多指脾肾）的虚寒。但不论其属表属里，脉沉者是为阳虚可温之证。脉结代是脉搏间歇，属阴阳气血不足，故心悸不安，用炙甘草汤阴阳并补，气血两调。阳脉涩，阴脉弦，为土虚木旺，故小建中汤，扶土抑木，建中补虚。

三、判断预后

《伤寒杂病论》脉诊在临床上能起到提示危重证候的作用，危重证候变化迅速，这时脉诊是关键，能预先知道疾病的严重程度、发展趋势及了解疾病预后，如《伤寒论》第366条："下利，脉沉而迟，其人面少赤，身有微热，下利清谷者，必郁冒汗出而解，病患必微厥。所以然者，其面戴阳，下虚故也。"戴阳证是下元已竭，仅存的一点阳气浮越于外的表象，此处见到沉迟脉，必然是大虚之候。《金匮要略·呕吐哕下利病脉证并治第十七》："下利后脉绝，手足厥冷，晬时脉还，手足温者生，脉不还者死。"《金匮要略·水气病脉证并治第十四》："脉得诸沉，当责有水，身体肿重，水病脉出者死。"水病之脉当沉，今"脉出"说明病机已转，是真气欲脱、阴阳离决之象，此以脉证相比说明其病机并定其预后。又《金匮要略·惊悸吐衄下血胸满瘀血病脉证并治第十六》"夫吐血，咳逆上气，其脉数而有热，不得卧者死。"吐血后见脉数身热，为阴亏阳气独亢的危象。

张仲景汲取遍诊与寸口脉诊的精华，手足并诊，胸腹兼顾，诊脉部位多样，根据不同情况选取不同部位，根据不同脉素，将脉象分解为不同的维度，得出感性认识，最后在临床上，才能融会贯通地理性评估。故用经方者论脉，或用以辨别病证，指示病位；或用以说明病因，阐析病理；或据之确定治法，判断预后，颇具独特之处。

第三节　心力衰竭相关脉象

中医认为心藏神，在体合脉，司血运。心气心阳引起心脏的搏动，心室收缩射血，血液在脉管运行过程中使脉管相应搏动，即是血管的收缩和扩张。心脏功能调畅，气血相谐，则心搏脉率适宜，节律齐整，不快不满，来去从容。故而脉象的形成与心血管的功能密切相关，由于心室射血状态不同，脉搏波的波形和节律也不相同。当心室充盈良好、收缩力强而快、瓣膜启闭良好、血管弹性正常时，短时间内大量血液射入主动脉基部，使血管管径骤增，形成振幅大、节段长的长波；反之则形成振幅小、节段短的短波。由于心室每搏输出量受心率的影响，脉搏波的波长也必然与心率有一定关系，即心率越快则波长越短。因此，血管振动节段的粗细长短，从一定程度上反映了心输出量的大小。

急性心力衰竭患者经常表现有代偿性心动过速，以求保证足够的心排血量，但每搏输出量会由于舒张期充盈减少而降低，致心肌氧耗量的增加、心室舒张及心肌灌注的减少，且心动过速本身也可导致心肌损伤，从而加重心力衰竭。在心力衰竭进展的慢性期，肾上腺能的高活性及血浆儿茶酚胺的持续升高会进一步通过信号传递的异常而加重心功能恶化，导致 β 受体下调及心肌受体密度降低。

《脉学心悟》中提出中医的一个完整诊断，有三个要素：一是病性，二是病位，三是程度。这三个要素可概括为"三定"，即定性、定位、定量。现代脉学大部分以定位、定性、定量来诊断疾病，但均是通过计算得出，如金氏脉学通过人手指体验血流速度；许氏脉学通过人手指体验形态觉；寿氏心理脉学通过人手指体验脉搏中的谐振波来追溯人的人生经历和心理状态；系统辨证脉学则以系统论对 25 对脉象要素及疾病的病因病机进行回顾。这些方法虽部分可用于临床治疗，但与《伤寒杂病论》的脉学有较大的区别，需反复斟酌。因此，诊断的正确与否，需要临床效果为实践，心力衰竭的脉诊更需要从定位、定性、定量 3 个方面来评估，以达准确判断。

一、定位诊断，即病变部位在哪里

《素问·咳论》云："五脏六腑皆令人咳，非独肺也。"说明五脏六腑皆可导致某一症状，国医大师邓铁涛更是提出"五脏相关学说"，即五脏系统内部的关联（五脏的功能系统观）、系统之间的关联（五脏之间的联系观）、系统与外部环境的关联（天人合一的整体观）。故心力衰竭的诊脉定位时，非唯独与心相关，而是涉及肺、肾、脾、肝。血液循行脉管之中，流布全身，环周不息，除心脏的主导作用外，还必须有各脏器的协调配合。肺朝百脉，即是循行全身的血脉，均汇聚于肺，且肺主气，通过肺气的敷布，血液才能布散全身；脾胃为气血生化之源，脾主统血；肝藏血，主疏泄，调节循环血量；肾藏精，精化气，是人体阳气的根本，各脏腑组织功能活动的原动力，且精可以化生血，是生成血液的物质基础之一。因此脉象的形成，与脏腑气血密切相关。心为大主，心气不足为心力衰竭病之根本；而肺主一身之气，肾为气之根基，肺失肃将，肾不纳气，心气更为虚弱；脾失健运，则气血生化无源，无以充养心脉；肝主疏泄，肝之功能异常则心气滞而不行，心力衰竭加重。诊脉时应如仲景那样"观其脉证，知犯何逆，随证治之"。

《伤寒论》根据人体感邪的轻重、抗病力的强弱以及病势的进退缓急等因素，将外感病演变过程中出现的错综复杂证候概括为三阳三阴六经病证，以反映外感病发生发展的病程阶段及其传变规律。伤寒六经大部分以"方—证"辨证，暂无脉定六经一说，但是六经病证各有其主证和相应的主脉，除厥阴病为阴极阳生、阴阳胜复、脉无定体外，各有其相应的主病之脉。外邪侵袭太阳之表，卫气浮盛抗邪于外，故见"太阳之为病，脉浮"。邪犯半表半里之少阳，枢机不利，肝胆气郁，则见"脉弦细"。病邪深入阳明，邪从燥热而化，热盛于里，鼓动于外，故见"阳明脉大"。病至太阴，脾阳虚损，寒湿内阻，其脉"浮而缓"。少阴病以心肾虚衰为特征，"脉微细"为其至当之脉。六经主病之脉是辨别六经病证的重要指征之一，对辨证论治起到了提纲挈领的作用。

但脉与病证之间不是简单、机械的对应关系，依据"脉象"，采用对号入座的方式对病证做出判断，如果不在医理层面上去分析，认识脉象在辨证过程中的意义，拘泥于规律常法，易使脉诊陷入僵化的思维程式。六经病和经络、脏腑有一定关系，但又不能等同，可以看成六种类型的疾病，相互之间存在一定联系，后世医家不单局限于外感病的六经辨证，而是认为伤寒六经病是人体机体对于疾病的反应及表现，故心力衰竭亦可表现为六经疾病。《伤寒论》中的脉法与《中医诊断学》以及《脉经》是有差别的，左右手的寸关尺对应部位是不一样的。《中医诊断学》中寸关尺对应的是"右侧肺脾命，左侧心肝肾"，而《伤寒论》中寸关尺对应的是"上焦、中焦、下焦"，并没有出现具体脏腑对应的关系。心力衰竭常见症状为心悸、胸闷、气短、胃脘不适、肢体肿胀。心悸、胸闷、气短这些部位都是在胸膈以上，所以寸脉对这些症状的判断非常重要。这些症状的寸脉的常见表现为沉或弦。脾胃对应脉诊的部位为关，胃脘胀满多为脾胃虚弱所致，其反应在关的脉象也比较有特点。腿肿为下焦症状，对应脉诊部位为尺脉，临床上可以通过尺脉来判断患者有无腿沉、腿肿。湿性趋下，腿沉、腿肿多为寒湿下注或湿热下注所致，故尺脉多表现为沉脉。尺脉沉，并不一定都有腿肿，这时可以看一下患者的舌质和舌苔，若舌质胖大或舌苔白厚，说明水湿之气较重，往往会有寒湿下注于腿上，出现腿肿的症状。

二、定性诊断，即病变的性质是什么

心力衰竭患者由于长期心肌供血不足，心肌收缩力降低，部分左室收缩无力，致使循环血量和血管舒缩功能正常时，心脏泵出的血液达不到组织的需求，心输出量减少导致动脉血压下降，主动脉弓和颈动脉窦的压力感受器传入冲动减少，致使心脏迷走神经紧张性减弱，交感神经紧张性增强，此时神经体液因子被激活参与代偿，促使心率加快和相应的脉搏加快而产生数脉。这是心力衰竭患者早期的代偿反应。但是，当心率过快时（如超过150次/分），因增加心肌耗氧、缩短心脏舒张期，致使心脏充盈不足、冠状动脉血流量减少。因此，心率越快，对机体的不利影响越明显。

上文提及心力衰竭常见症状为心悸、胸闷、气短、胃脘不适、肢体肿胀等。胸部症状者寸脉沉，多是水饮为患。《金匮要略·水气病脉证并治第十四》曰："脉得诸沉，当责有水。""里水者，一身面目黄肿，其脉沉，小便不利，故令病水。"《金匮要略·痰饮咳嗽病脉证并治第十二》曰："胸中有留饮，其人短气而渴，四肢历节痛，脉沉者，有留饮。"水饮为患，泛滥于肌肤，凝结不散，营气运行不利以致脉沉。水饮内停上焦，水饮凌心可以出现心悸、心慌；水饮上冲胸胁，可见胸闷、气短。所以临床上心悸、胸闷、气短等症可以通过寸脉沉来判断，有时患者自身可能并没有那种感觉，可能是有脉象无症状，可能是患者过分关注于某一个症状，而忽略了心悸、胸闷、气短等这些症状。临床上通过寸脉沉可以判断水饮上冲心肺、胸胁导致心悸、胸闷、气短等症状，但还要参考其他部位的脉象，综合判断患者的病机，进而制定处方。脾胃不适者多为里病，关脉沉或沉细，往往有脾胃虚弱的表现。寸关尺三部脉皆沉，尤以关脉沉显著，多提示脾胃虚弱，而且多有痰湿内停。这时可参考患者的舌质以及舌苔来判断湿气的轻重和有无化热的迹象。腿肿者尺脉沉多表现为沉细和沉滑。沉主里，里主水，细主不足，主血虚，故尺脉沉细多提示血虚水湿证。而动脉粥样硬化是心血管疾病常见病因之一，其典型的脉象表现有两种，一为弦滑有力脉，二为沉紧脉。

另外，心力衰竭中有几个特定脉象需要鉴别：数脉、促脉、迟脉、结代脉等。

明代张景岳的《景岳全书》提出："数脉之病，惟损最多，愈虚则愈数，愈数则愈危。""若脉促厥冷为虚脱，非灸非温不可，此又非促为阳盛之脉也。"《诊家正眼》言："促之为义，于急促之中时见一歇止，为阳盛之象也……脏气乖违，则稽留凝泣，阻其营运之机，因而歇症者，其症为轻，若真元衰惫，则阳弛阴涸，失其揆度之常，因而歇止者，其症为重。"《脉原》亦云："促脉主气上冲，为喘，为胸满。促而无力多见于虚脱之病。"《伤寒论》数脉的临床作用有以下几种：其一，数脉提示表邪外泄，如原文第57条、第49条，此种数脉并非风寒表邪热化，实乃卫阳正气与风寒表邪交争激烈，正将胜邪，邪随汗泄之信息。其二，数脉表示水饮内结，如原文第72条，此数脉之机制为水饮内结，有形水饮拥挤心脉所致。其三，数脉提示内脏虚寒或虚阳外脱，如原文第126条、第285条，此种数脉必数而沉细无力或数而浮大无力。其四，数脉提示痈疡成脓，如第332条，此乃因痈疡属热盛肉腐之变，火热逼迫血脉较一般火热证为甚。此种数脉另有特点，仲景每以数脉来判别痈疡成脓与否。王氏认为脓疡发热早期与脓疡成形期的热度相同，且同现数脉，但后者的脉搏一般比前者每分钟快10余次，故体察同一患者的数脉程度，似可推测体内脓疡形成与否。其五，数脉提示病邪由表入里，如原文第4条。其六，数脉表示病后正气未复，如第366条。心力衰竭患者数脉的形成有虚实之分，若脉数而应指无力，主虚，以心气虚、心阳虚为主。当患者出现脉数而无力时，通常是意味着心输出量的不足，心脏勉为其力，代偿性搏动而致心率加快，这往往是已经出现心功能不全的一种信号。β受体阻滞剂是临床治疗心功能不全患者的基础药物，目的就是为了阻断因心输出量不足而反射性引起神经体液异常激活所致的心率代偿性快速搏动，以免加重心功能的进一步损伤。临床研究提示心功能不全患者长期使用β受体阻滞剂可以改善血流动力学和心脏功能。通过上述分析，当患者出现数而无力的脉象时，应当警惕是否有心力衰竭的因素。因此，从《伤寒论》可知，心力衰竭患者数脉证明疾病已入里，数脉无力说明水饮凌心，不排除心力衰竭发作，数脉无根提示虚阳外脱，病情危重。

促脉的脉形在《伤寒杂病论》中就有明确的解释。《伤寒论·辨脉法》说："脉来数，时一止复来者，名曰促。"所谓"止"，是脉有间歇。所谓"时一止"，是"止"数不多，也就是间歇的次数不多。促脉的实质是以"数"脉为主而偶见"间歇"。在《伤寒论》中提及促脉的共有 4 条，如第 21 条"太阳病，下之后，脉促胸满者，桂枝去芍药汤主之。"第 34 条"太阳病，桂枝证，医反下之，利遂不止，脉促者，表未解也；喘而汗出者，葛根黄芩黄连汤主之。"此两条为表邪未尽的促脉。第 140 条"太阳病，下之，其脉促，不结胸者，此为欲解也"为邪去欲解的促脉。第 349 条"伤寒脉促，手足厥逆，可灸之"为阴阳格拒的促脉。促脉在心电图上表现为心律失常，并且只有在快速性心律失常时才会出现促脉，而心律失常又往往见于器质性心脏病患者，如高血压性心脏、风湿性心脏病、心肌病、贫血性心脏病、甲亢性心脏病、慢性肺源性心脏病等，而冠心病心力衰竭是心律失常最常见的诱发因素。脉促而有力者，常提示患者心力衰竭，心功能不全分级在Ⅰ、Ⅱ级，以及在此基础上伴有感染，中医辨证属于心气不足，兼阳热亢盛，痰浊瘀血停滞，属于本虚标实之证。若脉促而应指无力，则以心气虚、心阳虚为主，鼓动无力，兼有痰浊瘀血停滞。根据中医理论，"如因脏气衰败，阴液亏耗，真元衰惫，致气血运行不相顺接而见促者，其脉必促而无力"，当冠心病患者脉促且按之无力时，往往是心输出量不足，心脏勉为其力，气不相顺接，致心率加快，往往是冠心病伴心力衰竭的一种信号，以本虚为主，虚实夹杂，预后不佳。脉促而疾，按之无根，具体表现为脉促而疾，轻取可得，重按无根，属于心阳虚衰至极，甚侧虚阳暴脱，多为心阳暴脱的先兆，预后极为凶险，要警惕阿 – 斯综合征发生，甚至发生心室颤动而迅速死亡。

迟脉是指脉来迟缓，一息不足四至（相当于每分钟 60 次以下）的脉象，主寒证。《伤寒论》中记载迟脉 13 次，真正属于虚寒证的 5 次，占 38%，有 7 次为实证（其中阳明实热 2 次，结胸实热 1 次，痰热内郁 1 次，寒实结聚 1 次，湿邪内阻 2 次）。另有 1 次为热退身凉，脉率缓慢。但出现迟脉的病证中，实证多于虚证。《金匮要略》中记载迟脉 18 次，属虚寒者 9 次，属实邪阻滞者 7 次（其中实热 2 次，寒实 4 次，寒热难定者 1 次），另有 1 次为虚实夹杂，1 次为热退身凉。因寒凝气滞，气血运行缓慢，因此脉迟而有力，为实寒证；若阳气虚弱，无力推动血液运行，为虚寒证。由此可见外感寒邪、脾阳亏虚的心力衰竭患者均可表现为迟脉。

代脉指感以乍数乍疏、乍大乍小为主，其次为有规则频发歇止，在临床中可见于脏腑气血不足，脏气衰微，元气不足，难以运血，以致血脉运行难以续接，因而出现歇止良久，止而复动的指感。结脉临床多为阴寒内积，有形邪气内阻，正气不足引起的病症，因气血运行受阻，脉气不能衔接，造成的脉行断而复续，续而复断，结代脉患者左室总泵力、射血分数明显降低，有效泵力、射流压力也降低，外周阻力增高，说明心肌收缩力减弱，而心肌耗氧量、心脏功率增加又说明心肌耗能性代偿亢进，而能量的转化相对降低，主动脉输运系数增高。无心律失常病史的心力衰竭患者若出现结代脉说明心肌受损，在低搏血、高输运的情况下，机体为了维持动脉的血压，在增加总阻抗的同时降低喷血阻抗和动脉特性阻抗，以减少心室喷血压力，增加搏血量以满足微循环气体交换及组织代谢的需要。

此外《伤寒杂病论》中还有许多对脉象的描述，如脉绝、无脉、脉不出、脉暴微、脉阴阳俱停、脉脱等，均表示危重证候之脉象，可理解为雀啄脉，其特征如雀啄食，速速搏指，散大无根。《难经》"啄啄连属，其中微曲。"《四诊诀微》曰："如雀啄食，连三五至忽止，良久复来。"心力衰竭者见此脉多为阴精亏损或阳热亢盛，或孤阳亢上，为心肾俱衰阴阳离决之前趋，预后多极差。

三、定量诊断，即病变的程度到多少

脉法是医生用手指对患者特定部位的动脉进行切按，体察脉动应指形象的一种诊察方法。张仲景反对"动数发息，不满五十"的敷衍态度，诊脉至少以五十动为宜。但针对如何号脉这一问题，张仲景没有明确指出。但传统的脉学理论存在其本身不可忽视的局限性：对脉象特征整体式的摹写及表象的记载与传承，导致脉象的形态与组成因素缺乏科学规范性；对脉诊的心理认知过程缺乏研究，不能最大限度地排除诊者主观因素的影响。宋代施发所著的《察病指南》中载有33种脉象示意图，明代张世贤的《图注难经脉诀全集》以及沈际飞的《人元脉影归指图说》尝试用脉影示意图来说明脉象的"体位"及"性状"。现代脉学研究提出脉图描记。作为一种脉诊的客观化研究，脉图描记借助各种脉象仪器产生，且借助换能器完成模拟信号到数字信号的转换，将脉象中的生物信息转换为电子信息，描记出脉图，并可运用电子计算机提取并分析脉图数据以把握脉象信息，极大地突破了脉诊长期以来主观性的制约，为脉诊的研究开辟了新的空间，为脉诊认识提供了一条全新的途径。但心力衰竭的脉象定量，仅靠现代仪器是无法准确得出的。

系统辨证脉学主张从认知心理学和神经生理学的角度，深入研究脉诊的心理认知过程，首次提出"脉诊心理"的概念及研究范畴，并将这一过程人为分为两个阶段：一是对脉象特征的识别；二是将脉象特征进行分析，尤其是对提取特征的时间、空间之间的联系性及其表征意义进行分析。将这两个阶段频繁交替互换，并与人的记忆系统相比照，最终得出对疾病的病因、病位、病性、预后转归的判断。

综上所述，脉诊是《伤寒杂病论》的重要组成部分，论中所涉及的脉诊部分，不仅对各种脉象的脉理、主病做了精辟的论述，而且还将脉诊广泛地运用于辨证施治的各个方面。仲景脉学内容丰富，论理精辟，灵活多变，对临床诊治疾病和深入研究《伤寒杂病论》都具有十分重要的指导意义。